Bernhard Lembcke (Hrsg.)
unter Mitarbeit von
Thomas Clement und Hans-Jörg Cordes

Die gastroenterologische Ultraschalluntersuchung

- Eine Einführung -

Einhorn-Presse Verlag

CIP-Titelaufnahme der Deutschen Bibliothek

Lembcke, Bernhard (Hrsg.)
Thomas Clement und Hans-Jörg Cordes, Mitverf.
Die gastroenterologische Ultraschalluntersuchung
Einhorn-Presse Verlag, Reinbek, 1992
ISBN 3-88756-522-3

Die Autoren haben alle Anstrengungen unternommen, um sicherzustellen, daß etwaige Auswahl und Dosierungsangaben von Medikamenten im vorliegenden Text mit den aktuellen Vorschriften und der Praxis übereinstimmen. Trotzdem muß der Leser im Hinblick auf den Stand der Forschung, Änderung staatlicher Gesetzgebungen und den ununterbrochenen Strom neuer Forschungsergebnisse bezüglich Medikamentenwirkung und Nebenwirkungen darauf aufmerksam gemacht werden, daß unbedingt bei jedem Medikament der Packungsprospekt konsultiert werden muß, um mögliche Änderungen im Hinblick auf Indikation und Dosis nicht zu übersehen.

Anschrift des Herausgebers: Priv.-Doz. Dr. med. Bernhard Lembcke, Zentrum für Innere Medizin, Abt.. Gastroenterologie, Klinikum der Johann-Wolfgang-Goethe-Universität Frankfurt/Main, Theodor-Stern-Kai 7, 6000 Frankfurt/Main 70.

Inhalt

Vorwort: WYSIWYG*

Die abdominelle Sonographie hat - ähnlich der Endoskopie - in der Inneren Medizin und Gastroenterologie eine rasante Veränderung in klinisch praktischen und differentialdiagnostischen Verfahrensweisen bewirkt. Die Bedeutung dieser Veränderungen ist besonders in solchen Kliniken hoch einzuschätzen, die der abdominellen Ultraschalluntersuchung gegenüber von Anbeginn an aufgeschlossen waren und in denen heute ein hervorragender Entwicklungsstand erreicht ist.

In Deutschland wurden durch G. Rettenmaier, Böblingen, frühzeitig wegweisende Darstellungen und eine Begeisterung für die abdominelle Sonographie geschaffen, die rasch von zahlreichen Klinikern assimiliert wurden. Daß die abdominelle Sonographie hierzulande heute eine herausragende Bedeutung unter den bildgebenden Verfahren besitzt, ist in erheblichem Maße wohl auch darauf zurückzuführen, daß sie von den Klinikern selbst durchgeführt und nicht - wie z. B. in den USA - delegiert und damit amputiert wird. Diese kreative Einstellung, verbunden mit der Aufgeschlossenheit zur ständigen Weiterbildung, hat zu einem regen Interesse, nicht nur unter jüngeren Kollegen, an ärztlicher Fortbildung zum Thema Ultraschall geführt.

Dieser Leitfaden ist gedacht als eine Einführung in die Thematik, eine Anleitung zum eigenständigen klinisch-praktischen Arbeiten, das durch kein Buch, keine bildliche Darstellung ersetzbar ist und als eine Anregung zur detaillierten, sorgfältigen und damit diagnostisch aussagefähigen, beweisenden Darstellung sonographischer Befunde. Das Buch soll damit dem klinisch tätigen Kollegen in der Weiterbildung helfen, sich rasch über gastroenterologische Ultraschallbefunde zu orientieren, dem praktischen Arzt soll es anschaulich vermitteln, welche diagnostischen Möglichkeiten die Sonographie beinhaltet, wie sonographische Befunde erhoben werden und welche Stellung die Ultraschalluntersuchung im diagnostischen Spektrum innehat. Zur raschen Orientierung sind dabei den einzelnen Organkapiteln kurze, halbtabellarische Glossarien angefügt, die - zum Teil stichwortartig - eine Kurzinformation geben und Teile der Darstellungen in den Kapiteln resümieren.

* what you see is what you get

Auf einige vorzügliche, umfangreichere und vollständige Darstellungen der abdominellen Sonographie (Braun, Günther, Schwerk: Ultraschalldiagnostik - Lehrbuch und Atlas, Ecomed Verlag, Landsberg; Weiss, Weiss: Ultraschallatlas 2; Edition Medizin, Weinheim; Rettenmaier, Seitz: Sonographische Differentialdiagnostik; Edition Medizin, Weinheim) und eine mehr didaktisch orientierte Darstellung der Thematik (Meckler et al.: Ultraschall des Abdomens; Deutscher Ärzte-Verlag, Köln), die dem interessierten Leser weiterhelfen können, soll an dieser Stelle hingewiesen werden.

Schwerpunkt dieses Buches ist die digestive Sonographie. Konsequenz ist einerseits der nicht leicht gefallene Entschluß, auf eine Darstellung der Sonographie von Niere und Prostata zu verzichten, andererseits eine Akzentuierung der Sonographie des Magen-Darm-Traktes, die einem Credo in Bezug auf aktuelle und künftige Entwicklungen der Sonographie in der Gastroenterologie entspricht. Grundlage dieser Monographie waren neben der Begeisterung für die Methodik und einem umfangreichen und interessanten klinischen Patientengut im Zentrum der Inneren Medizin am Klinikum der Johann-Wolfgang-Goethe-Universität Frankfurt/Main Eindrücke und Erfahrungen aus vielen Jahren klinischer Sonographie, aus der Durchführung von Sonographie-Fortbildungsveranstaltungen und einer Vorlesung für klinische Semester. Anregungen, Kritik, Ergänzungs- und Verbesserungsvorschläge für Aktualisierungen dieser ersten Auflage werden wir gern aufgreifen.

Meinen Mitautoren, Herrn Dr. med. Th. Clement und Herrn Dr. med. H.-J. Cordes, die umfangreiche und wesentliche Kapitel zu diesem Buch, vielfältige Anregungen und kritische Diskussionen "am Fall" beigesteuert haben, danke ich für ihr Engagement und ihre Sorgfalt im Umgang mit dem geschriebenen Wort. Es ist mir darüber hinaus ein besonderes Anliegen, meinem verehrten Chef, Herrn Professor Dr. med. W. F. Caspary, für die beständige Förderung und Forderung aller Rahmenbedingungen zu danken, die qualifizierte Ultraschalluntersuchungen erfordern. Anerkennung und herzlicher Dank gebührt ferner unseren Krankenschwestern in der Sonographie, Frau Angelika Markus und Frau Gabriele Klages für ihre perfekte und stets freundliche Assistenz. Herrn Dr. A. Erfurth sowie besonders Herrn Dr. Th. Weidauer seitens der Nordmark Arzneimittel GmbH, Uetersen, gilt mein Dank für ihre Unterstützung, redaktionellen Vorschläge und die Möglichkeit, dieses Buch einer Vielzahl von Kollegen nahezubringen.

Frankfurt/Main, März 1992 Bernhard Lembcke

1. Die sonographische Untersuchung

B. Lembcke, Th. Clement, H.-J. Cordes

1.1 Apparative Bedingungen

Die rasante Entwicklung der medizinischen Technik auf dem Sonographie-Sektor erlaubt es heute, auf eine breite Darstellung physikalisch-technischer Grundlagen der Sonographie zu verzichten, mit denen die klinischen Pioniere des Ultraschalls in der Medizin noch vor 15-20 Jahren täglich in der praktischen Arbeit konfrontiert waren, die aber den medizinisch motivierten Leser einer Einführung in die klinische Anwendung der Sonographie heute eher belasten. Ultraschalluntersuchungen, wie sie in der Inneren Medizin und Gastroenterologie durchgeführt werden, sind durch die komplizierte Elektronik der gängigen Geräte in hohem Maße "benutzerfreundlich" geworden und erlauben damit die Konzentration auf das medizinisch Notwendige und Wesentliche.

Einige Grundbegriffe und Zusammenhänge sollen jedoch in komprimierter und zwangsläufig stark vereinfachter Form vorausgestellt werden, da das grundsätzliche Verständnis der Methodik auch heute noch die praktische Tätigkeit berührt und helfen kann, ungerechtfertigte Erwartungen oder Fehlinterpretationen zu vermeiden.

Die sonographische Darstellung der Abdominalorgane basiert auf dem sog. schnellen B-Bild oder der Real-time Ultraschalluntersuchung. Der Begriff B-Bild steht für "brightness"-Modus (B-Mode), d. h. die Darstellung reflektierter Echointensitäten durch unterschiedliche Helligkeit. Als A-Mode wird demgegenüber die Registrierung einer Echointensität durch die Höhe einer Amplitude bezeichnet, wie sie früher in der Echoenzephalographie breite Anwendung fand. Für die Echokardiographie hat der sog. M-Mode ("motion"-Modus bzw. TM-Mode [time motion]) große Bedeutung erlangt, der eine zeitliche Auflösung der reflektierten Echointensitäten durch ihre zeitabhängige Darstellung auf Registrierpapier ermöglicht. Diese Information wird heute durch die Duplex-Untersuchung (Kombination von B-Bild und Doppler-Sonographie) weiter ergänzt.

Moderne Ultraschallgeräte arbeiten im Frequenzbereich von 3 - 10 MHz. Diese Schallfrequenzen liegen weit jenseits der Hörschwelle (etwa 18000 Hz) für das menschliche Ohr (daher: *Ultra*schall); sie beinhalten keinerlei Gefährdung des Patienten durch biologische Schallwirkungen (Abgabe kinetischer Energie im Gewebe).

Begriff		**Anwendungsbeispiel**
B-Mode	**b**rightness-mode	Abdominal-Sonographie
A-Mode	**a**mplitude-mode	Echoenzephalographie
M-Mode	**m**otion-mode	Echokardiographie

Schallwellen breiten sich im Gewebe mit einer Geschwindigkeit von annähernd 1500 m/s aus. Bei konstanter Ausbreitungsgeschwindigkeit sind die Wellenlänge im Gewebe und die Schallfrequenz einander umgekehrt proportional: je höher die Schallfrequenz, desto besser ist das (Tiefen-) Auflösungsvermögen. Eine Erhöhung der Schallfrequenz begrenzt jedoch andererseits das Eindringvermögen, d. h. das "Mehr" an Grenzflächenreflexionen (= bessere Auflösung) führt auch zu einem "Mehr" an Abschwächung.

Die Schallfrequenz ist eine charakteristische Größe des Schallkopfes (engl. "array" oder auch "transducer" [Umwandler] genannt). Für die Routine-Untersuchung des Abdomens sind insbesondere Schallköpfe mit einer Schallfrequenz von 3 oder 3,5 MHz geeignet, für spezielle Fragestellungen (z. B. eine detailliertere Darmwand-Beurteilung) sind Schallfrequenzen von 5 oder 7, 5 oder sogar 10 MHz zweckmäßig. Derartige Schallköpfe sind auch zur Beurteilung oberflächennaher Schallziele bei anderen Fragestellungen in der inneren Medizin erforderlich (z. B. Schilddrüsen-Sonographie, Duplex-Sonographie extrakranieller Gefäße, Mammasonographie, Skrotalsonographie), so daß die Ausstattung eines Sonographie-Gerätes sowohl mit einem 3,5 MHz- als auch einem 5 MHz- oder 7,5 MHz-Schallkopf anzuraten ist.

Die Erzeugung von Ultraschallwellen im Schallkopf erfolgt durch piezoelektrische Umwandlung (daher: "Transducer") elektrischer Energie in mechanische Energie. Neben dieser Schall-Emission arbeiten Schallköpfe auch (zeitlich überwiegend) als Schall-Empfänger. Die zeitliche Steuerung der Transducerelemente und seine Zeilendichte haben unmittelbare Konsequenzen für Bildaufbau und Bildqualität. Bei älteren Geräten mit Linear-Schallköpfen (Parallel-Scanner mit 64 Zeilen) sind die Zeilen direkt auf dem Monitorbild erkennbar (Abb. 2), während neuere mechanische oder elektronische Sektorscanner sowie Linear-Schallköpfe mit 128 Zeilen derartige technische Beschränkungen für das Auge des Betrachters nicht mehr beinhalten.

Die dargelegten Zusammenhänge verdeutlichen jedoch, daß Sektor-Schallköpfe infolge der divergierenden Schallwellen tiefergelegene Strukturen schlechter auflösen; oberflächennahe Strukturen werden demgegenüber komprimiert wiedergegeben, was sich gelegentlich für die Übersicht bei größeren Strukturen als nachteilig erweisen kann. Umgekehrt werden größere Strukturen in der Tiefe beim Sektor-Schallkopf übersichtlich dargestellt; ein weiterer Vorteil ist in der kleinen Ankopplungsfläche zu sehen, die die Wahl eines geeigneten Schallfensters erlaubt.

Eine Grundvoraussetzung der bildgebenden Darstellung abdomineller Strukturen durch die Sonographie ist die relativ geringe Reflexion an Gewebsgrenzflächen, da nur diejenigen Schallwellen, die eine größere Eindringtiefe erreichen, d. h. die erste reflektierende Grenzfläche durchdringen, zur Abbildung tieferer Gewebsschichten beitragen. Auf die höhere Absorption des Ultraschalls bei höheren Schallfrequenzen wurde bereits hingewiesen; daneben führt eine höhere Gewebsdichte (Knochen) zur stärkeren Absorption der Schallimpulse, eine geringere Gewebsdichte (Flüssigkeit) zu relativ geringer Schallabsorption.

Akustische Grenzflächen im Gewebe bedingen in Abhängigkeit von der Gewebsdichte (und der Schallausbreitungsgeschwindigkeit) den Schallwellenwiderstand (Impedanz). Je größer der Unterschied der akustischen Impedanz benachbarter Gewebsstrukturen an einer Grenzfläche ist, d. h. je größer die Dichteunterschiede an der Grenzfläche sind, umso ausgeprägter erfolgt eine Reflexion der Ultraschallimpulse. Klassisches Beispiel ist die Grenzfläche von Luft und Gewebe (Darmluft, Lunge), die zu einer Totalreflexion führt. Totalreflexion führt zu einer Schallauslöschung, d. h. eine Darstellung von Organ- oder Gewebsstrukturen hinter lufthaltigen Schallkörpern ist physikalisch nicht möglich. Unmittelbare praktische Folgen dieser physikalischen Prinzipien sind die Schallschattenbildung hinter knöchernen oder verkalkten Strukturen sowie die Schallauslöschung hinter Luft- oder Gasansammlungen.

Dies bedeutet auch, daß sich geringe Luftansammlungen zwischen dem Schallkopf und der Bauchdecke, z. B. in Form kleinster Luftbläschen bei starker

Rumpfbehaarung, ausgeprägt störend auf die Bildqualität auswirken. Aus diesem Grund wird für die Ultraschalluntersuchung ein wasserlösliches Kontaktgel verwendet, das eine luftfreie Ankopplung des Schallkopfes gewährleistet. Ultraschallgele werden kommerziell als fertige Spezialitäten angeboten (z. B. Aquasonic®); in der Klinik, bei hohen Untersuchungszahlen oder im Verbund mit anderen Kollegen ist jedoch u.U. die Herstellung nach Rezeptur in einer Apotheke wirtschaftlicher (Tab. 1). Die Anwendung ölhaltiger Flüssigkeiten ist wegen der hierdurch hervorgerufenen Fettflecken in der Bekleidung von Patienten (und Untersuchern) nicht zu empfehlen. Alkoholhaltige Lösungen (z. B. Kodanspray®) führen zu einer Beschädigung der Schallkopfmembran und sind daher ungeeignet.

Tab. 1: Herstellung von 16 kg Ultraschallkontaktgel

Glycerol 85 % (w/v)	2.400 g
Konservierungsstoff Euxyl K 400	16 g
Carbopol 940	72 g
Natronlauge 15 %ig	162 g
Aqua purificata	13.350 g

Da Ultraschallwellen der klinisch-diagnostisch verwendeten Schallfrequenzen im Gewebe einer ausgeprägten Schallabschwächung unterliegen, bedarf es einer schichtbezogenen, regulierbaren Verstärkung der Echosignale tiefergelegener Schallziele (sog. Tiefenausgleich). Im Verein mit einer geringeren Schallabsorption in flüssigkeitsgefüllten Strukturen führt ein derartiger Tiefenausgleich zu einer deutlichen Schallverstärkung hinter echofreien Zysten, Aszites oder Organen (z. B. der Gallenblase; Abb. 2). Diese Schallverstärkung kann zu einer Überlagerung von Detailstrukturen führen, die sich durch eine Anpassung des Tiefenausgleichs bei entsprechender Fragestellung vermeiden läßt.

1. 2 Befundmuster und Befundbeschreibung

Die Nomenklatur sonographischer Befunde ist primär deskriptiv. Sie betrifft die Differenzierung unterschiedlicher Echomuster und ihren objektiven und subjektiven Vergleich mit der Norm. Wie bereits ausgeführt, ist das der Beurteilung zugrunde liegende Echobild des Monitors jedoch von der individuellen Bildeinstellung abhängig, so daß ein "normales" Echomuster der Leber durchaus (wenn auch in engen Grenzen) bei verschiedenen Untersuchern einen unterschiedlichen Grauwert aufweisen kann.

Prinzipiell lassen sich echofreie und echoarme (reflexarme) Strukturen, Gewebe mittlerer Echodichte, echoreiche (reflexreiche) sowie sehr echoreiche (stark reflexiogene) Formationen unterscheiden und charakteristischen Organstrukturen zuordnen. Die Beschreibung der Echogenität wird ergänzt durch eine Beurteilung der Gleichmäßigkeit (des Echomusters; Textur) innerhalb homogener Organe oder Strukturen (Abb. 1).

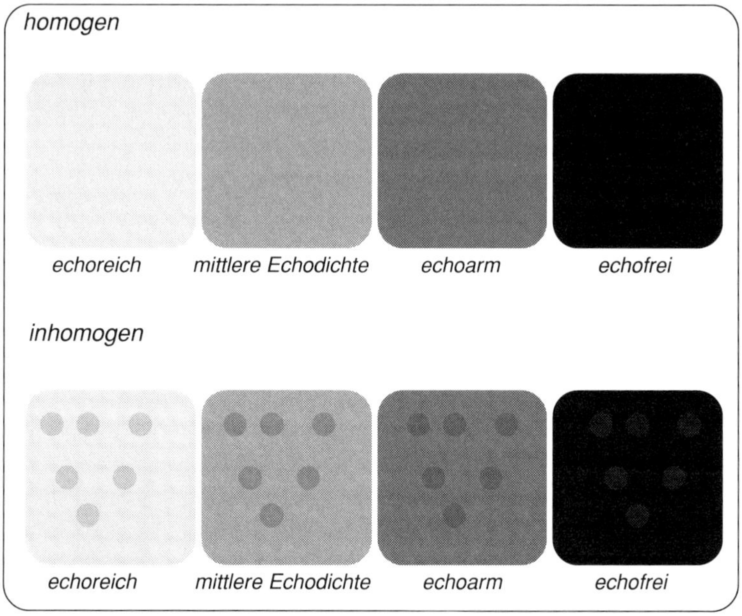

Abb. 1: Strukturmuster bei der sonographischen Untersuchung.

Echofreie Bezirke sind charakterisiert durch eine homogene Schwärzung mit anschließender (d. h. in Abhängigkeit von der Schallkopfposition und Schallrichtung durchaus nicht immer "dorsaler") Schallverstärkung (Abb. 2). Homogen echofrei sind charakteristischerweise die normale Gallenblase, die Harnblase, Zysten, Gefäße und (klarer) Aszites.

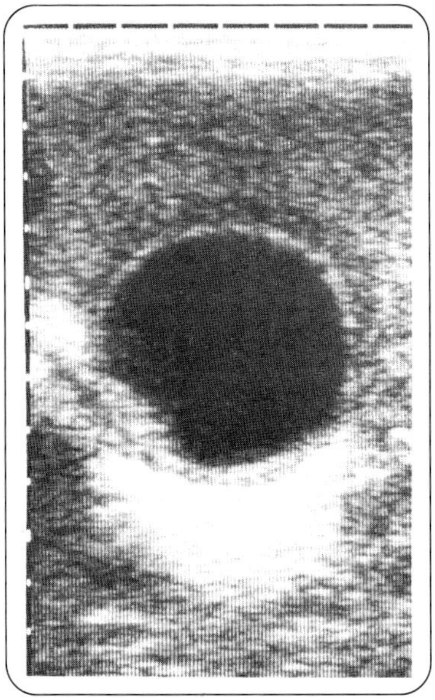

Abb. 2: Gallenblase im Querschnitt. Charakteristisch echofreies Lumen mit posteriorer Schallverstärkung. (64-Zeilen-Bild bei älterem Linear-Schallkopftyp).

(Auffallend) echoarme Strukturen sind z. B. Lymphome, in geringerem Maße auch das ödematöse geschwollene Pankreas und eine (akute) Leberstauung sowie muskuläre Schichten (z. B. der Cardia oder das Crus diaphragmaticum).

Die mittlere Echodichte der (normalen) Leber, der Milz und des annähernd gleich echogen wirkenden Nierenparenchyms wird auch als "echonormal" bezeichnet.

Typisch echoreich (reflexreich) sind die Schallbefunde bei der Fettleber, der Pankreasfibrose oder z. B. bei älterem thrombotischen Material.

Als sehr echoreich sind Wandstrukturen der Gefäße (z. B. die Uferbegrenzung von Portalvenenästen in der Leber), Hämangiome, die Schallreflexe von ("harten") Konkrementen (sog. Kuppenreflex), Luft, Fremdkörpern (z.B. Endoprothesen, Spiralen) oder Knochen zu bezeichnen.

Paradigma homogener Echoverteilung sind die parenchymatösen Organe Leber und Milz, aber auch das normale Pankreasparenchym und die Nierenrinde. Homogen ist ein rein deskriptiver Begriff und nicht gleichbedeutend mit normal; so kann beispielsweise auch ein Gallenblasenempyem oder eine tumoröse Raumforderung eine homogene Binnenstruktur aufweisen, das sonographische Erscheinungsbild der Fettleber (nicht: fokalen Steatose) definiert sich unter anderem aus einer homogenen Strukturverdichtung. Mit zunehmendem Bindegewebsanteil wird das Echomuster in der Leber (z. B. chronisch aktive Hepatitis im Vergleich zur chronisch persistierenden Hepatitis) grobkörniger; diese Veränderungen sind jedoch diagnostisch nicht hinreichend zuverlässig.

Ein typischerweise inhomogenes Echomuster kennzeichnet die fortgeschrittene, aktive Leberzirrhose, das Bild der von Metastasen durchsetzten Leber oder (bemerkenswert inhomogen) das sonographische Korrelat der von-Meyenburg-Komplexe sowie die Organstruktur bei chronischer Pankreatitis oder einem Uterus myomatosus.

Die Befundbeschreibung soll alle relevanten Angaben zu den zu untersuchenden Organen enthalten, die durch die Sonographie zu erhalten sind. D.h. die Lage, Form, Größe und Struktur, ggfs. Nachbarschaftsbeziehungen, Verformbarkeit, Druckdolenz bei Palpation, passive Verschieblichkeit oder Veränderung bei Umlagerung bzw. Bewegungsabläufen. Behinderungen der Darstellbarkeit oder Beurteilbarkeit sind daher ebenso wie normale Befunde zu beschreiben, um eindeutig zu dokumentieren, ob Organe oder Strukturen tatsächlich unauffällig sind oder u.U. durch eine Beeinträchtigung der Untersuchungsbedingungen nicht dargestellt werden konnten. So sollte aus dem Befund auch hervorgehen (bzw. zwischen Anforderndem und Untersucher - z.B. im Rahmen einer Überweisung - geklärt sein), in welchem Ausmaß der Untersucher möglichen Zufallsbefunden Aufmerksamkeit gewidmet hat. So kann der anfordernde Arzt nicht darauf vertrauen, daß die Prostata mituntersucht wird, wenn eine elektive Kontrolluntersuchung der Gallenblase zum Erfolg einer Litholysetherapie durchgeführt wird. Lautet die Fragestellung "unklare Erhöhung der alkalischen Phosphatase: DD Leber / Knochen", so wird der motivierte Untersucher u.U. bei negativem Befund am hepatobiliären System auch die Prostata in den Untersuchungsgang einbeziehen.

Es ist darüber hinaus nicht selten, daß ein durchaus relevanter Zufallsbefund abseits der eigentlich zu untersuchenden Organe festgestellt wird.

Der anfordernde Arzt sollte daher mit den Möglichkeiten, Grenzen und praktischen Gegebenheiten der Sonographie insoweit vertraut sein, daß die Anforderung der Untersuchung und die Mitteilung der klinischen Angaben dem Untersucher den richtigen, angemessenen Rahmen für die Ultraschalluntersuchung geben.

Die Befundung der Sonographie beinhaltet

a) die Beschreibung der festgestellten Befunde und

b) ihre Bewertung.

Sie erfolgt schriftlich, sei es in freier Form oder Formblatt-gestützt mit freien schriftlichen und ggfs. skizzenmäßigen Erläuterungen, und sie wird ergänzt durch die bildliche Dokumentation (s. u.). Die Befundung gibt den dynamisch gewonnenen bildlichen Eindruck des Untersuchers anhand zahlreicher Schnittebenen wieder; sie ist damit nicht mit der Beurteilung von Röntgenbildern in Standardpositionen vergleichbar. Eine suffiziente Befundung sonographischer Bilder ohne eigenhändige Untersuchung ist nicht möglich; die Bilddokumentation kann tatsächlich nur der Dokumentation konkreter Einzelaussagen dienen.

Während die Befundbeschreibung interindividuell prinzipiell gleichartig ist (sein sollte), kann der Aspekt der Wertung differentialdiagnostischer Anhaltspunkte und diagnostischer Hinweise sonographischer Befunde nur im Zusammenhang mit der sonographischen *und* klinischen Erfahrung des Untersuchers eingeschätzt werden. Es muß daher klar ersichtlich sein, was Befundbeschreibung ist, was Interpretation - und wer die Untersuchung durchgeführt hat. Eine eindeutig zystische Läsion der Leber ist nicht immer eine eindeutig benigne Leberzyste; sie kann auch (wenngleich untypisch und selten) einer nahezu vollständig zystisch veränderten Metastase entsprechen.

Es wird andererseits dem diagnostischen Wert der Sonographie nicht gerecht, wenn eine ausführliche deskriptive Befundbeschreibung ohne hinreichende diagnostische Festlegung erfolgt. In praxi ist die Ultraschalluntersuchung bei einer Vielzahl von Befunden diagnostisch beweisend, z. B. bei der Cholecystolithiasis, dem dopplersonographischen Nachweis einer rekanalisierten Umbilikalvene oder eines abdominellen Aortenaneurysmas. In anderen Fällen ist die Kombination verschiedener Befunde Hinweis auf eine Diagnose. Der Nachweis einer Delphinkopf-artigen Form des unteren Leberrandes bei kleiner Leber mit inhomogener, grober Struktur, unregelmäßiger Randkontur, verbreiterter Portalvene und Splenomegalie oder Aszites ist beispielsweise hinreichend für die Diagnose einer Leberzirrhose mit portaler Hypertension, wenngleich strenggenommen nicht beweisend. Eine laparoskopische bzw. bioptische Dokumentation wird man jedoch nur dann benötigen, wenn weitreichende therapeutische Konsequenzen (z.B. eine Interferon-Behandlung) erwogen werden oder Unklarheiten hinsichtlich einer spezifischen Genese (z. B. Hämochromatose, M. Wilson, Schistosomiasis) bestehen.

In manchen Fällen impliziert die sonographische Beschreibung eines Phänomens bereits durch die Begriffswahl eine diagnostische Tendenz und erlaubt den Verzicht auf detaillierte "Eigenbeschreibungen"; Beispiele sind das "Bullauge" bzw. die Target-Struktur bei Metastasen in der Leber oder auch als pathologische Darmstrukturen.

1. 3 Artefakte

Neben fehlerhafter Bildeinstellung (z.B. infolge überhöhter [Folge: Rauschen in echofreien Strukturen] oder zu geringer Ausgangsverstärkung [Folge: Verlust von feinen Detail-Echos] bzw. unangemessenen Tiefenausgleichs [zonaler Schieberegler]) sowie unvollständiger Ankopplung des Schallkopfes mit der Folge wellenförmiger Echos oder totaler Schwärzung am seitlichen Bildrand können bei der Sonographie typische Artefakte auftreten, die u. U. pathologische Strukturen vortäuschen oder eine korrekte Beurteilung erschweren.

Flüssigkeitsgefüllte Organe wie die Gallen- bzw. Harnblase (Abb. 30, S. 63) weisen nicht selten ein ventrales horizontales Binnenecho auf, das als Wiederholungsecho bezeichnet wird. Dieses Artefaktbild wird durch Mehrfachreflexionen des Schalls infolge reiterativ hohen Impedanzunterschiedes an den Grenzflächen der Bauchdecke einerseits sowie der Gallenblasenwand (bzw. Harnblasen- oder Zystenwand) andererseits hervorgerufen, die zu einer zeitlichen Verzerrung mit (späterer = tieferer) Abbildung dieser akustischen Grenzflächen im Bauchdecken-nahen Abschnitt des echofreien Hohlorgans führen.

Schallschatten treten bei Totalreflexion (Luft) mit eher unscharfer seitlicher Begrenzung und ggfs. Wiederholungsechos oder scharf begrenzt bei Absorption des Schalls (z.B. durch Konkremente, Knochen, Bariumbrei, Fremdkörper) auf, daneben als sog. laterale Schallschattenbildungen (lateral shadowing) am Rand echofreier Organstrukturen (Gallenblase), hier bedingt durch eine Beugung (Brechung) der tangential auftreffenden Schallimpulse (Abb. 3).

Bei der Untersuchung der Leber ist auf die Möglichkeit von Spiegelbildartefakten jenseits des Zwerchfells bei schräg-subkostaler Schallkopfposition sowie von pseudotumorösen Vorwölbungen der Leberoberfläche (hinter durchschalltem Rippenknorpel) hinzuweisen, die sich durch Änderung der Schallkopfführung als virtuelle Befunde identifizieren lassen (Abb. 4).

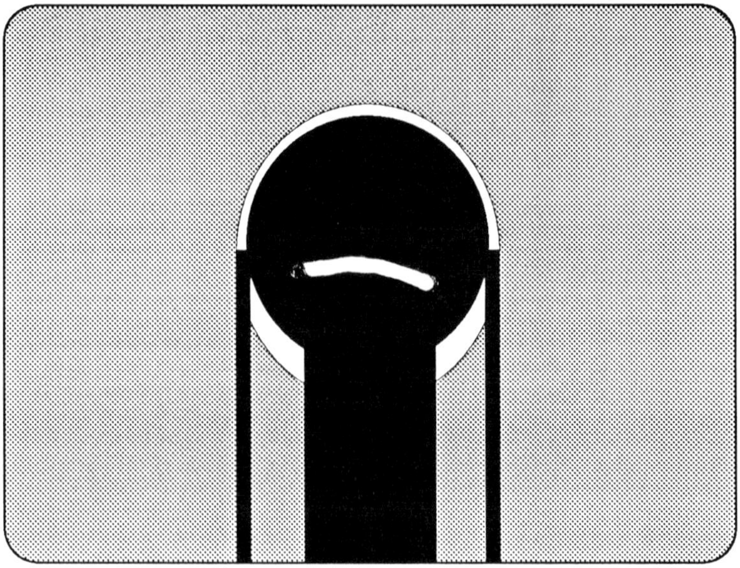

Abb. 3: Schematische Darstellung von Kuppenreflex (Konkrement) mit Schallauslöschung, echofreier Organstruktur mit posteriorer Schallverstärkung und dem sog. "lateral shadowing" am Beispiel der Gallenblase.

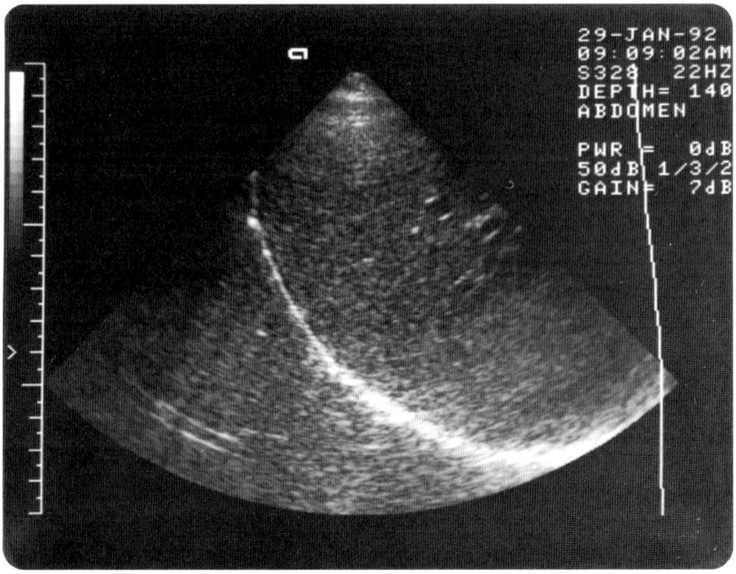

Abb. 4: Spiegelbildartefakt (links) am Zwerchfell.

1. 4 Räumliche und personelle Bedingungen

Die Ultraschalluntersuchung sollte in einem gut verdunkelbaren, ausreichend großen Raum erfolgen, der die nicht unerhebliche Wärmeentwicklung durch das Sonographiegerät auch bei angenehmer Umgebungstemperatur für den Patienten aufnehmen kann. Die absolute Größe eines solchen Raumes hängt naturgemäß von der Untersuchungsfrequenz, technischen Hilfsmitteln (z. B. Klimaanlage) und der Art des untersuchten Patientengutes (bettlägerige Schwerkranke, voll mobile Patienten) ab. Neben dem Ultraschallgerät, das in der Regel frei, d.h. in einer für die Luftkühlung ausreichenden Entfernung von der nächsten Wand, stehen soll, gehören die Untersuchungsliege mit (hoch und tief) verstellbarem Kopfteil, ein fahrbarer Sitz für den Untersucher sowie ein Befundungsplatz (Schreibtisch oder Diktierplatz) nebst Sitzgelegenheit zur Grundausstattung eines Sonographieraumes. Für einen reibungslosen Arbeitsablauf sollten bei größeren Untersuchungszahlen mindestens zwei Umkleidekabinen außerhalb des eigentlichen Sonographieraumes vorhanden sein, damit Umkleidezeiten nicht zu Lasten des Untersuchungsprogramms gehen.

Ausreichend Schrankfläche erfordern Materialien und Medikamente für Punktionen und Drainagen einerseits sowie Befunddurchschriften und Foto- oder Videodokumentationen früherer Untersuchungen andererseits. Da der Zugriff auf diese Materialien meistens einer ausreichenden Beleuchtung bedarf, ist es wünschenswert, den eigentlichen Untersuchungsraum (die Untersuchungsräume) von einem zentralen Befundungsplatz mit Archiv- und Materialschränken abzutrennen, wenn mehr als zwei Personen im Sonographie-Funktionsbereich tätig sind, mehr als ein Ultraschallgerät eingesetzt wird und eine entsprechend hohe Untersuchungsfrequenz (z. B. > 5000 Untersuchungen/Jahr) vorliegt.

Eine Assistenz durch eine versierte Arzthelferin oder eine Krankenschwester ist in Kliniken mit größeren Untersuchungszahlen notwendig; bei permanentem Betrieb eines Sonographielabors und der Durchführung interventioneller Maßnahmen wie diagnostischen und therapeutischen Punktionen oder Drainagen unter Sterilkautelen ist sie unverzichtbar.

Es ist gleichermaßen interessant wie bedauerlich, wie wenig Aufmerksamkeit der Arbeitsphysiologie, dem Wahrnehmungsverhalten und der Ergonomie der ärztlichen Tätigkeit im Funktionsbereich Sonographie - z. B. im Vergleich zur Tätigkeit von Fluglotsen - gewidmet wird. Dabei hängt das Erkennen pathologischer Strukturmuster unter den Bedingungen der Dunkeladaptation in besonderem Maße von einer ermüdungsfreien Bildgebung sowie der Vigilanz und Konzentration des Untersuchers ab. Anhaltszahlen oder Empfehlungen aus dem Kreis der Fachgesellschaften sollten diese Aspekte künftig mehr berücksichtigen; sie könnten damit eine praktische Verbesserung der technischen und personellen Arbeitsbedingungen voranbringen. Organisatorische Unzulänglichkeiten, wie die gleichzeitige Beschäftigung des Untersuchers mit administrativen und technischen Belangen (Telefon, Anmeldung, Beschwichtigung wartender Patienten, Entwicklung von Filmdokumenten, Eingabe von Patientenstammdaten usw.) neben der Ultraschalluntersuchung selbst, müssen neben der Arbeitseffizienz zwangsläufig auch die Qualität der Sonographie nachhaltig beeinflussen und sind daher tunlichst zu vermeiden.

Die vorgegebenen Inhalte der Weiterbildungsordnung und ein breites Angebot von Seminar-Fortbildungsveranstaltungen der Landesärztekammern und anderer Institute haben zu einem hohen Ausbildungsstand in der Sonographie geführt. Die Erfüllung vorgegebener Anhaltszahlen (z. B. 400 selbständig durchgeführte Ultraschalluntersuchungen des Abdomens) stellt jedoch nur ein Minimum an Erfahrung dar, das für eigenverantwortliche Untersuchungen zu fordern ist; entscheidend für die Weiterentwicklung des Erlernten sind die beständige Lernbereitschaft durch den Vergleich mit anderen klinischen und bildgebenden Befunden, dem Operationssitus, Resektat oder histologischen Befunden sowie die kollegiale Fach- und Falldiskussion. Eine angemessene Dokumentation (vorzugsweise auf Röntgenfolie) ist hierfür eine wesentliche Voraussetzung.

1. 5 Dokumentation

Im Rahmen der kassenärztlichen Versorgung ist die bildliche Befund-Dokumentation vorgeschrieben. Ungeachtet dessen sollten pathologische Befunde generell eine Verpflichtung zur bildlichen Erfassung und Archivierung darstellen, um die interne Qualitätskontrolle, Objektivierbarkeit und die unmittelbare Informationsweitergabe durch das Bild zu fördern.

Neben der Foto-Dokumentation bietet sich hierfür auch die dynamische Bildarchivierung in Form von Videosequenzen an. Ausschlaggebend für die eine oder andere Form der Dokumentation sind in erster Linie praktische und finanzielle Erwägungen.

Die ursprünglich vielgeübte Form der Polaroid®-Sofortbild-Dokumentation über eine eingebaute Sofortbildkamera hatte den Vorteil der unmittelbaren Bildgebung bei guter Bildqualität; sie ist jedoch mit erheblichen Kosten für das einzelne Bild verbunden und wurde inzwischen weitgehend von Papierbild-Videoprintern verdrängt. Diese meist als Thermodrucker (Zukunft: Laser-Drucker) arbeitenden Printer geben ein überraschend detailgetreues Bild, das kaum noch 10 Pfennig Kosten verursacht und für den Alltag in Klinik und Praxis voll ausreichend ist. Kleinbildkameras haben den Vorteil, neben Papierabzügen Dias ohne Qualitätsverlust anfertigen zu können; die zeitliche Latenz ist jedoch mit höherem organisatorischem Aufwand (spätere Zuordnung) verknüpft und mit einer umgehenden oder unmittelbaren Demonstration des Befundes schlecht vereinbar.

Sehr preiswert, qualitativ hochwertig und informativ ist die Befundarchivierung in Form von Videobändern, wobei 1 (-2) Minuten im Regelfall ausreichen. Die Qualität von VHS-Systemen ist vollends ausreichend. Diese Videobänder können sowohl in den weit verbreiteten Video-Fernsehsystemen als auch - für Demonstrationszwecke - über neue Leinwandprojektoren abgespielt werden; einziger Nachteil sind relativ lange Bandlauf-Suchzeiten und eine meist noch fehlende Direktanwahl der Bildsequenz. Eine Weitergabe des Einzelbefundes (d. h. ohne das gesamte Videoband) ist allerdings wiederum nur mit erhöhtem Aufwand möglich.

Die Dokumentation mittels moderner Bildspeichermedien wie CD-ROM vermag speziell lange Bildsuchzeiten zu vermeiden; hier ist die Kapazitäts-Kostenrelation jedoch noch unausgewogen, so daß derartige Systeme für die Sonographie-Dokumentation derzeit nicht praxisreif sind.

Die hochwertigste Form der Dokumentationsqualität stellt die Archivierung als Röntgenfolie (meist im 20 x 25 cm Format) dar. Dabei kann eine Folie mittels Multiformatkamera mit 4 oder 6 Aufnahmen belichtet werden, d. h. man wird in der Regel pro Patient eine Folie benötigen. Diese Form der Dokumentation ist besonders dann zu empfehlen, wenn die Voraussetzungen zur Entwicklung der Filme (mittels Röntgenfilm-Entwicklungsautomaten) in räumlicher Nähe zur Sonographie bereits vorliegen bzw. wenn besonders hohe Anforderungen an die Qualität der Dokumentation bestehen (hohe Frequenz pathologischer Befunde, interaktive Nutzung des Bildmaterials für Abteilungsbesprechungen, Falldemonstrationen und interdisziplinäre Konferenzen, Studentenunterricht sowie Fortbildungsveranstaltungen).

1.6 Patientenvorbereitung

Die abdominelle Sonographie erfordert keine spezielle Vorbereitung des Patienten. Zur Untersuchung der Gallenblase, insbesondere zur Beurteilung der Kontraktionsfähigkeit (s. Kap. dynamische Untersuchungen), des biliären Systems und des Pankreas sollte der Patient allerdings nüchtern sein.

Für andere Fragestellungen ist dies entbehrlich, da die zu untersuchenden Organe nicht vom Magen-Darm-Trakt überlagert werden, keiner morphologischen Beeinflussung durch die Nahrungsaufnahme unterliegen oder durch entsprechende Untersuchungstechnik trotz Nahrungsaufnahme eingesehen werden können.

Eine routinemäßige Gabe von entblähenden Pharmaka zur Vorbereitung ist in der Regel nicht erforderlich.

Nur in Einzelfällen kann damit eine entscheidende Verbesserung der Untersuchungsbedingungen erreicht werden. Luft im Gastrointestinal-Trakt kann durch Umlagern des Patienten oder dosierten Druck mit dem Schallkopf verdrängt werden, wodurch zuvor im Schallschatten gelegene Organe beurteilbar werden.

Die Darstellbarkeit des Pankreas und der Magenwand kann durch Füllung des Magens mit kohlensäurefreier Flüssigkeit, die mit einem Trinkhalm eingenommen wird, verbessert werden. Für die dynamische Untersuchung der Magenentleerung wird eine definierte Testmahlzeit verabreicht (s. Kap. 5.2).

Um die störende Überlagerung der Organe des kleinen Beckens durch gashaltige Darmschlingen zu vermeiden, sollte bei gezielter Fragestellung nach Befunden im kleinen Becken mit gefüllter Blase sonographiert werden.

Der flüssigkeitsgefüllte Magen oder die Harnblase führen zur Verlagerung der Darmschlingen und stellen ideale Schallfenster dar.

Für die abdominelle Sonographie sollte der Bauch von der Symphyse bis zum Brustkorb oberhalb des Xiphoids freigemacht werden, d. h. vollständiges Entkleiden ist in der Regel nicht erforderlich.

Zum Schutz der Bekleidung vor Verschmutzung mit dem Ultraschallgel und zur Bedeckung von Schamzonen während der Untersuchung empfiehlt es sich, das Schallgebiet kranial und kaudal durch Abdeckung mit einem saugfähigen, weißen, kochwäschefesten Handtuch einzugrenzen, das auch zum Abwischen des Kontaktgels geeignet ist. Die hierfür vielfach verwendeten Papierhandtücher sind nicht nur zu klein und für das Gel wenig aufnahmefähig; ihr Gebrauch stellt auch eine wenig umweltfreundliche und längerfristig teure Alternative dar.

1. 7 Untersuchungsablauf

Als dynamisches Verfahren bietet die Sonographie infolge der manuellen Führung des Schallkopfes die Möglichkeit, beliebig variierbare Schnittebenen durch ein Organ zu legen. Neben Einflüssen der Schallkopfführung ist das resultierende Schnittbild dabei abhängig von der Geometrie des verwandten Schallkopfes (engl. = array). Die prinzipiellen Unterschiede des Linear-, Curved- und Sektor-Arrays verdeutlicht Abbildung 1 a-c.

Der Untersucher kann durch Veränderung der Schallkopfposition und -haltung die gewünschte Schnittebene organ- oder befundoptimiert selbst festlegen und beeinflußt damit direkt die Befundqualität.

Abb. 1a-c: Unterschiede der Schallfeldgeometrie verschiedener Schallkopftypen.

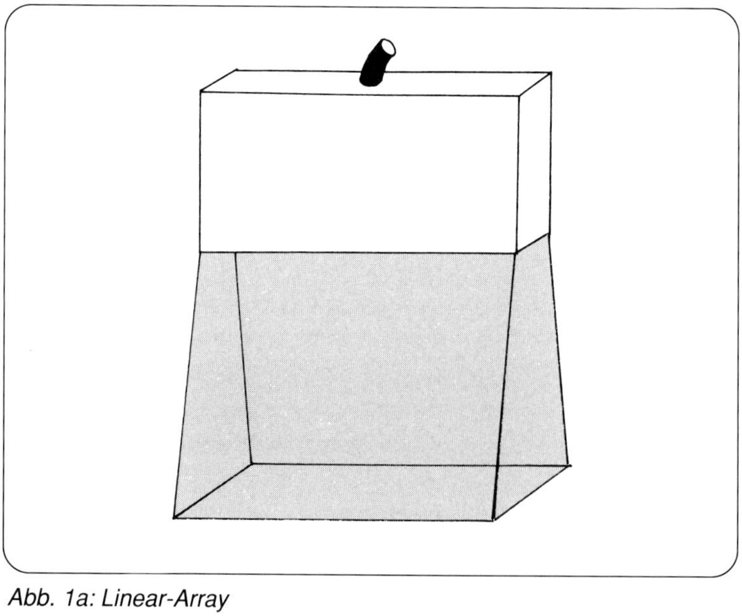

Abb. 1a: Linear-Array

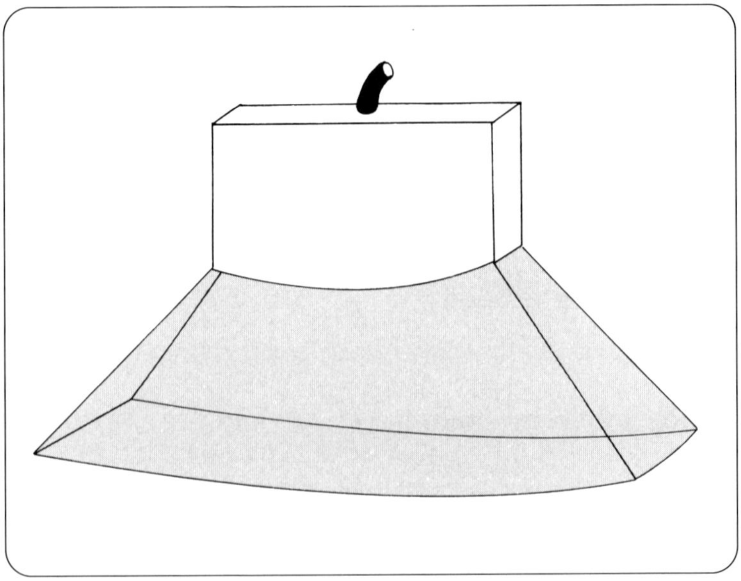

Abb. 1b: Curved-Array

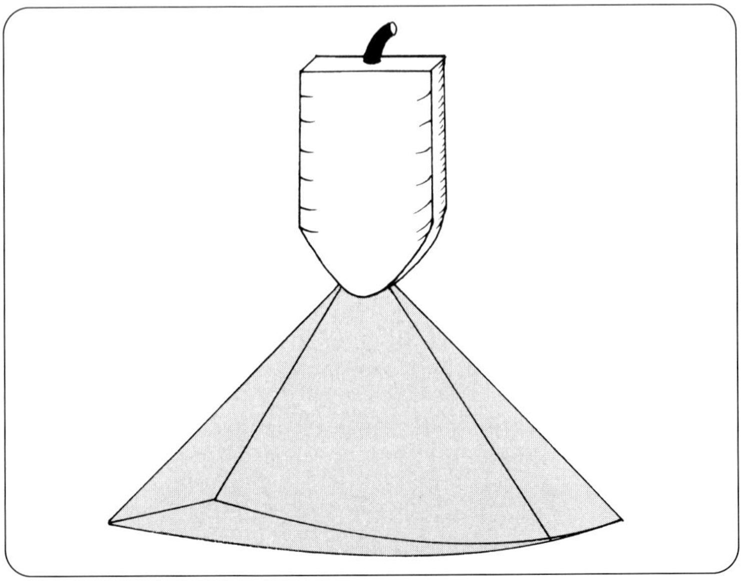

Abb. 1c: Sektor-Array

Diese Möglichkeit unterscheidet die Sonographie von anderen Schnittbildverfahren, wie der Computertomographie oder der Kernspintomographie, bei denen gerätetechnisch bedingte Schnittführungen in der Longitudinal- oder Transversalebene vorgegeben sind. Gerade für den Anfänger beinhaltet die Variierbarkeit der Schnittführung jedoch auch das Risiko, die Orientierung zu verlieren, weshalb im Folgenden auf einige Grundvoraussetzungen eingegangen wird, deren Beachtung zusammen mit konsequenter Übung zunehmende Sicherheit erlangen läßt. Wiederholungen bei den einzelnen Organ-Kapiteln sind in diesem Zusammenhang beabsichtigt.

Topographische Anatomie

Die Sonographie setzt gerade wegen der beliebig variierbaren Schnittebenen gute Kenntnisse der topographisch-anatomischen Verhältnisse voraus, um pathologische Befunde zuordnen zu können. Der Blick in den Anatomieatlas wird im Einzelfall auch für den Erfahrenen immer wieder unerläßlich bleiben. Die im Folgenden und in den Organkapiteln angedeutete Ultraschallanatomie kann daher nur ein "Grundgerüst" darstellen.

Schallkopfhaltung

Linear- und Curved-Arrays erleichtern durch ihre Konstruktionsweise die Vorstellung des von ihnen erzeugten Schallfeldes und des resultierenden Schnittbildes (s. Abb. 1 a, b).

Bei Sektorschallköpfen ist dies wegen ihrer kleinen, oft kugeligen Ankoppelungsfläche schwieriger. Von den Geräteherstellern wird die korrekte Schallkopfhaltung durch entsprechende Markierungen am Schallkopf vorgegeben. Dennoch sollte man sich zu Beginn der Untersuchung an einer leicht auffindbaren Leitstruktur (z. B. der Aorta abdominalis) der Übereinstimmung der Seitenverhältnisse vergewissern. Entscheidend ist dabei, daß beim Verschieben des Schallkopfes die an der neuen Position angeschnittenen Organe seitenrichtig zur Darstellung kommen. Führt man den Schallkopf zum Beispiel über der Aorta nach kranial, so erhält man einen Längsschnitt durch den linken Leberlappen. Die Beurteilung, ob das Leberparenchym auf dem Monitorbild auf der richtigen Seite erscheint, setzt voraus, daß die vier Seiten des Monitorbildes definiert sind.

Orientierung am Monitor

In Analogie zur Schnittführung bei der Computertomographie und der Kernspintomographie wurden die Seiten entsprechend der Schnittebene definiert, wie dies schematisch in Abbildung 2a für einen Longitudinalschnitt und in Abbildung 2b für einen Transversalschnitt dargestellt ist.

Die Ausnutzung anatomisch vorgegebener Schallfenster (z. B. der Interkostalräume) oder die Topographie einzelner Organe (z. B. der Milz) erfordern jedoch bei der Sonographie häufig eine Schnittführung, die von einer streng longitudinalen oder transversalen Ebene abweicht. Solche speziellen Schnittführungen sollten durch ein einblendbares Piktogramm oder entsprechende Beschriftung kenntlich gemacht werden, wodurch u.a. eine Selbstkontrolle gefördert und der Befund nachvollziehbar wird.

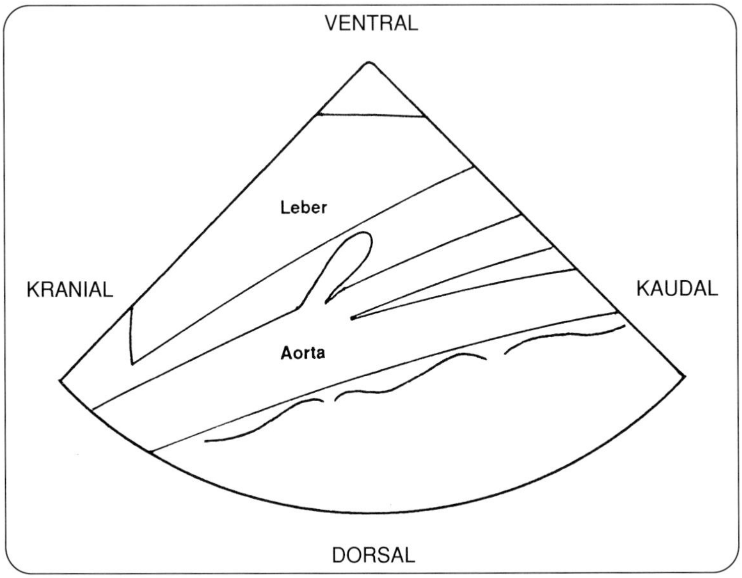

Abb. 2a: Seitenverhältnisse am Monitor bei einem Longitudinalschnitt.

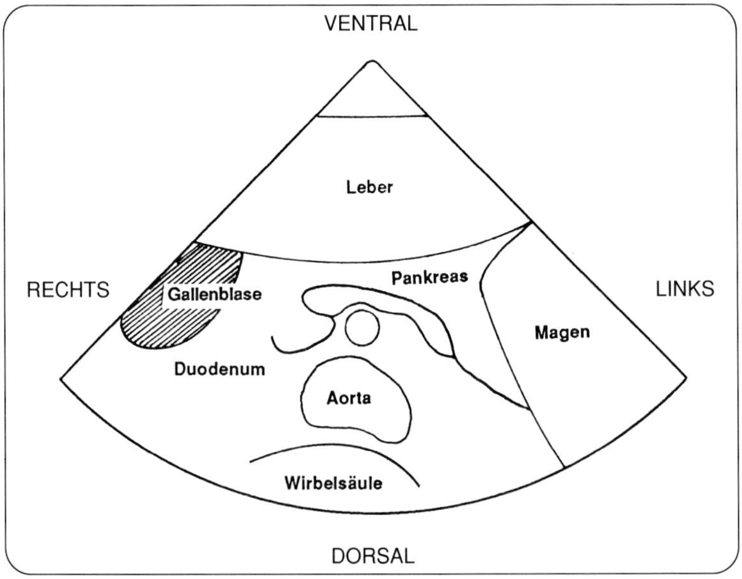

Abb. 2b: Seitenverhältnisse am Monitor bei einem Oberbauch-Transversalschnitt.

Systematischer Untersuchungsablauf

Wie jeder andere komplexe Handlungsablauf, der durch Erlernen von Einzelschritten und deren systematisches Zusammenfügen zu einem Ganzen rationell gestaltbar ist, besteht auch der sonographische Untersuchungsablauf aus einer systematischen Abfolge von Schallkopfeinstellungen. Am Ende der Untersuchung sollte dabei ein Überblick aller Organe des Gastrointestinaltraktes vorliegen. Jedes zu untersuchende Organsystem bzw. jeder abweichende Befund wird dabei in 2 Ebenen beurteilt.

In einem weiteren Schritt erfolgt dann die gezielte Beurteilung und Dokumentation pathologischer Befunde. Je konsequenter ein solcher systematischer Untersuchungsgang von Beginn an eingeübt wird, um so rascher gewinnt der Untersucher an Sicherheit.

Die folgenden Anleitungen stellen einen bewährten und praktikablen Untersuchungsablauf dar. Ausgehend von einem Oberbauchlängsschnitt (Position 1) werden die einzelnen Quadranten systematisch mit dem Schallkopf "abgefahren". Die Schallkopfpositionen sind fortlaufend numeriert, die Schallkopfführung ist durch Pfeile angedeutet (z. B. Parallelverschiebung, Drehung, Kippung) um die entsprechende Handbewegung zu verdeutlichen. Der Pfeil auf dem Schallkopf weist in Position 1 nach kranial, bei Transversalschnitten zur rechten Patientenseite (wobei die Drehung entgegen [!] dem Uhrzeigersinn erfolgt). Jeder Schallkopfposition sind korrelierende Schnittbilder mit Leitstrukturen bzw. Organen zugeordnet. Bei einer vollständigen Oberbauchsonographie sind alle diese Schallkopfpositionen zu "durchfahren".

Alle nachfolgend beschriebenen Schallkopfeinstellungen sind im Sinne eines Leitfadens für den Untersuchungsablauf zu verstehen, wobei sich einzelne Positionen auseinander durch das Verfolgen von Leitstrukturen entwickeln und der Untersucher sich den konstitutionellen Besonderheiten des individuellen Patienten anpassen muß. Dabei sind immer wieder auch Abweichungen erforderlich: systematisch heißt nicht "unverrückbar schematisch".

Position 1 - Oberbauchlängsschnitt

Der Schallkopf wird im Epigastrium longitudinal aufgesetzt (Abb. 3).

Durch Parallelverschiebung und evtl. leichtes Kippen nach lateral wird die links ventrolateral der Wirbelsäule verlaufende Aorta abdominalis mit den Abgängen der Mesenterialgefäße eingestellt (Abb. 4).

Bei kleiner oder weit nach kranial verlagerter Leber gelingt eine verbesserte Darstellung oft in gehaltener Inspiration.

Kontrolle der Schallkopfhaltung: Bei richtiger Schallkopfhaltung wird der längs geschnittene linke Leberlappen auf dem Monitorbild links, also kranial abgebildet. Eine zusätzliche Kontrolle läßt sich durch Verschieben des Schallkopfes in kraniokaudaler Richtung erreichen. Verschiebt man den Schallkopf nach kaudal, so "läuft" der linke Leberlappen am linken Monitorrand aus dem Bild.

Durch Parallelverschiebung des Schallkopfes entlang des rechten Rippenbogens (siehe Pfeil) in Richtung Position 2 erhält man einen Longitudinalschnitt über der Vena cava (Abb. 5).

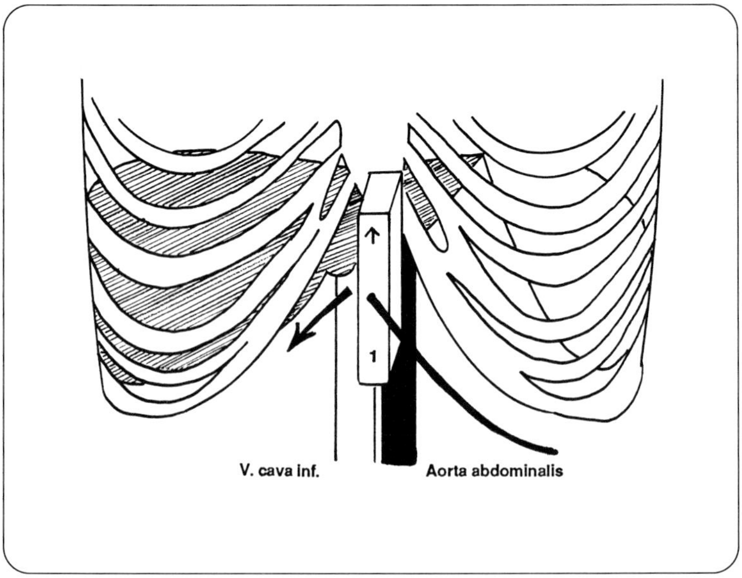

Abb. 3: Schallkopfposition beim Oberbauchlängsschnitt.

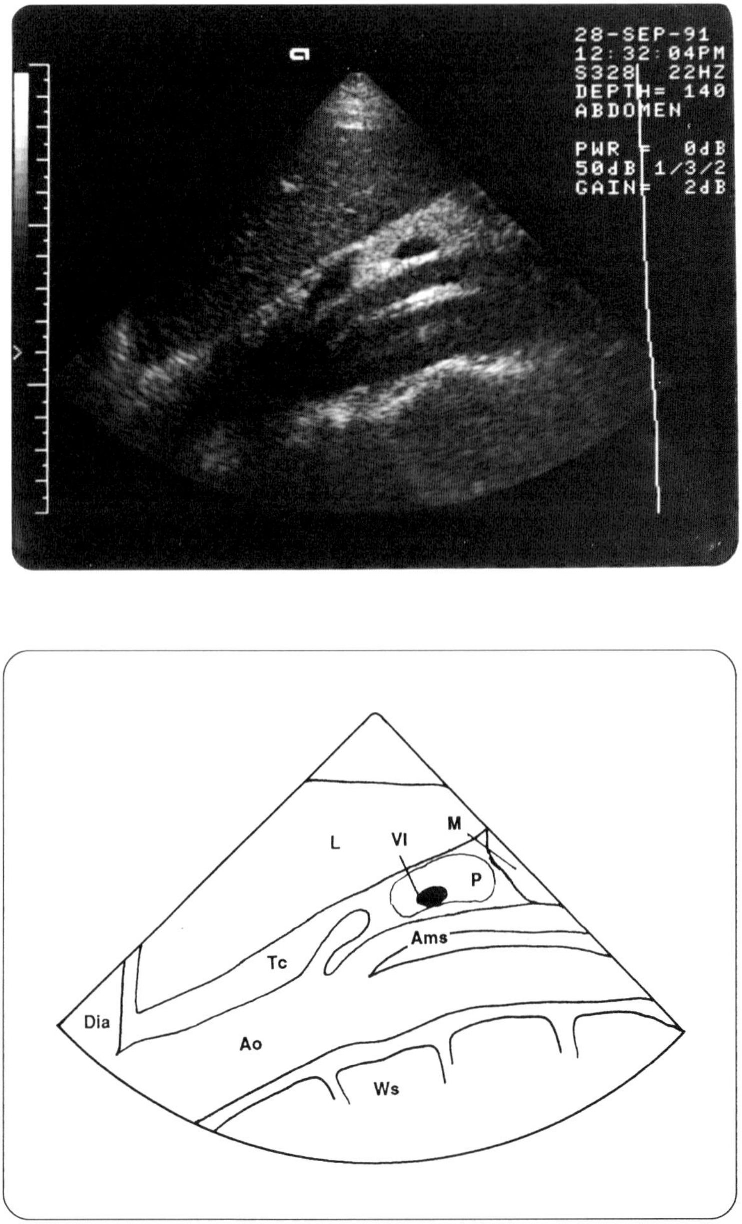

Abb. 4: Längsschnitt über der Aorta abdominalis. Ventral der Wirbelsäule (Ws) die längsgeschnittene Aorta abdominalis (Ao) mit Abgang der A. mesenterica sup. (Ams) und des Truncus coeliacus (Tc). Kranial-ventral der längsgeschnittene linke Leberlappen (L), dessen Unterrand das quergeschnittene Pankreas (P) mit der V. lienalis (Vl) und das Magenantrum (M) überragt. Kranial liegt die Leber dem Diaphragma (Dia) an.

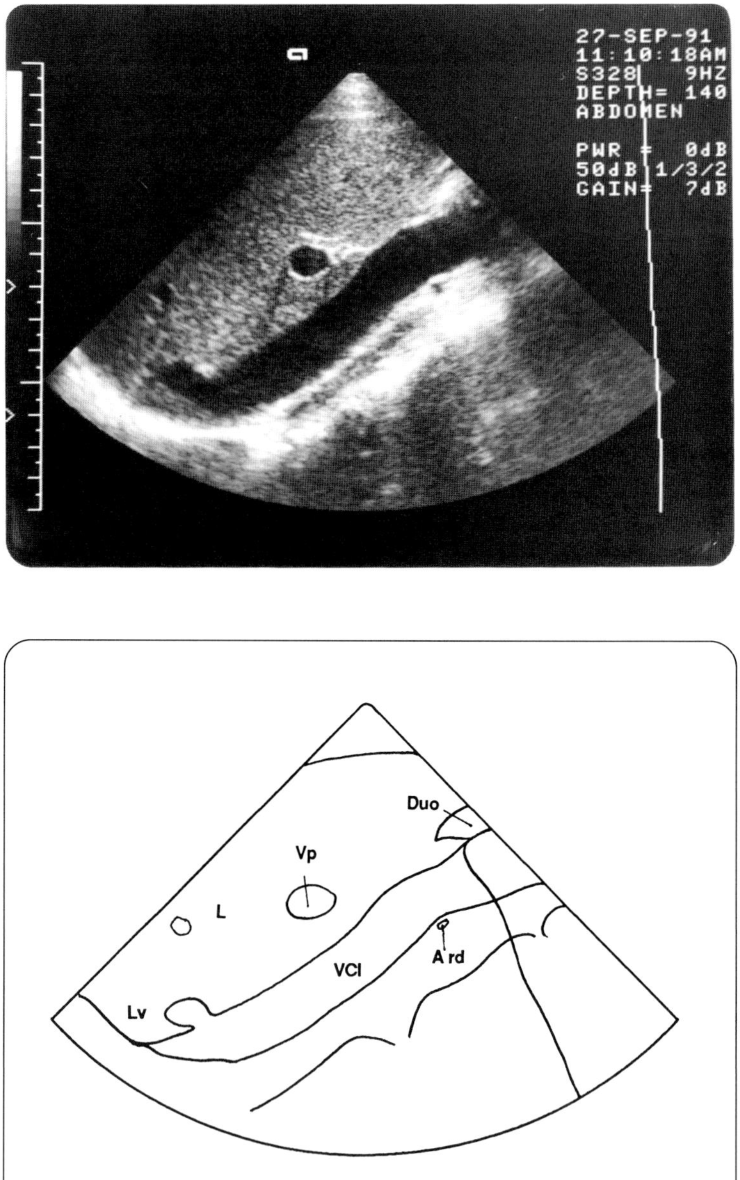

Abb. 5: Längsschnitt über der V. cava inferior. Ventral der längsgeschnittene rechte Leberlappen (L) mit quergeschnittenem Portalgefäß (Vp). Am Unterrand der Leber lufthaltiges Duodenum (Duo) mit Schallschatten. Prävertebral die V. cava inferior (VCI), in die subdiaphragmal eine Lebervene mündet (Lv). Die A. renalis dexter (Ard) unterkreuzt die VCI.

Position 2 - Längsschnitt in der Medioklavikularlinie rechts

In dieser Schnittebene (Abb. 6) kommt die Gallenblase am Unterrand des rechten Leberlappens zur Darstellung (Abb. 7). Eine organoptimierte Einstellung der Gallenblasenlängsachse, die in der Regel leicht von mediokranial nach laterokaudal verläuft, läßt sich durch Drehbewegung des Schallkopfes erzielen. An diesem Schnitt kann auch die Vermessung der Lebergröße vorgenommen werden (s. Kap. 2.1).

Der Schallkopf wird weiter parallel zur rechten Flanke verschoben und dann gedreht, bis eine Schrägstellung interkostal bzw. in der Flanke bei Position 3 erreicht ist (Abb. 8).

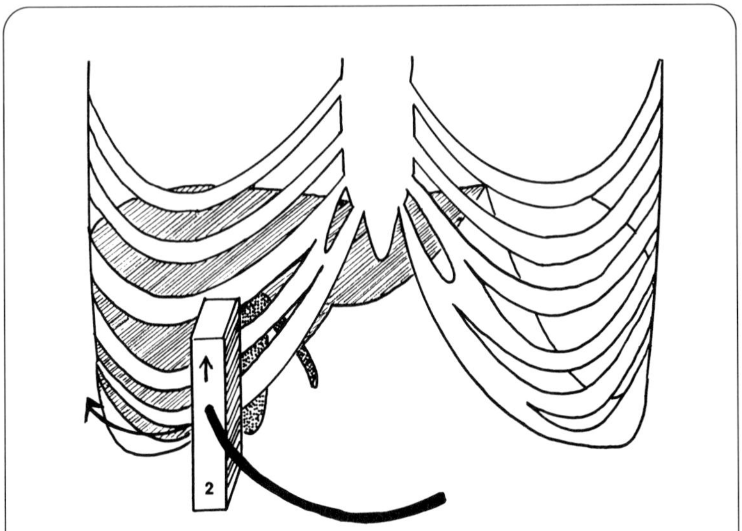

Abb. 6: Schallkopfposition beim Längsschnitt in der Medioklavikularlinie rechts.

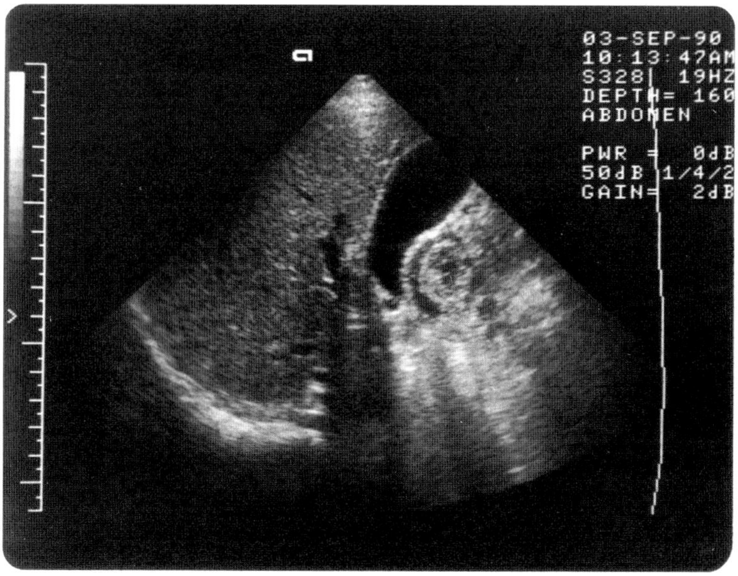

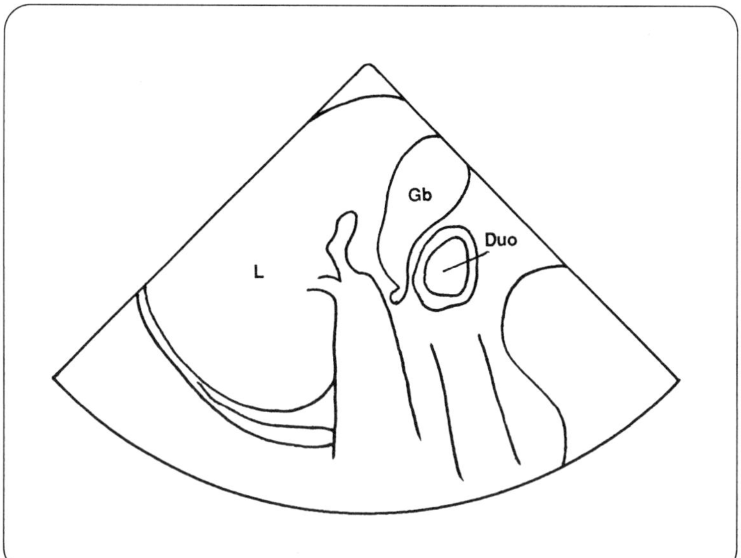

Abb. 7: Längsschnitt in der Medioklavikularlinie rechts. Am Unterrand des rechten Leberlappens (L) kommt die Gallenblase (Gb) zur Darstellung. Die zentralen Portalgefäße sind vom Randschatten der Gallenblase überlagert. Dorsal der Gallenblase das Duodenum (Duo).

Position 3 - Flankenschnitt und Interkostalschnitt rechts

Aus dieser Position erhält man einen Längsschnitt des rechten Leberlappens und der rechten Niere (Abb. 9).

Die Darstellbarkeit läßt sich durch leichte Linksseitenlagerung des Patienten verbessern, wobei der rechte Arm über den Kopf geführt werden sollte. Störende Überlagerungen durch gashaltiges Kolon lassen sich durch Untersuchung bei tiefer Inspiration verringern, wobei gleichzeitig die Atemverschieblichkeit des Zwerchfells von Leber und Niere zueinander beurteilt werden kann.

Eine vollständige Untersuchung des rechten Leberlappens, insbesondere der kranialen, zwerchfellnahen Anteile, ist von Position 3 aus nicht bei allen Patienten möglich. Durch Ausnutzen der Interkostalräume gelingt es jedoch in der Regel, diese schwer einsehbaren Areale darzustellen. Die Schallkopflängsachse wird dazu dem Verlauf der Interkostalräume angepaßt, um Schallschatten, die durch die Rippen erzeugt werden, zu vermeiden. Durch stufenweises Versetzen und Kippen des Schallkopfes erhält man laterale Querschnitte des rechten Leberlappens und der rechten Niere. Von Position 3 aus wird der Schallkopf anschließend in einen subkostalen Schrägschnitt (Abb. 10) verschoben, der eine Beurteilung der gesamten Leber und der Gallenblase im Querschnitt gestattet.

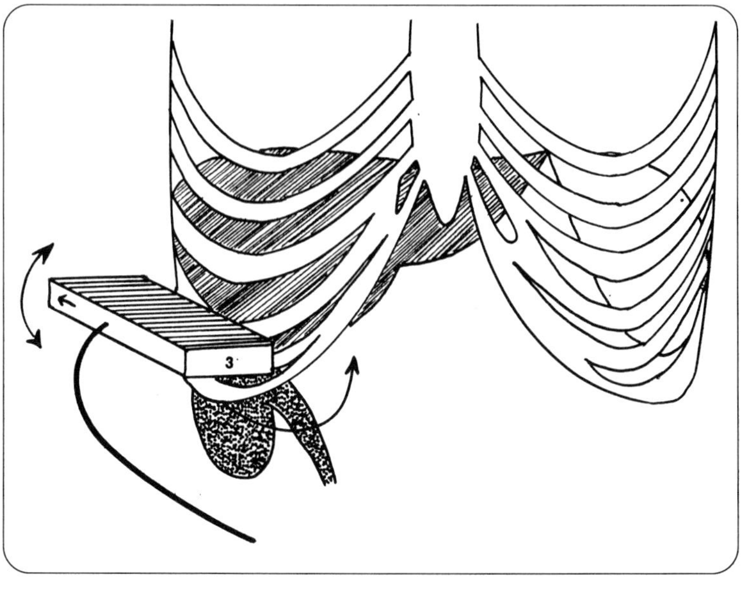

Abb. 8: Schallkopfposition beim Flanken- bzw. Interkostalschnitt rechts.

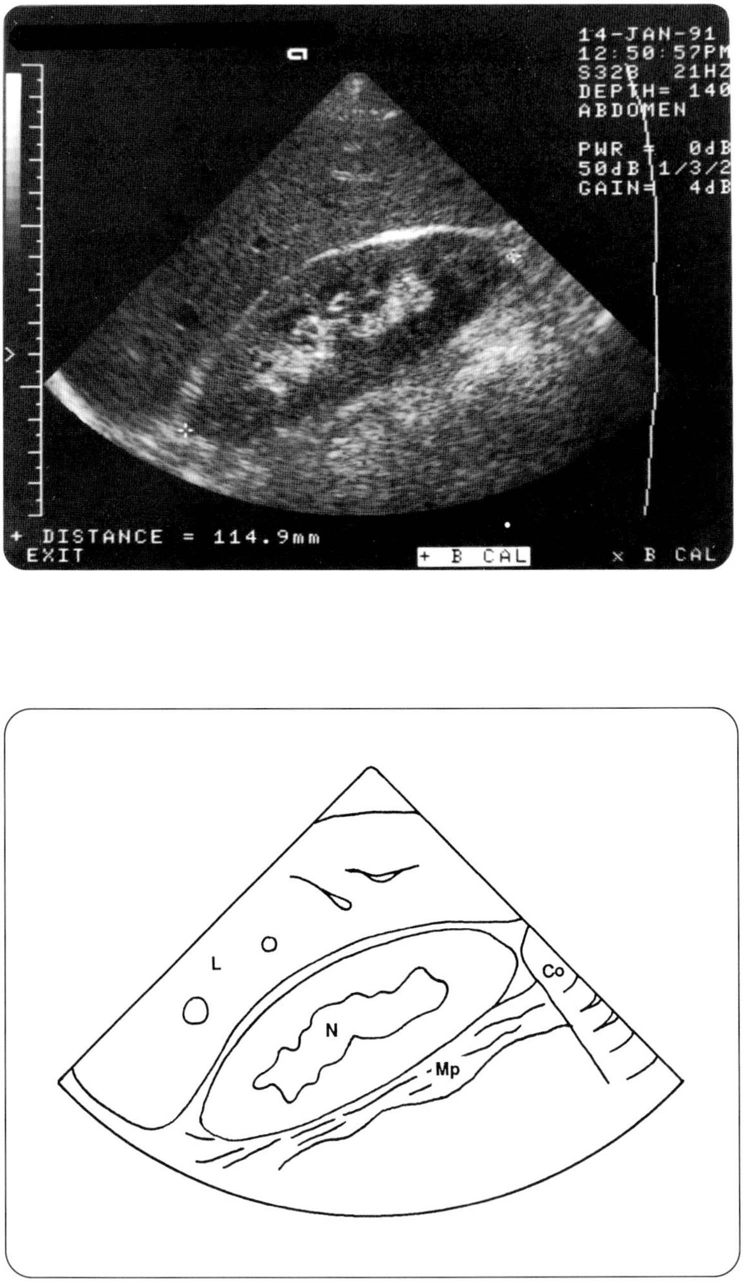

Abb. 9: Flankenschnitt rechts. Der längsgeschnittene rechte Leberlappen (L) überragt die in der Fossa lumbalis gelegene rechte Niere (N), welche dem M. psoas aufliegt (Mp). Am unteren Nierenpol nach kaudal verdrängtes gashaltiges Colon (Co).

Position 4 - subkostaler Schrägschnitt

Der Schallkopf wird dicht unterhalb des rechten Rippenbogens dem Verlauf des Rippenbogens folgend angekoppelt (Abb. 10). Durch Kippen werden fächerförmig angelegte Querschnitte erzeugt, die neben der topographischen Zuordnung fokaler Leberprozesse (s. Kap. 2.1) auch eine Beurteilung der Lebergefäße ermöglichen. Bei kleinem Winkel (zwischen Körperoberfläche und Schallkopf) resultiert eine nach kranialventral gelegene Schnittebene, in der die drei großen Lebervenen, die subdiaphragmal sternförmig zur V. cava ziehen, eingestellt werden können (Abb. 11).

Vergrößert man den Winkel, so erhält man eine weiter nach kaudal reichende Schnittebene, die den Leberhilus mit der Aufzweigung der V. portae in linken und rechten Pfortaderast und die begleitenden zentralen Gallengänge erfaßt (Abb. 12 und 13).

Wird der Schallkopf noch weiter gekippt, so erhält man einen schrägen Querschnitt durch die Gallenblase, den man durch organadaptierte Drehung zu einem reinen Querschnitt vervollständigen kann (Abb. 14).

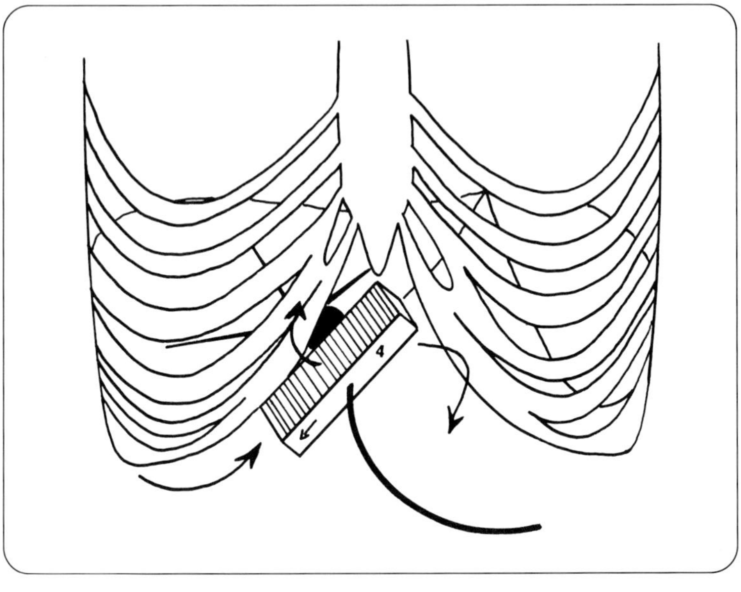

Abb. 10: Schallkopfposition beim subkostalen Schrägschnitt.

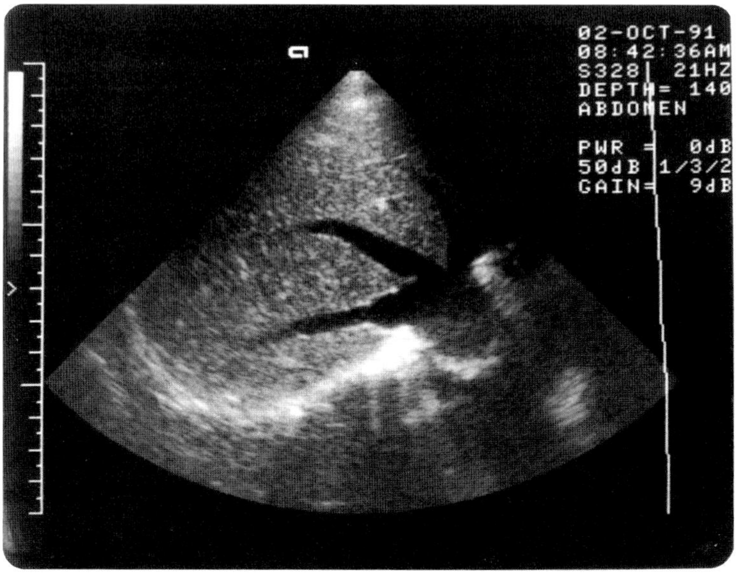

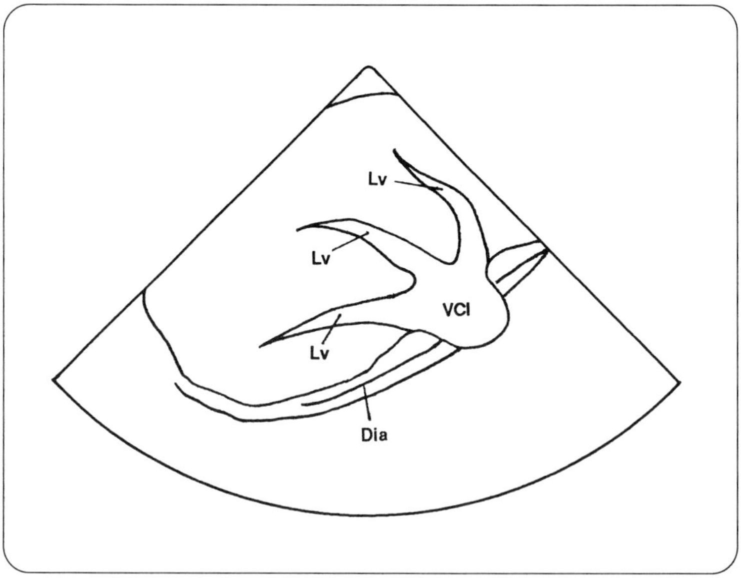

Abb. 11: Subkostaler Schrägschnitt - Darstellung der Lebervenen. Unmittelbar subdiaphragmal (Dia) münden die 3 großen Lebervenen (Lv) in die V. cava inf. (VCI).

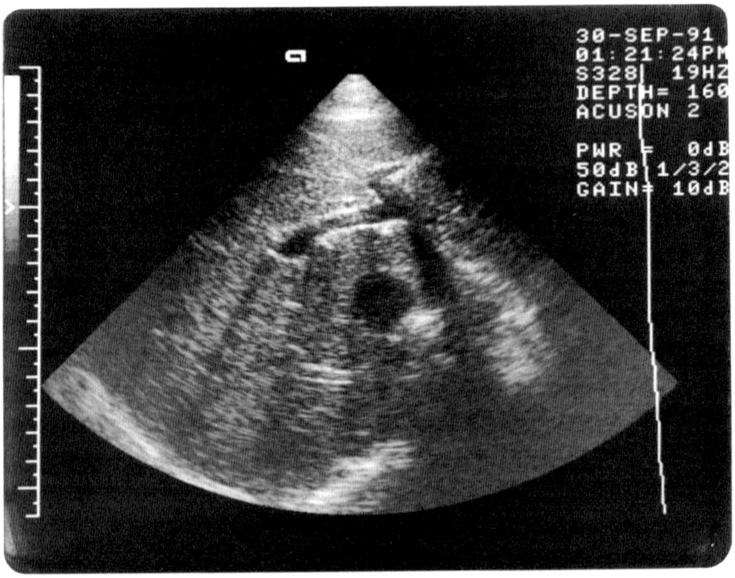

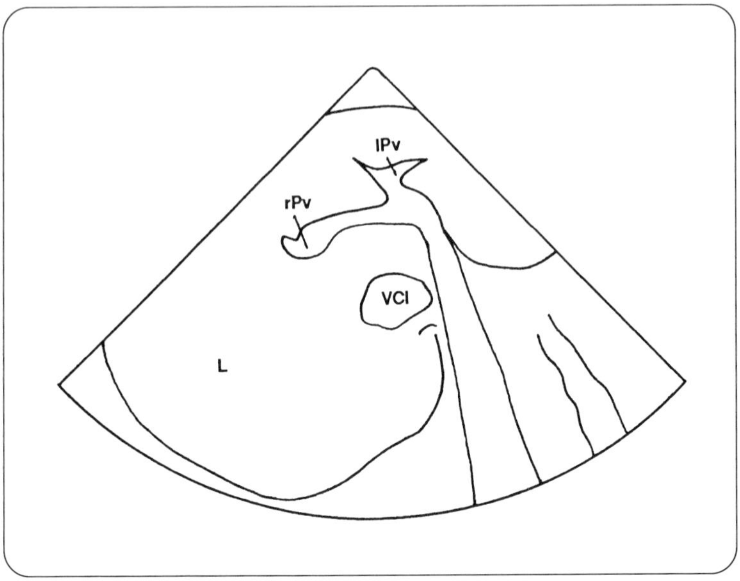

Abb. 12: Subkostaler Schrägschnitt - Darstellung der Pfortaderaufzweigung in rechten (rPv) und linken (lPv) Ast. Dorsal der Aufzweigung die quergeschnittene V. cava inf. (VCI).

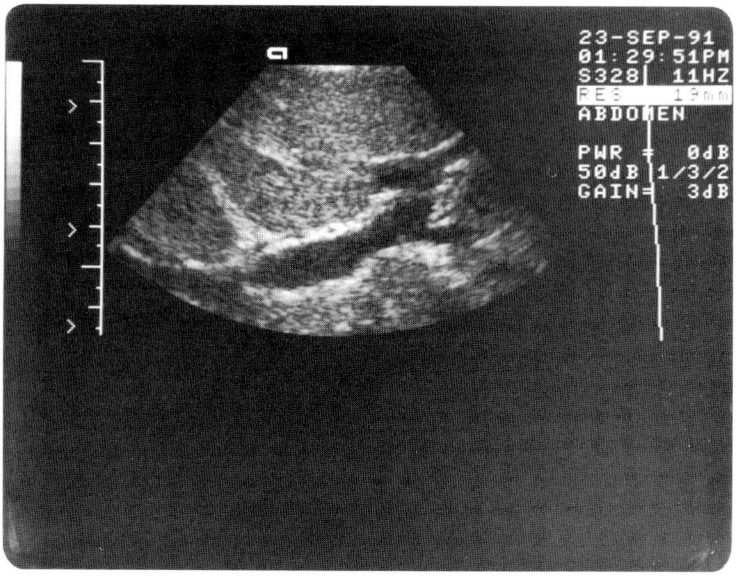

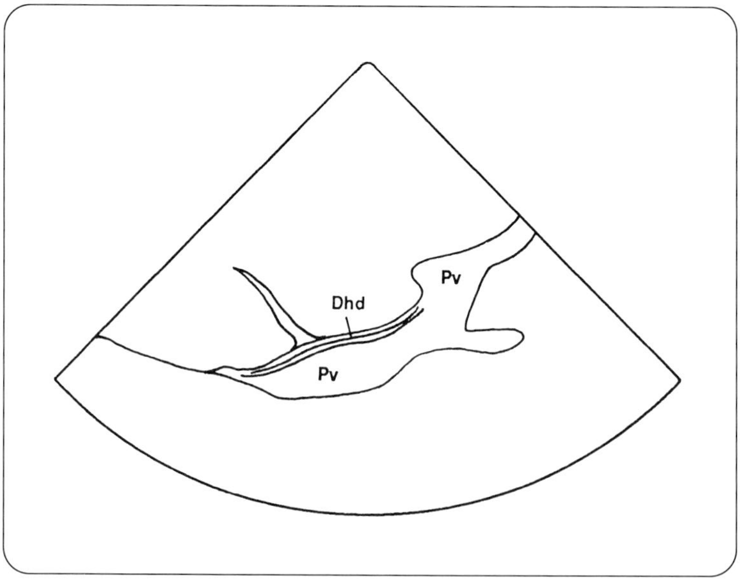

Abb. 13: Ausschnittsvergrößerung aus Abb. 12. Ventral der zentralen Portalgefäße (Pv) ist der rechte Ductus hepaticus (Dhd) als feine tubuläre Struktur zu erkennen.

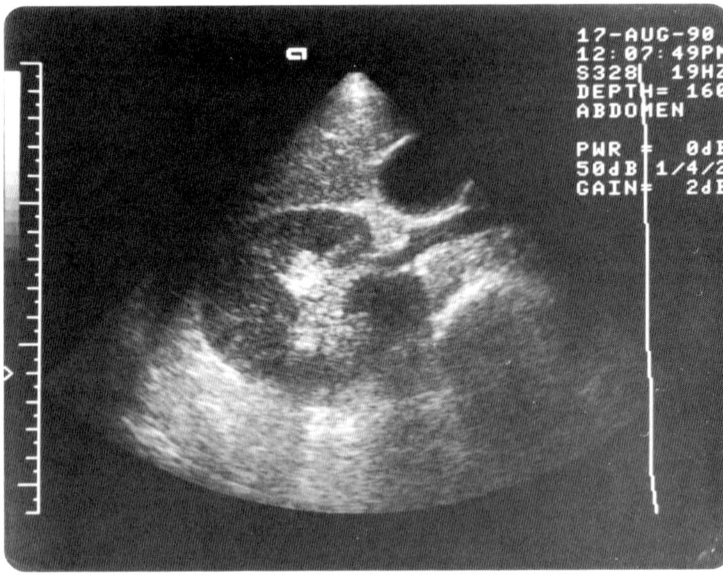

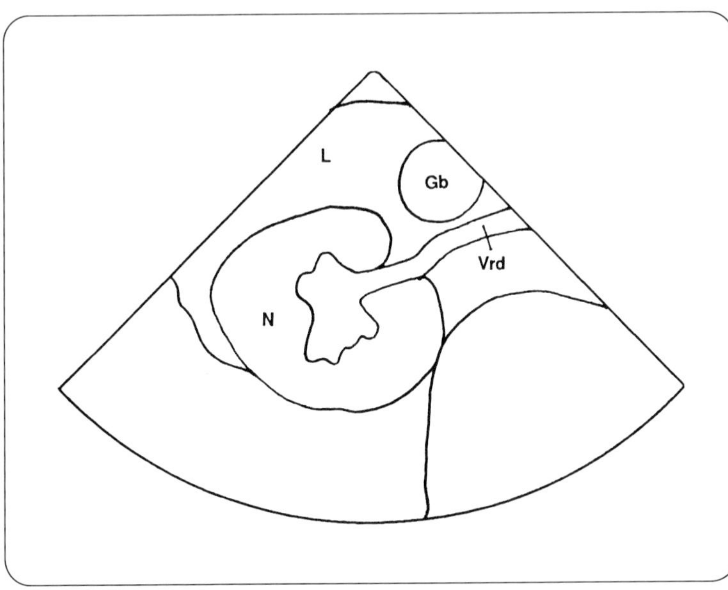

Abb. 14: Subkostaler Schrägschnitt - weit nach kaudal gekippter Schallkopf. Vom Unterrand des rechten Leberlappens (L) überragt, die quergeschnittene Gallenblase (Gb) und die rechte Niere (N) mit Hilusgefäß (V. renalis dexter [Vrd]).

Position 5 - Leberpfortenschnitt

V. portae, A. hepatica propria und Ductus hepatocholedochus (DHC) verlaufen gemeinsam im Ligamentum hepatoduodenale vom Leberhilus nach mediokaudal zur Pankreasregion. Dabei überkreuzen sie die V. cava inferior in einem Winkel von ca. 45°. Zur Einstellung dieser Strukturen wird der Schallkopf aus Position 4 solange nach mediokaudal geschwenkt und gekippt, bis seine Längsachse in einem Winkel von etwa 90° zum rechten Rippenbogen steht (Abb. 15).

Auf dem korrelierenden Schnittbild (Abb. 16) ist die V. portae in ihrem Verlauf ventral der schräg geschnittenen V. cava inf. zwischen Leberpforte und Confluens, wo sie aus der V. lienalis und der V. mesenterica sup. entsteht, unschwer zu erkennen. Der DHC liegt als feine tubuläre Struktur im Leberhilus immer ventral der V. portae (Abb. 17).

Im distalen Verlauf kann die Differenzierung von der A. hepatica propria Schwierigkeiten bereiten, wobei Gefäßpulsationen und die "Entwicklung" aus dem Truncus coeliacus zur Identifizierung der A. hepatica beitragen (Abb. 18).

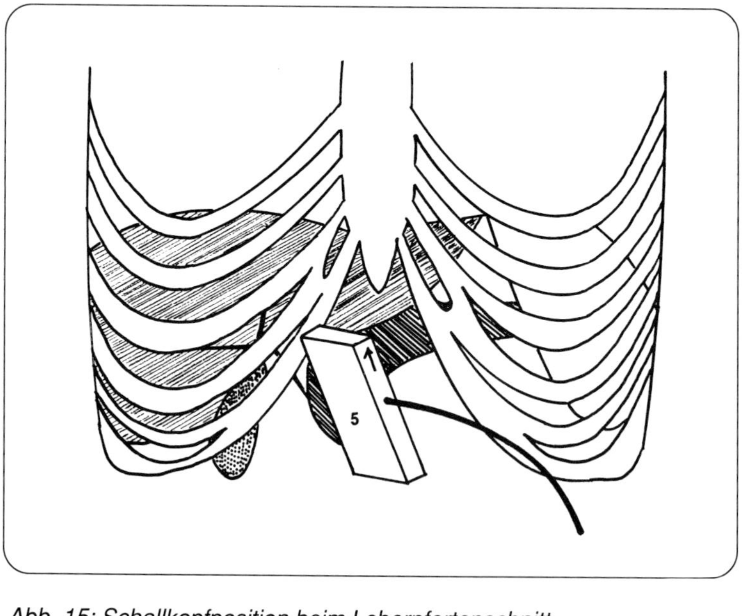

Abb. 15: Schallkopfposition beim Leberpfortenschnitt.

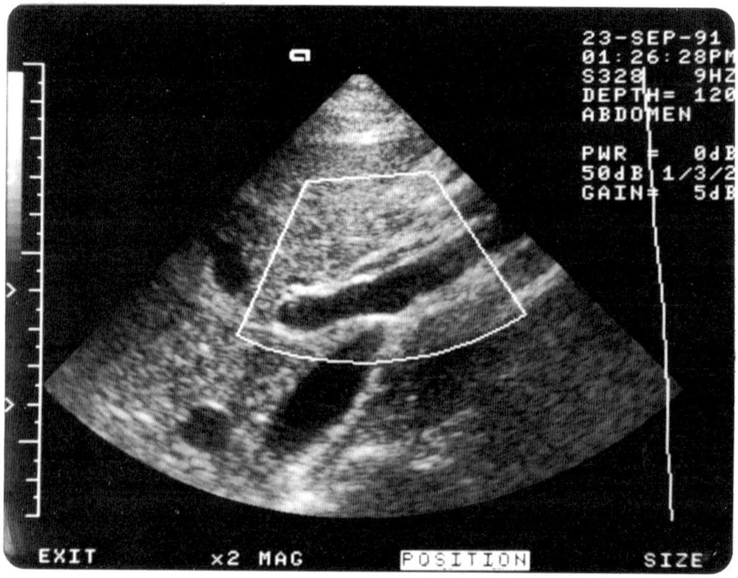

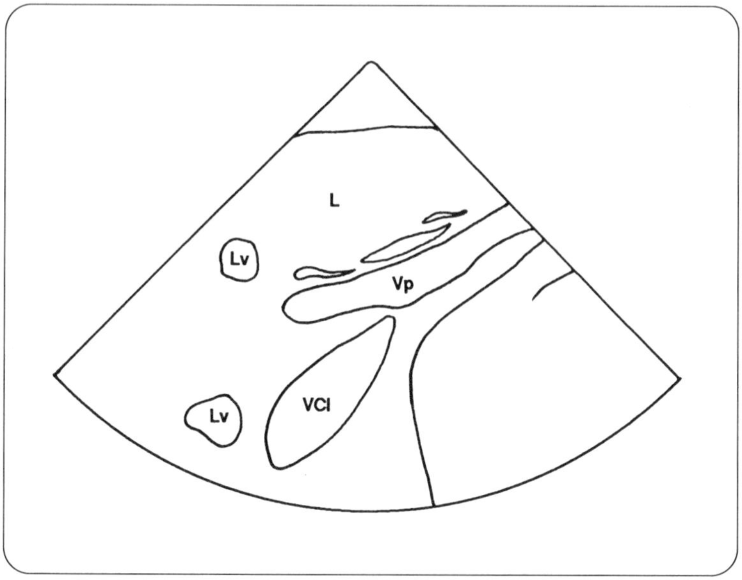

Abb. 16: Leberpfortenschnitt. In der Leberpforte die längsgeschnittene V. portae (Vp), welche die schräg geschnittene V. cava inf. (VCI) ventral überkreuzt. Ventral der V. portae sind 2 tubuläre Strukturen zu erkennen. Im Leberparenchym (L) 2 quergeschnittene Lebervenen (Lv).

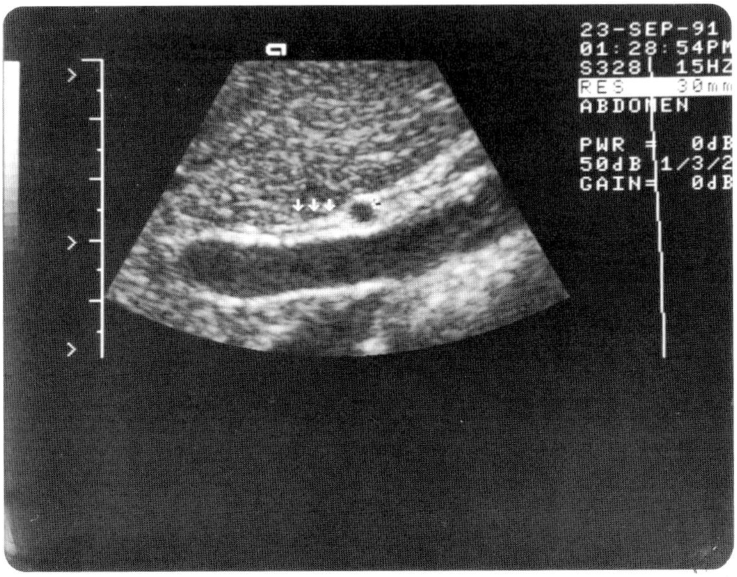

Abb. 17: Ausschnittsvergrößerung aus Abb. 16.
Ventral der V. portae der Ductus hepatocholedochus (↓↓↓) und die A. hepatica propria (*).

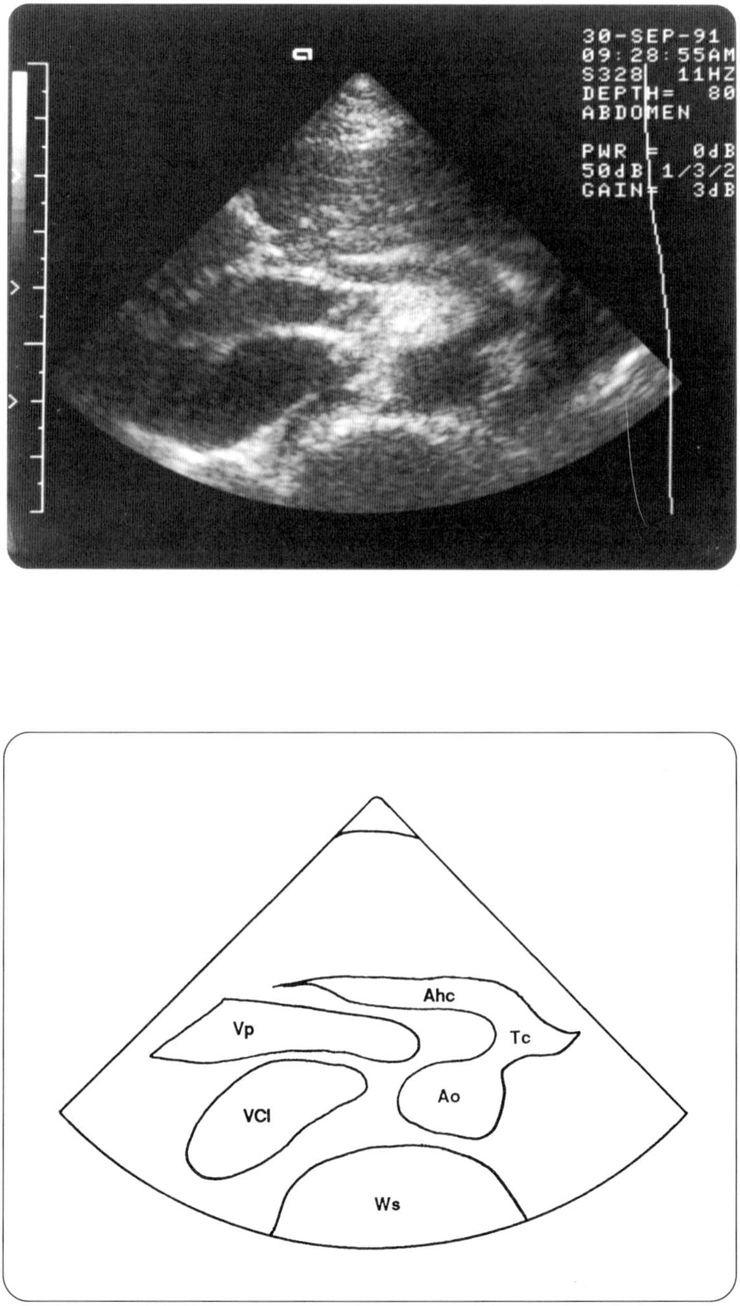

Abb. 18: "Entwicklung" der A. hepatica com. (Ahc) aus dem Truncus coeliacus (Tc). Vp = V. portae, VCI =V. cava inf., Ao = Aorta abdominalis, Ws = Wirbelsäule.

Position 6 - Oberbauchquerschnitt

Bereits in Position 5 ist im Bereich des Confluens ventral der Pankreaskopf partiell erkennbar. Durch Verschieben des Schallkopfes entlang der V. portae und Drehung auf dem Confluens in die Transversalebene erhält man einen Oberbauchquerschnitt (Abb. 19).

Von dieser Position aus lassen sich durch Parallelverschieben und Kippen des Schallkopfes in kraniokaudaler Richtung die retroperitonealen Gefäße (Truncus coeliacus, A. und V. mesenterica sup., A. und V. lienalis) als Orientierungsstrukturen sowie das Pankreas darstellen.

Die Einsehbarkeit kann durch tiefe Inspiration, Kopfhochlagerung oder stehende Position des Patienten wesentlich verbessert werden. Im reinen Oberbauchquerschnitt sind jedoch nur Pankreaskopf und Kauda einsehbar (Abb. 20).
Die Kauda wird schräg angeschnitten, da die Organlängsachse schräg nach kraniodorsal zum Milzhilus zeigt. Zur Beurteilung der Kauda wird der Schallkopf nach links kranial in einen schrägen Oberbauchquerschnitt geschwenkt, wobei als wichtigste Leitstruktur die V. lienalis dient, die am dorsalen Oberrand des Pankreas vom Milzhilus bis zum Confluens verläuft (Abb. 21).

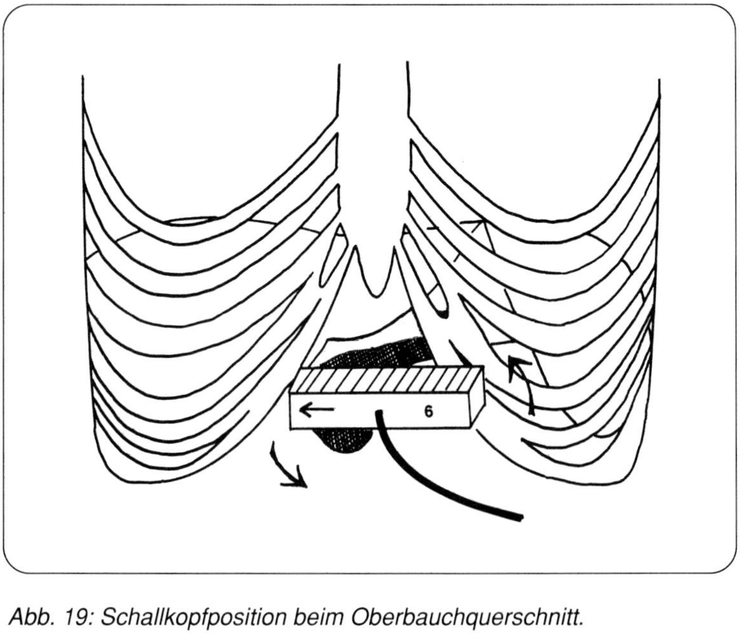

Abb. 19: Schallkopfposition beim Oberbauchquerschnitt.

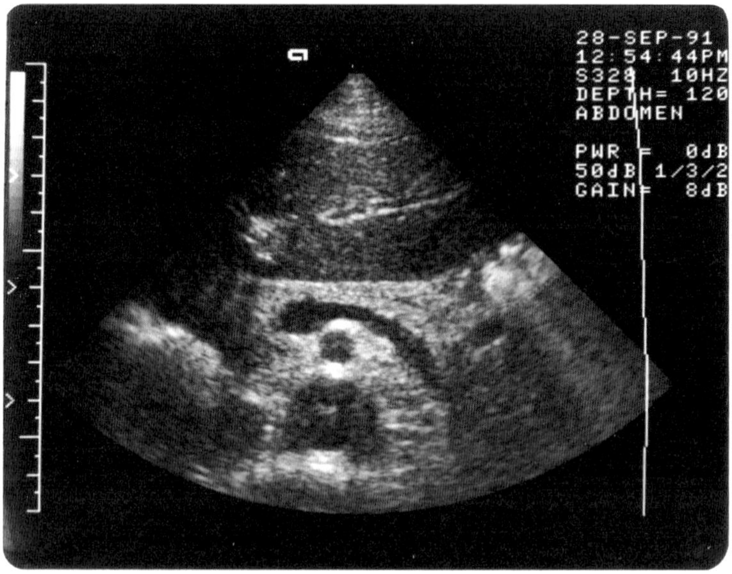

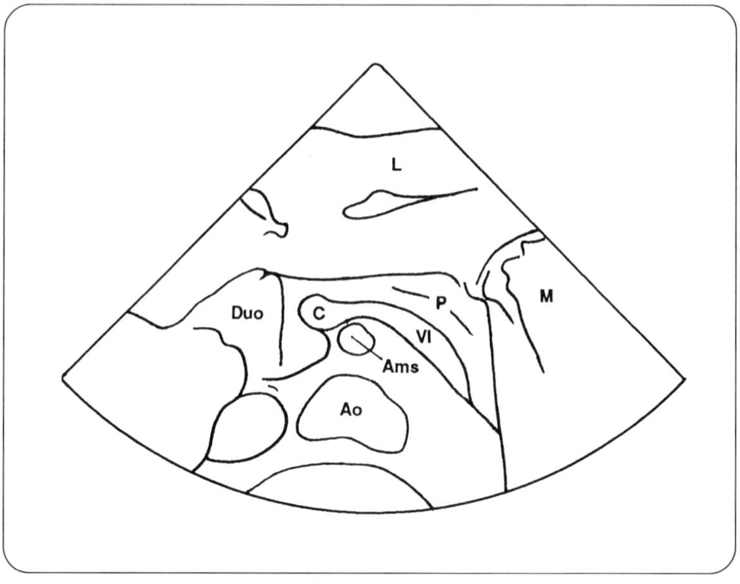

Abb. 20: Oberbauchquerschnitt. Durch den linken Leberlappen (L) als Schallfenster ist das Pankreas (P) dargestellt. Der Pankreaskopf wird durch den Schallschatten der Luft im Duodenum (Duo) und die Kauda durch störendes Gas im Magen (M) überlagert. An der Dorsalfläche des Pankreas die V. lienalis (Vl), in die im Kopfbereich die V. mesenterica sup. einmündet (C = Confluens). Ventral der Aorta (Ao) die quergeschnittene A. mesenterica sup. (Ams).

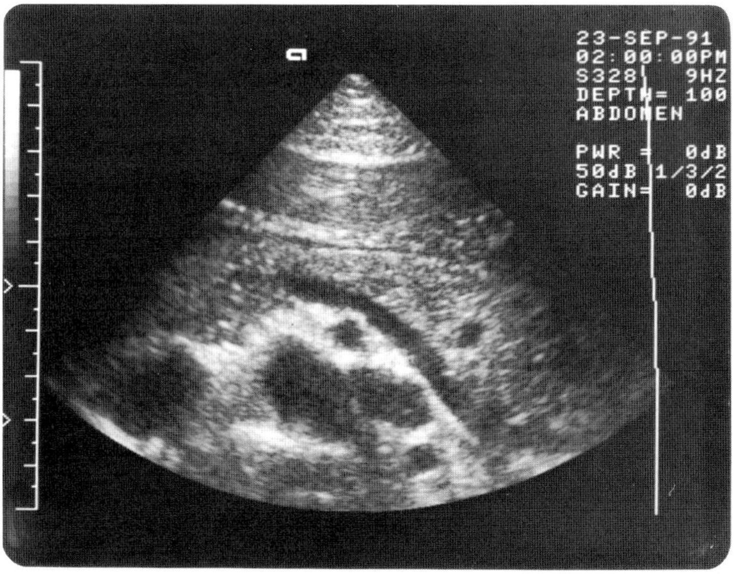

Abb. 21: Schräger Oberbauchquerschnitt. Ventral der V. lienalis als Leitstruktur kommt die Pankreaskauda zur Darstellung. Das zusätzliche, links der Aorta angeschnittene Gefäß ist die nach ihrem Durchtritt zwischen Aorta und A. mesenterica sup. erweiterte V. renalis sinistra.

Position 7 - Interkostalschnitt und Flankenschnitt links

Die topographischen Verhältnisse im linken Oberbauch erschweren die Darstellung der hier liegenden Organe. Die subdiaphragmal gelegene Milz wird ventromedial durch den gashaltigen Magen und kaudal durch die linke Kolonflexur überlagert, sodaß eine laterale Ankopplung des Schallkopfes im 9. oder 10. Interkostalraum erforderlich ist (Abb. 22).

Durch Kippen und leichte Drehung des Schallkopfes, Ausnutzung der Atemverschieblichkeit und gegebenenfalls Rechtsseitenlagerung des Patienten mit Elevation des linken Armes über den Kopf läßt sich das Organ so in seiner größten Längsausdehnung beurteilen und vermessen (Abb. 23). Die Hilusgefäße sollten immer mitdargestellt werden und dienen als "Drehpunkt" für den Schallkopf, der zur Bestimmung der Milzbreite um 90° entgegen dem Uhrzeigersinn geschwenkt wird (Abb. 24). Ventral der V. lienalis ist häufig die Pankreaskauda einsehbar (s. Abb. 3, Kap. 2.6).

Aus dieser Position wird der Schallkopf dann nach kaudal verschoben und in seiner Ausrichtung der Lage der linken Niere angepaßt (Abb. 25), deren Längsachse von dorsokranial und medial nach ventrolateral kaudal verläuft. Die Beurteilung der Niere erfolgt wiederum in der 2. Ebene durch Drehung um 90°.

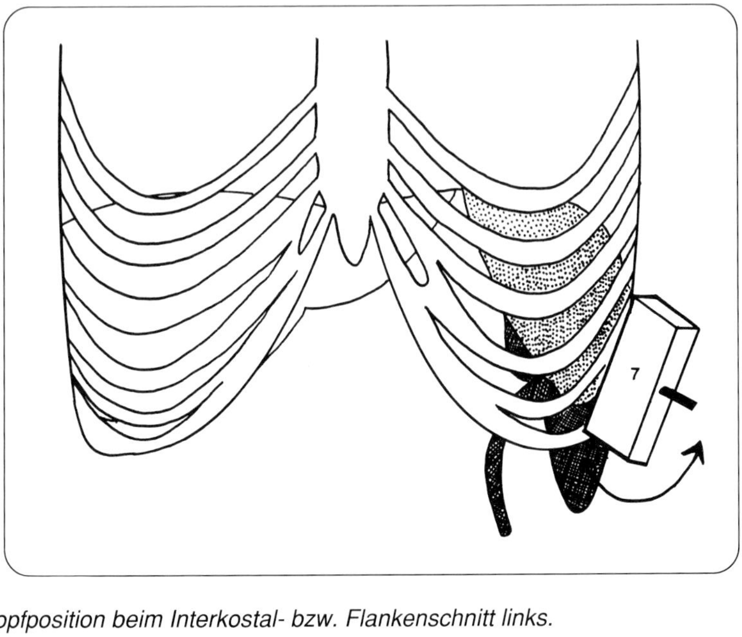

Abb. 22: Schallkopfposition beim Interkostal- bzw. Flankenschnitt links.

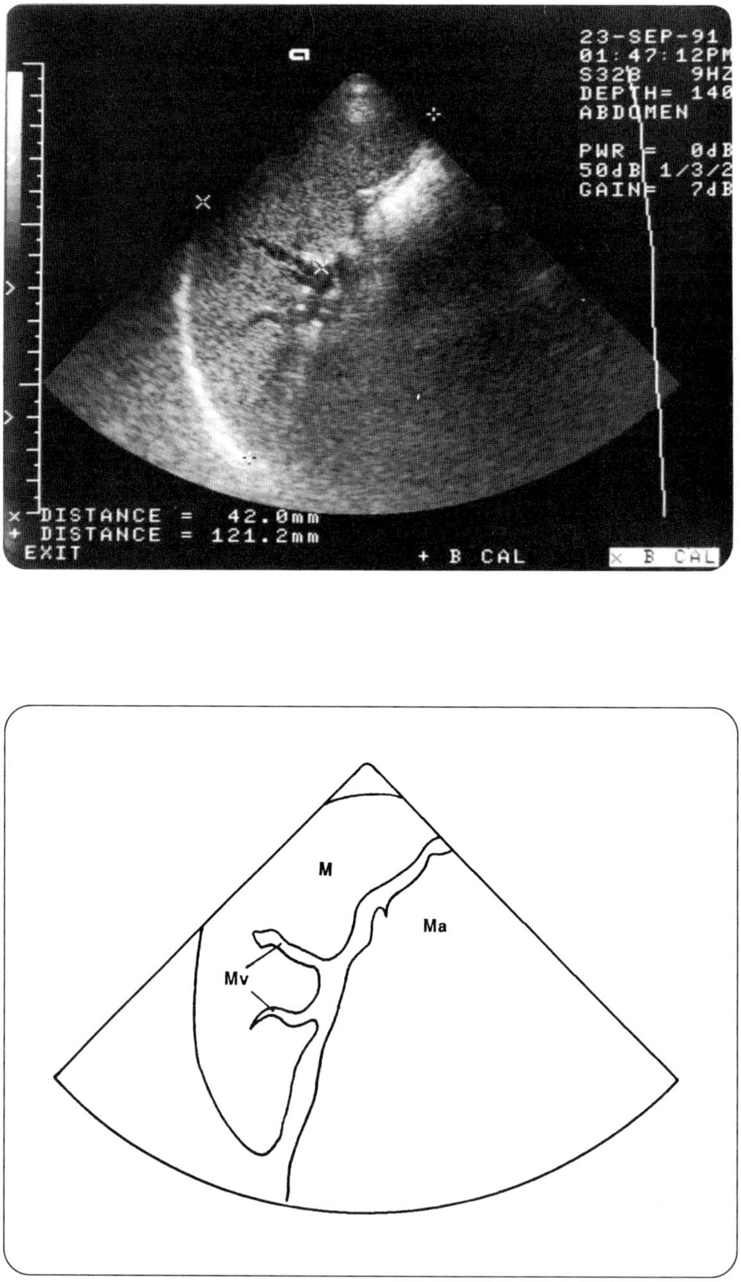

Abb. 23: Interkostalschnitt links. Darstellung der Milz (M) im Längsschnitt. Vom Milzhilus ins Parenchym ziehende Milzvenen (Mv). Medial der Milz lufthaltiger Magen (Ma) mit breitem Schallschatten.

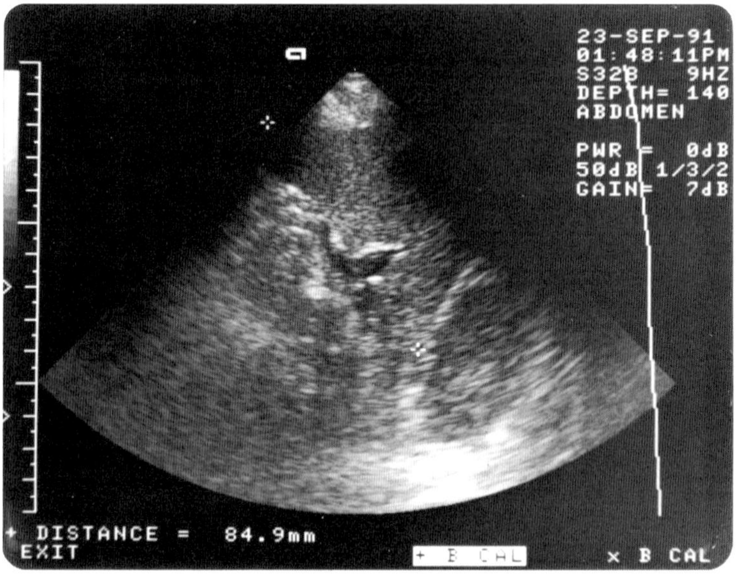

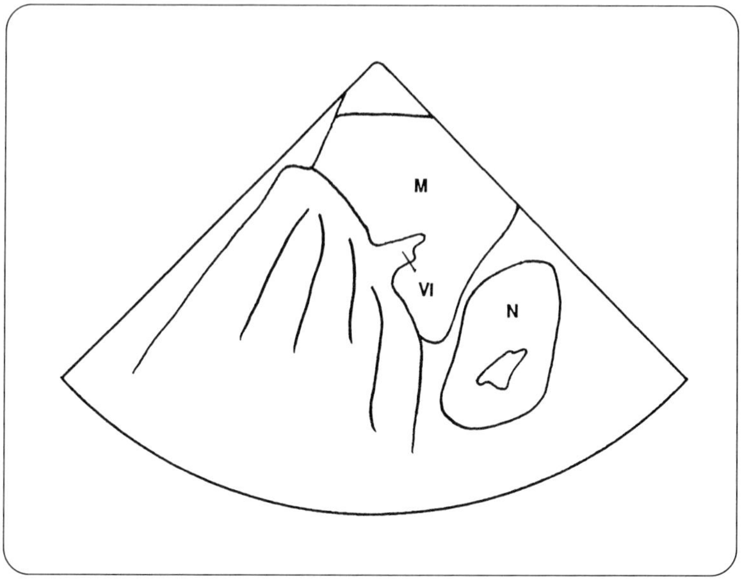

Abb. 24: Interkostalschnitt links. Darstellung der Milz (M) im Querschnitt. VI = V. lienalis, N = quergeschnittener kranialer Nierenpol links.

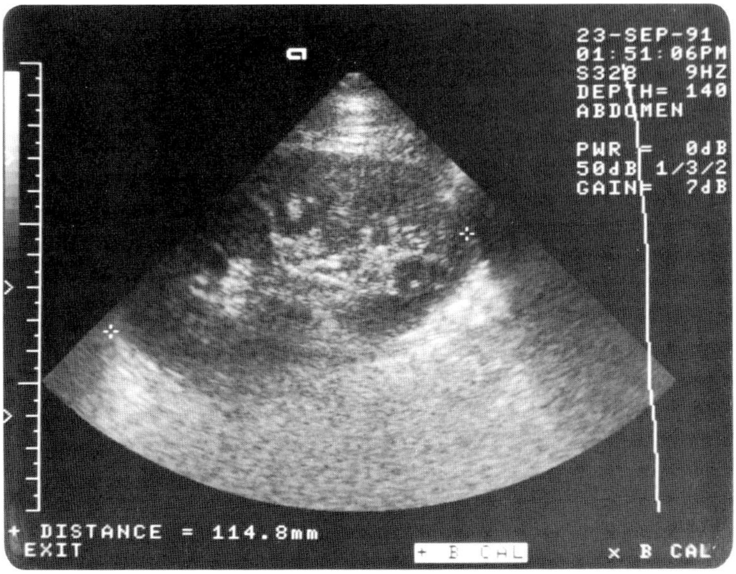

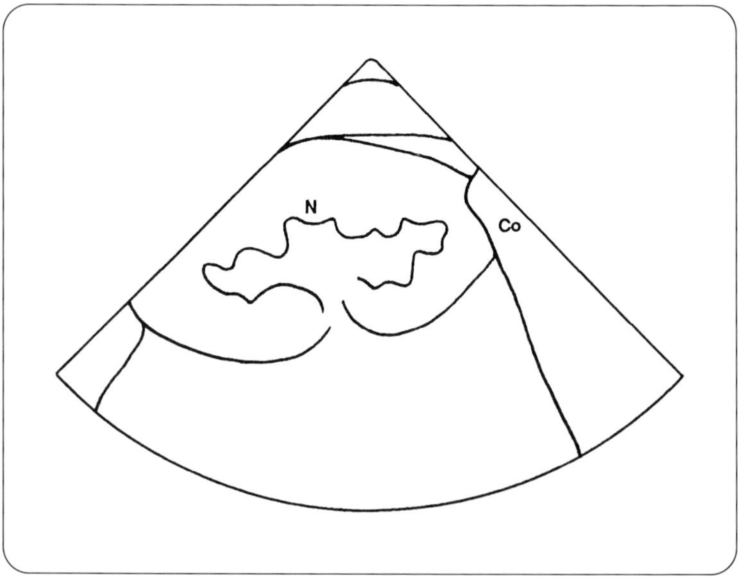

Abb. 25: Flankenschnitt links. Längsschnitt der linken Niere (N). Der kaudale Nierenpol wird durch lufthaltiges Colon (Co) überlagert.

Position 8 - Oberbauchlängsschnitt

Die eingehende Beurteilung der retroperitonealen Gefäße erfolgt ausgehend vom Oberbauchlängsschnitt (Position 1 - Abb. 3).

Durch kontinuierliches Verschieben des Schallkopfes nach kaudal wird die Aorta abdominalis mit ihren Gefäßabgängen in 2 Ebenen im Verlauf vom Hiatus aorticus bis zur Bifurkation beurteilt (Abb. 26 u. 27).

Neben dem Gefäßverlauf, der Gefäßweite und Wandmorphologie sollte die Aufmerksamkeit dabei paraaortalen und mesenterialen Lymphknoten sowie dem Abstand der Aorta von der Wirbelsäulenvorderkante gelten (bis 0,5 cm).

In analoger Weise erfolgt die Untersuchung der V. cava inf.. Die Bifurkation ist im Querschnitt am nach lateral divergierenden Verlauf der Aa. iliacae com. erkenntlich, wobei die rechte A. iliaca. com. die linke V. iliaca. com. überkreuzt. Um den weiteren Verlauf der Iliakalgefäße zu verfolgen, muß der Schallkopf in Position 9 (Abb. 26) gebracht werden.

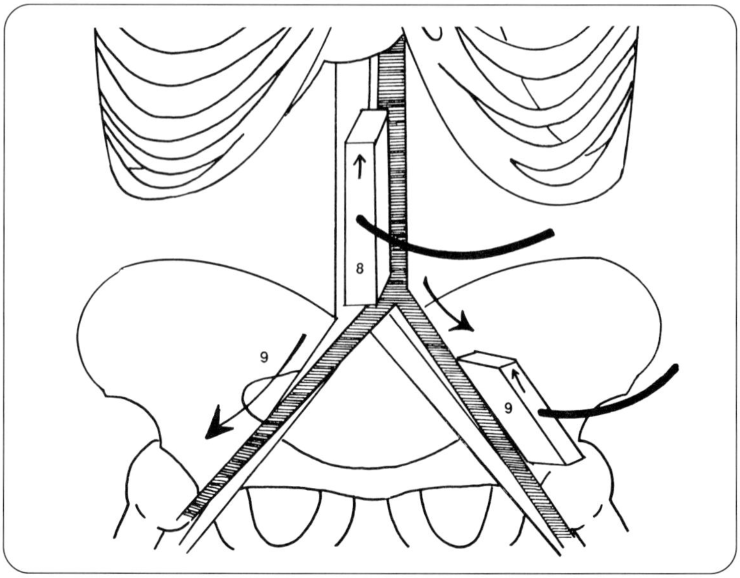

Abb. 26: Schallkopfposition beim Aortenlängsschnitt (Position 8) und Unterbauchschrägschnitt (Position 9).

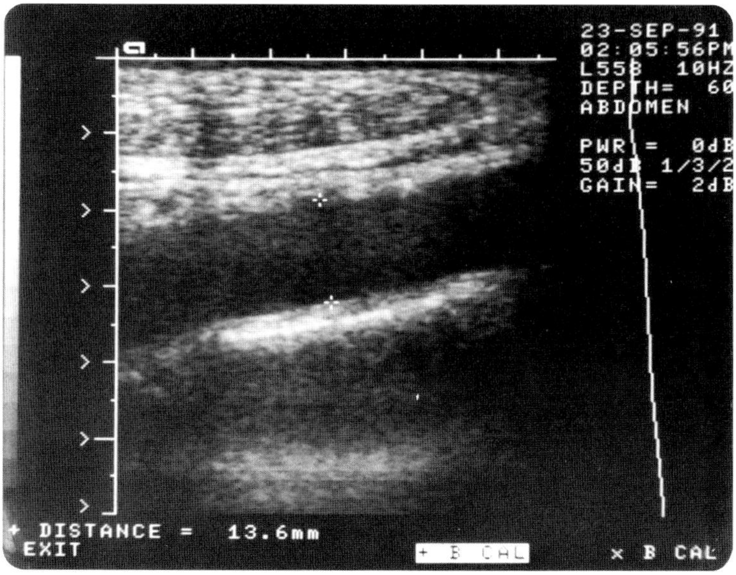

Abb. 27: Längsschnitt über der Aorta abdominalis. Die Sternchen markieren den Gefäßdurchmesser. Das helle Reflexband dorsal der Aorta wird durch die Wirbelkörpervorderkante verursacht.

Position 9 - Unterbauchschrägschnitt bds.

Der Schallkopf wird bei diesem Schnitt in seiner Längsachse der Verbindungslinie zwischen Nabel und Mitte des Leistenbandes angepaßt (Abb. 26).

Störend überlagernde Darmschlingen lassen sich auch hier in der Regel durch dosierten Druck verdrängen bzw. komprimieren, sodaß die parallel den M. iliopsoas überkreuzenden Gefäße in der Regel beurteilt werden können. Die Aa. iliacae, an ihrer Pulsation erkennbar, liegen ventral der komprimierbaren Vv. iliacae (Abb. 28). Die überkreuzenden Ureteren sind beim gesunden Patienten nur selten darstellbar. Neben dem Auffinden von Gefäßveränderungen und paravasalen Lymphomen dienen die Iliakalgefäße zusammen mit der Harnblase der topographischen Orientierung im kleinen Becken, so z. B. bei der Darstellung der Ovarien, die durch leichtes Kippen des Schallkopfes medial der Gefäße und dorsolateral der Harnblase zur Darstellung kommen.

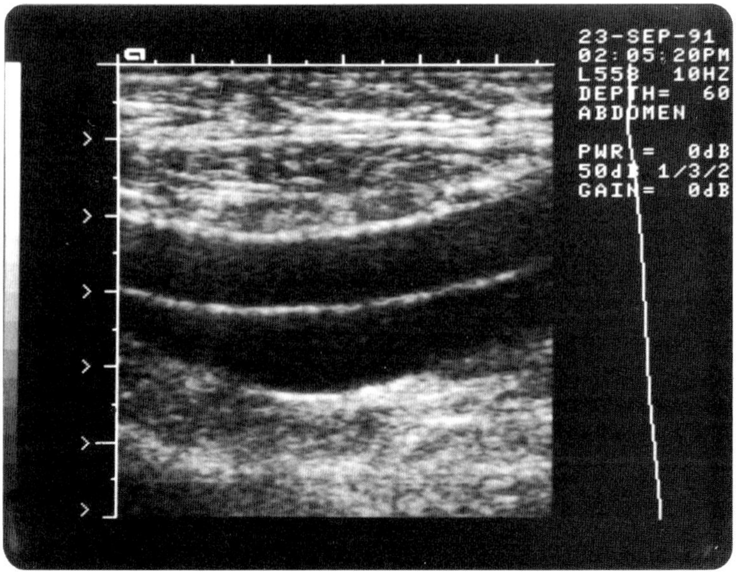

Abb. 28: Unterbauchschrägschnitt mit längs getroffener V. iliaca (dorsal) und der A. iliaca (ventral).

Position 10 - Suprapubischer Quer- und Längsschnitt

Die Harnblase wird durch parallele suprapubische Quer- und Längsschnitte untersucht, wobei der Schallkopf nach kaudal gekippt ist (Abb. 29). Sie stellt in gefülltem Zustand ein ideales Schallfenster zur Beurteilung der inneren Genitalorgane (Uterus, Ovarien, Prostata, Samenblasen) und in Einzelfällen auch des Rektums dar (Abb. 30).

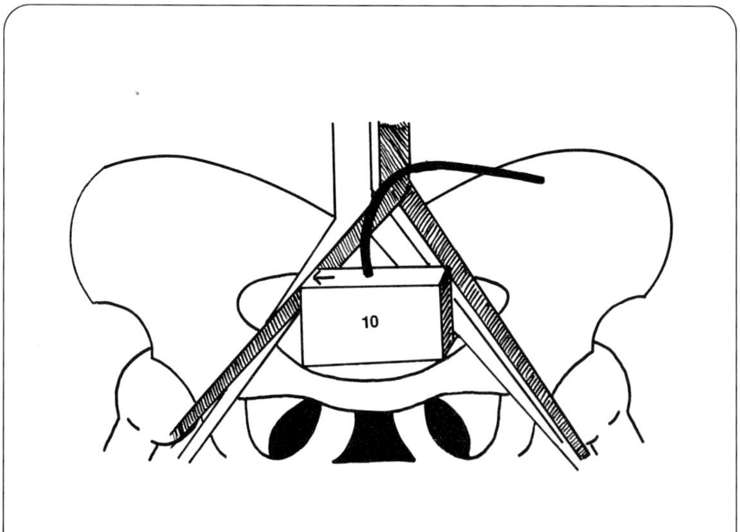

Abb. 29: Schallkopfposition beim suprapubischen Querschnitt.

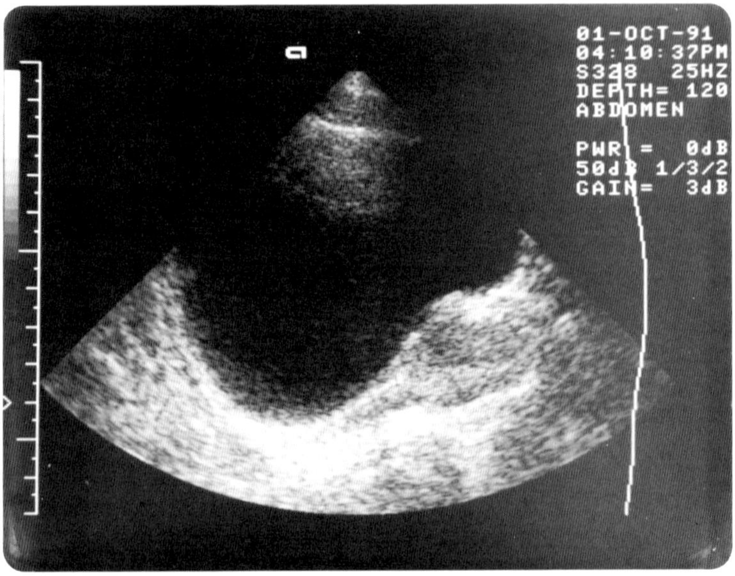

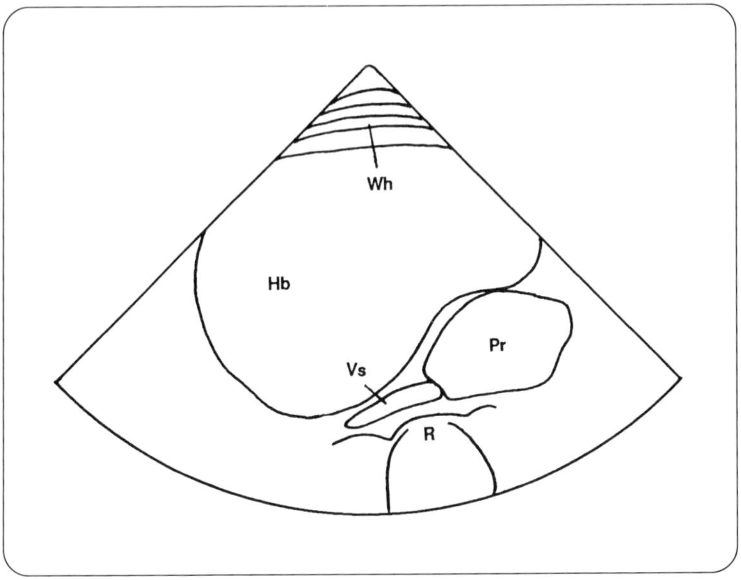

Abb. 30: Suprapubischer Längsschnitt. Durch die gefüllte Harnblase (Hb) läßt sich die Prostata (Pr) darstellen. Vs = Vesicula seminalis, R = Rektum, Wh=Wiederholungsecho.

Position 11 - Unterbauchquerschnitt rechts

Ausgehend von einem Querschnitt im rechten Unterbauch (Abb. 31) erfolgt mit einem höherfrequenten Schallkopf (5 oder 7,5 MHz) die abschließende Beurteilung des Darmes. Dazu werden die Iliakalgefäße und der M. iliopsoas wiederum als Leitstrukturen im Querschnitt benutzt und das ventral kreuzende terminale Ileum aufgesucht, an dessen Verlauf die Schallkopflängsachse angepaßt wird (s. Abb. 32).

Verschiebt man den Schallkopf nach rechts lateral, so resultiert ein Querschnitt des dem M. Ileopsoas aufliegenden großlumigeren Coecums. Durch Drehung des Schallkopfes wird in einen Längsschnitt über dem Coecum bzw. Colon ascendens gewechselt, erkennbar an der typischen Haustrierung (s. Abb. 33), die auch als "Orientierung" für die weitere Darstellung des gesamten Colons dient. Das Sigma überkreuzt vor seinem Eintritt in das kleine Becken analog dem Ileum rechts die Iliakalgefäße und den M. iliopsoas auf der linken Seite. Eine suffiziente transabdominelle Darstellung des Rektums gelingt nur in Ausnahmefällen bei gefüllter Blase. Zur orientierenden Beurteilung des Jejunums werden durch Parallelverschieben des Schallkopfes in kraniokaudaler Richtung vom Ober- zum Unterbauch beiderseits Transversalschnitte gelegt, wobei pathologische Befunde eine befundadaptierte Schnittführung erfordern.

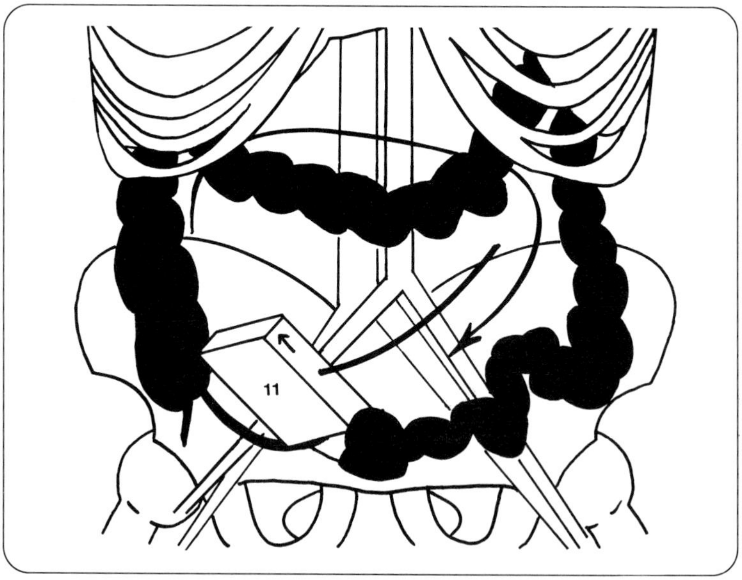

Abb. 31: Schallkopfposition beim Unterbauchquerschnitt rechts.

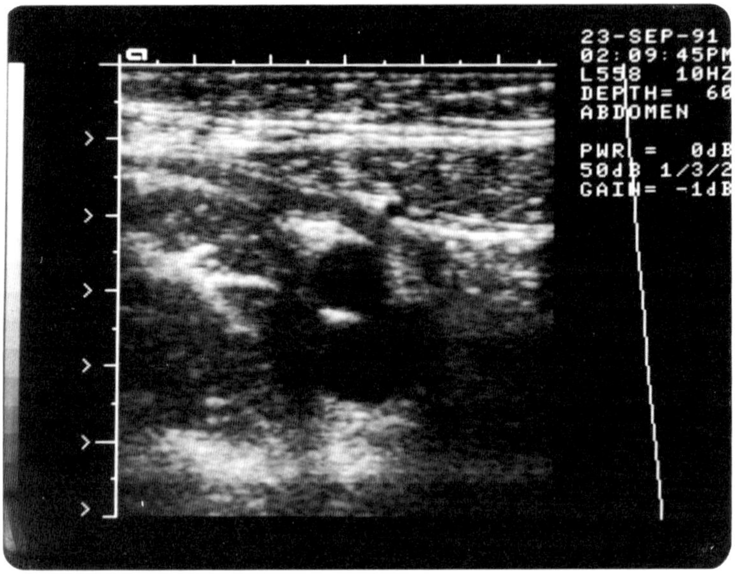

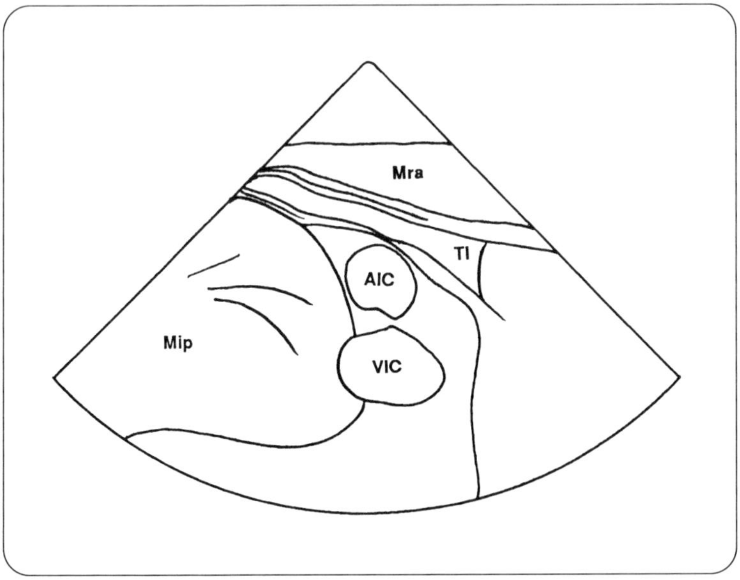

Abb. 32: Unterbauchquerschnitt rechts. Medial des M. iliopsoas (Mip) quergeschnitten die A. iliaca com. (AIC) und die V. iliaca com. (VIC). Zwischen Muskel und Gefäßen und der Bauchdecke kreuzt das terminale Ileum (TI). Mra = M. rectus abdominis.

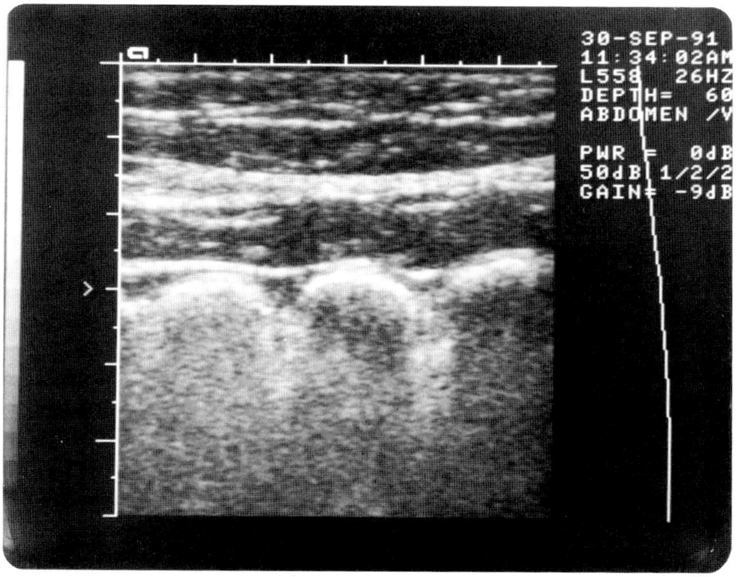

Abb. 33: Längsschnitt über dem Colon. Das charakteristische Erkennungsmuster wird durch Gasansammlungen zwischen den Haustren verursacht.

2. Die Untersuchung einzelner Organsysteme

2. 1 Leber

Th. Clement

Die Leber bietet als größtes parenchymatöses Organ der Bauchhöhle gute Voraussetzungen für die sonographische Diagnostik. Die Topographie ermöglicht mit wenigen Ausnahmen eine vollständige Darstellung des Organs, welches auf diffuse oder umschriebene Veränderungen untersucht wird. Der Stellenwert der Sonographie in der Diagnostik von Lebererkrankungen liegt sowohl in der Primär- und Akutdiagnostik als auch in der Verlaufskontrolle chronischer Lebererkrankungen. Trotz hoher Sensitivität in der Erfassung direkter oder indirekter Zeichen von Parenchymveränderungen ist sowohl bei diffusen als auch fokalen Prozessen mit einigen Ausnahmen wegen der niedrigeren Spezifität der gezielte Einsatz komplementärer bildgebender Verfahren oder eine histologische Diagnostik zur Klärung der Ätiologie erforderlich. Ultraschallgesteuerte gezielte Punktionen stellen dazu eine nur mäßig invasive diagnostische oder auch therapeutische Bereicherung dar.

Untersuchungsgang und Normalbefund

Die Leber wird systematisch in 3 Ebenen durch parallel versetzte Längsschnitte und fächerförmige subkostale Schrägschnitte in Rückenlage des Patienten untersucht (s. Kap. 1.2). Gelingt so keine überlagerungsfreie Darstellung, können ein interkostaler Zugang von rechts, das Tiefertreten des Organs bei Inspiration, eine leichte Linksseitenlagerung mit hinter den Kopf geführtem rechten Arm oder in Einzelfällen auch die Untersuchung am stehenden Patienten weiterhelfen. Die Kriterien, die wir bei der Untersuchung zu berücksichtigen haben, sind: die Organgröße und -kontur, das Echomuster und die Echogenität, Schallabschwächung, umschriebene Strukturveränderungen, Veränderungen der Lebergefäße (Pfortader, Lebervenen).

Zur Beurteilung der Organkontur, die zwischen linkem und rechtem Leberlappen infolge der Dicke des rechten Leberlappens deutlich variiert, eignen sich die Längsschnitte. Die Ventralkontur ist flachkonvex, während die Dorsalkontur flachkonkav bis gerade zur Darstellung kommt. Der Winkel des Unterrandes sollte im Bereich des linken Leberlappens 45° und rechts 75° nicht überschreiten.

Die Vermessung der Lebergröße wird anhand eines Longitudinalschnitts in der Medioklavikularlinie rechts vorgenommen, wobei als Grenzwert bei Messung vom höchsten Punkt der Zwerchfellkuppel bis zum Leberunterrand 12-13cm gelten. Bei Erhebung und Bewertung dieses einen Wertes sollten jedoch die anderen Organdimensionen mitberücksichtigt werden, um nicht bei einer Länge von > 13cm bei einer ausgesprochen flachen Leber fälschlich eine Hepatomegalie zu diagnostizieren. Die Lebergefäße, d. h. sowohl die Lebervenen als auch die intrahepatischen Pfortaderäste werden am besten in subkostalen Schrägschnitten beurteilt, aus denen durch Drehung in einen Leberpfortenschnitt übergeleitet wird.

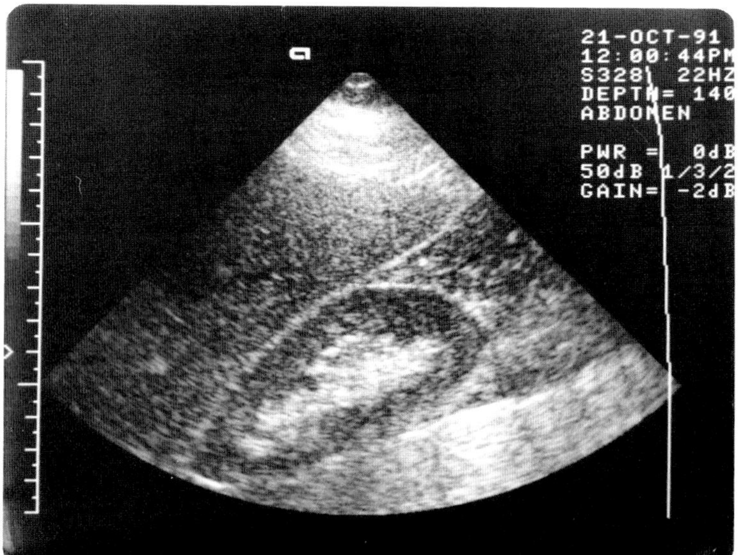

Abb. 1: Normaler Echogenitätsunterschied zwischen Leberparenchym und Parenchym der rechten Niere. Spitzwinkeliger Unterrand des rechten Leberlappens (Norm 45-75 Grad).

Die gesunde Leber zeigt ein homogenes Echomuster mit feinen, gleichmäßig verteilten Einzelechos und (bei adäquater Einstellung des Tiefenausgleichs) eine ebenso gleichmäßige Echogenität. Als Referenz dient beim Gesunden der Parenchymsaum der rechten Niere, das etwas echoärmer als das Leberparenchym ist (Abb. 1). Rückschlüsse auf die Konsistenz der Leber lassen sich durch Beobachtung der Verformbarkeit und Bewegung bei Palpation unter sonographischer Kontrolle ziehen, wobei das Lebergewebe im Normalfall verformbar ist, d.h. sich durch den Druck imprimieren läßt, ohne en-bloc auszuweichen.

Spezielle Anatomie

Fokale Läsionen, insbesondere wenn mehrere Läsionen unterschiedlicher Morphologie in ein und derselben Leber bestehen, erfordern eine topographische Zuordnung zu einzelnen Lebersegmenten, die unter Berücksichtigung der Gefäßversorgung und der sagittalen Schnittebene zwischen V. cava und Gallenblase, der chirurgischen Segmenteinteilung entsprechend erfolgen kann (s. Abb. 2). Dabei wird die Leber durch die V. cava / Gallenblasenebene in zwei etwa gleich große Hälften geteilt. Der links dieser Ebene gelegene linke Leberlappen umfaßt die Segmente I-IV, einschließlich des Lobus caudatus, der rechte Leberlappen die Segmente V-VIII. Lebervenen und Portalgefäße lassen sich intrahepatisch durch ihren Verlauf und ihre Topographie leicht differenzieren (Abb. 11-13, Kap. 1.2; Tab. 1), die Gallenwege durch ihre parallel zu den Pfortaderästen erfolgende Verzweigung.

Anatomische Varianten, z.B. akzessorische Leberlappen, können gelegentlich Probleme bereiten, eine Differenzierung von Lebertumoren ist jedoch anhand der dem übrigen Lebergewebe entsprechenden Echostruktur und der Gefäßverläufe möglich. Der Lobus caudatus ist häufig schwächer echogen, läßt sich jedoch in der 2. Ebene durch seine gefäßnahe Lage dorsal des linken Leberlappens identifizieren (Abb. 3). Umschriebene Zwerchfell- oder Bauchwand-nahe Konturveränderungen werden bei Schnürfurchen oder Impressionen der Leberoberfläche beobachtet (Abb. 4).

Hingewiesen sei auf das Ligamentum falciforme, welches in der Incissura hepatica verläuft und die linkslaterale Begrenzung des Lobus quadratus bildet (Abb. 5). Quergeschnitten wird das Ligament leicht als echoreiche Raumforderung fehlinterpretiert, die zweite Ebene zeigt dann jedoch den Verlauf (Abb. 6a, b).

Tab.1: Wesentliche sonographische Unterscheidungskriterien von Lebervenen und Pfortaderästen

Kriterium	**Lebervenen**	**Pfortaderäste**
größte Lumenweite	Cava-nah	Leberpforte
Verlauf intrahepatisch	gestreckt, zur V. cava ziehend Venenstern	astartige Aufzweigung von der Leberpforte aus
Wandreflexe	schwach	stark
Atemmodulation	deutlich	fehlend

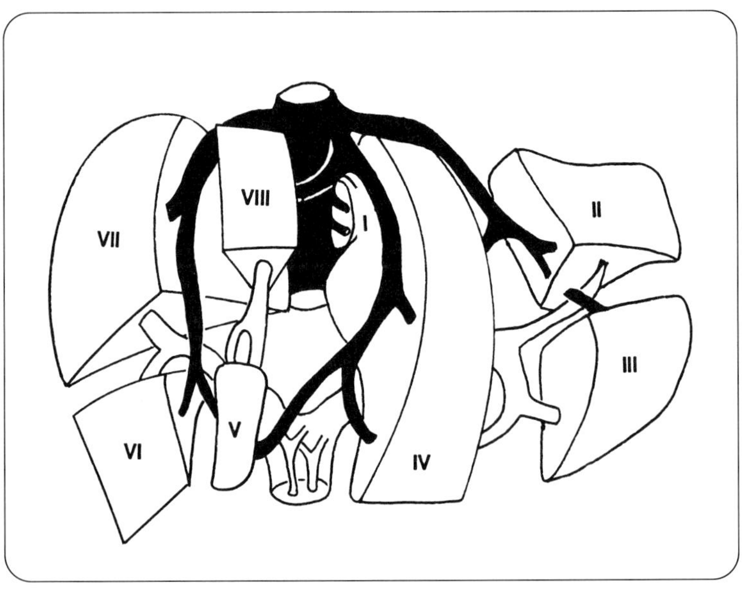

Abb. 2: Segmenteinteilung der Leber.

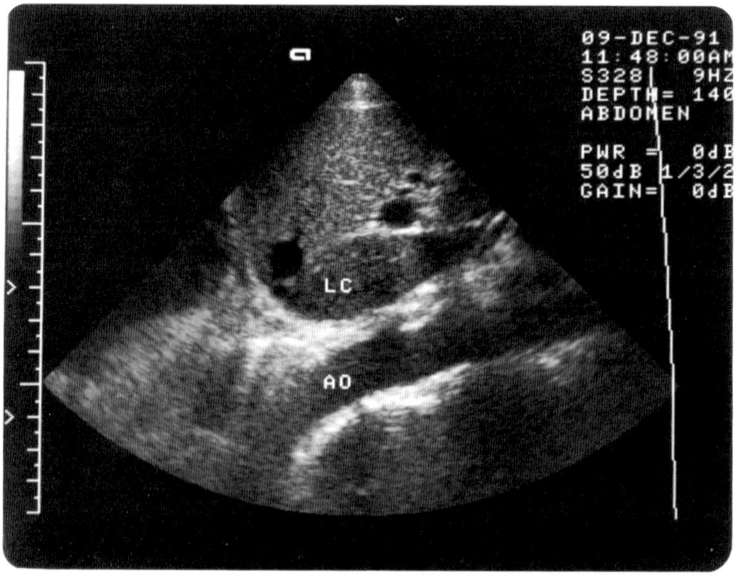

Abb. 3: Lobus caudatus (LC), häufig schwächer echogen als das übrige Leberparenchym (Ao=Aorta).

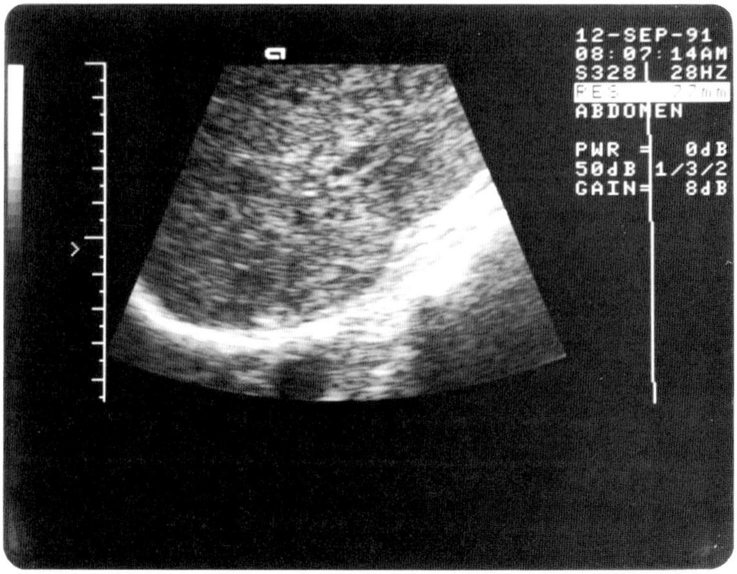

Abb. 4: Impression der Leberoberfläche durch eine Rippe, nicht mit einer durch eine Raumforderung der Leber bedingten Konturunregelmäßigkeit zu verwechseln.

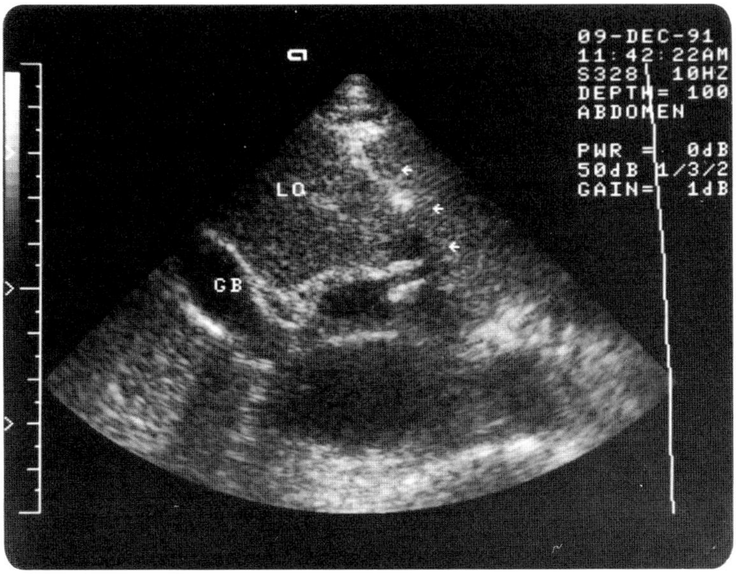

Abb. 5: Topographische Begrenzung des Lobus quadratus (LQ) durch die Gallenblase (GB) und das Ligamentum falciforme (Pfeile).

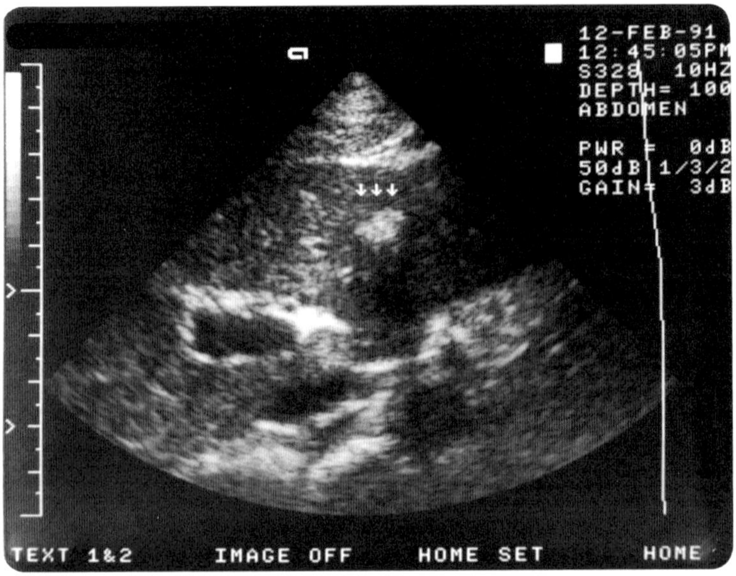

Abb. 6a: Ligamentum falciforme, Querschnitt.

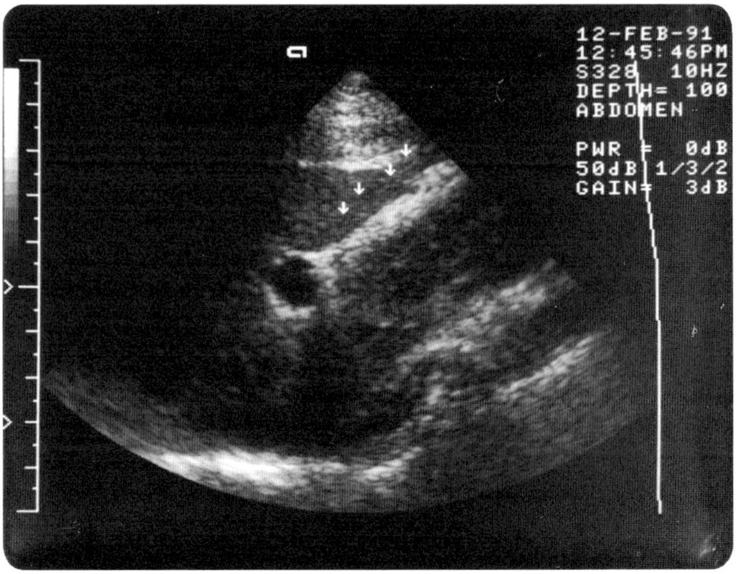

Abb. 6b: Ligamentum falciforme, Längsschnitt.

Diffuse Lebererkrankungen

Diffuse, meist chronisch verlaufende Erkrankungen der Leber sind sonographisch an diversen Kriterien (siehe unten) zu erkennen, die jedoch unspezifisch sind und nur in geringem Maße Rückschlüsse auf die Ätiologie gestatten. Das Ausmaß der sonographisch erfaßbaren Normabweichungen ist abhängig von den vorhandenen strukturellen Veränderungen und bewegt sich zwischen diskreten Änderungen der Echogenität und des Echomusters (z. B. in Frühstadien der Fettleber) und dem Vollbild einer zirrhotisch umgebauten Leber (siehe unten). Sonographische Kriterien, die einzeln oder in Kombination den klinisch oder laborchemisch bestehenden Verdacht auf einen diffusen Leberparenchymschaden erhärten, sind neben der bereits erwähnten Änderung der Echogenität und des Echomusters eine Organvergrößerung, Konturabweichungen mit zunehmender Konvexität und Abrundung des Leberunterrandes, eine Rarefizierung der intrahepatischen Gefäße und in fortgeschrittenen Stadien letztlich der Nachweis von Kollateralkreisläufen und einer Splenomegalie als Ausdruck der portalen Hypertension.

Fettleber

Bei der Leberverfettung verschiedener Genese (Adipositas, Diabetes mellitus und Fettstoffwechselstörungen, nutritiv- oder medikamententoxisch) nimmt die Echogenität des Leberparenchyms mit steigender Verfettung der Hepatozyten zu, was im Verlauf am erhöhten Kontrast zwischen Leber und Niere verfolgt werden kann (Abb. 7). Der Lobus caudatus bleibt oft weniger echoreich.

Desweiteren besteht häufig eine vermehrte Schallabschwächung, die eine Beurteilung der dorsalen Leberanteile im Extremfall unmöglich werden läßt, bzw. eine Detailbeurteilung (Portalgefäße) und die Abgrenzung der Organgrenzen verschlechtert (Abb. 8, 9). Ausgeprägte Fettlebern gehen in der Regel mit einer Organvergrößerung und konsekutiver Konturverplumpung beider Leberlappen einher.

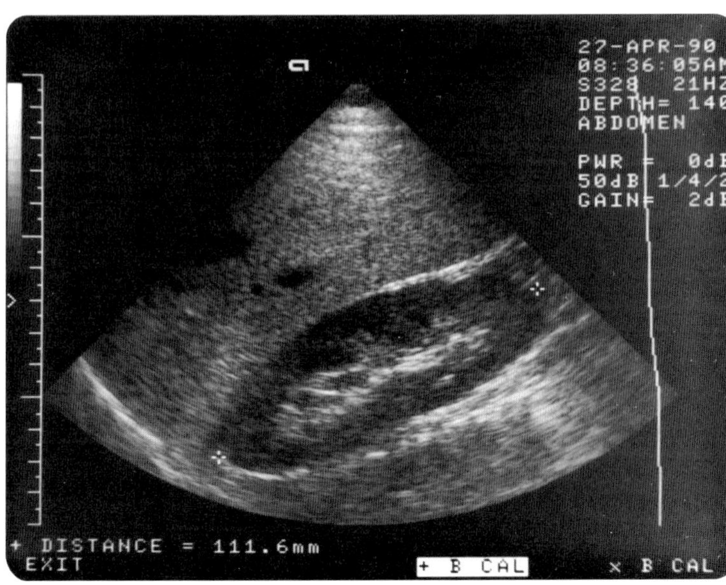

Abb. 7: Typischer Echogenitätsunterschied Leber/Niere bei Fettleber.

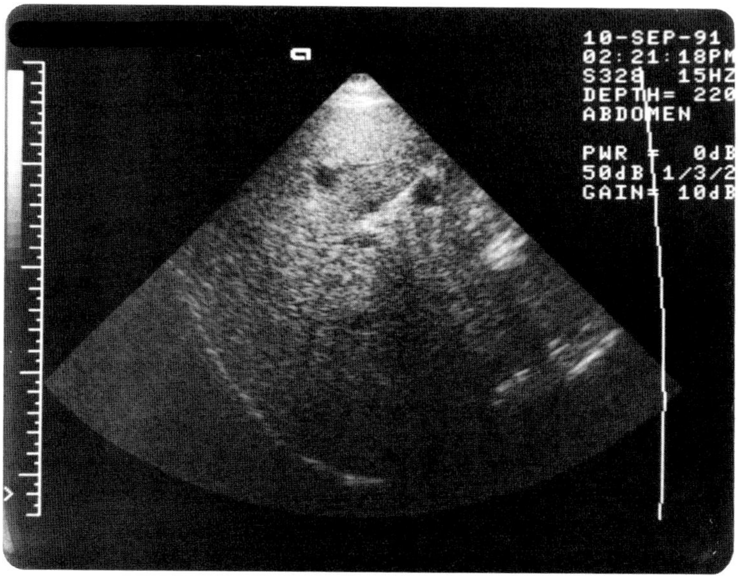

Abb. 8: Diffuse Schallabschwächung in einer Fettleber. Die dorsalen Anteile der Leber sind trotz adäqater Einstellung des Tiefenausgleichs nicht mehr ausreichend beurteilbar.

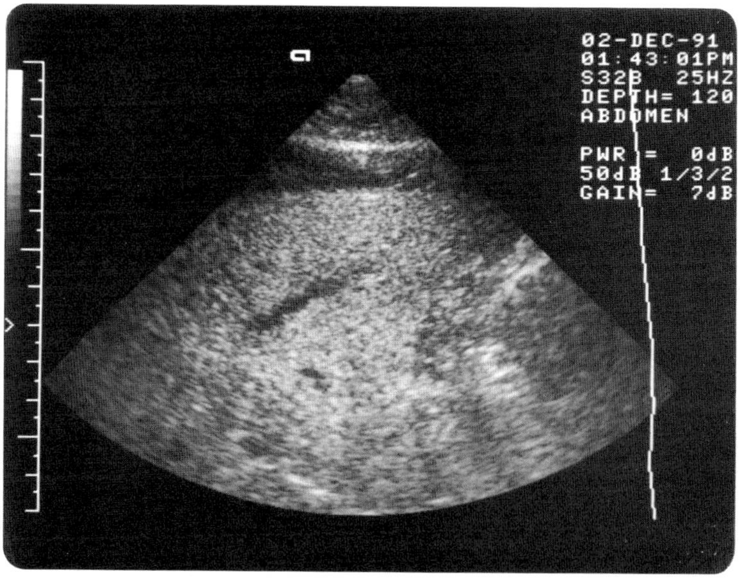

Abb. 9: Bild einer "weißen Leber". Ausgeprägte Fettleber mit Abrundung des unteren Leberrandes und Rarefizierung der Gefäße.

Sonderformen der Leberverfettung

Die Verfettung des Leberparenchyms betrifft häufig nicht die gesamte Leber homogen, sondern weist regionäre Unterschiede auf. Dabei können einzelne Bezirke von der Verfettung ausgespart sein (fokale Nichtsteatose [Abb. 10] oder die Verfettung ist nur regionär begrenzt vorhanden (fokale Steatose [Abb. 11]). Prädilektionsorte solcher fokalen Fettverteilungsstörungen sind das Gallenblasenbett und perivaskuläre Zonen, wodurch gelegentlich tumorsuspekte (Abb. 12) oder bizarre, landkartenartige (Abb. 13) Formationen entstehen, die differentialdiagnostische Probleme aufwerfen können. Der unbeeinträchtigte Verlauf der Lebergefäße durch diese Zonen ist wesentliches Kriterium bei der Abgrenzung von malignen Infiltrationen. Bleiben Restunsicherheiten, ermöglicht die computertomographische Dichtemessung oder eine sonographisch gesteuerte Punktion die Bestätigung der Fettverteilungsstörung.

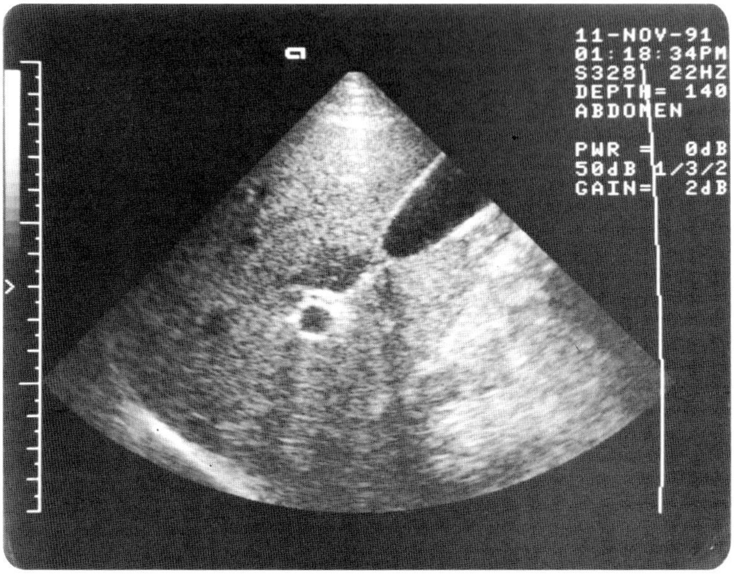

Abb. 10: Trianguläre Nichtsteatose in der Leberpforte bei Fettleber.

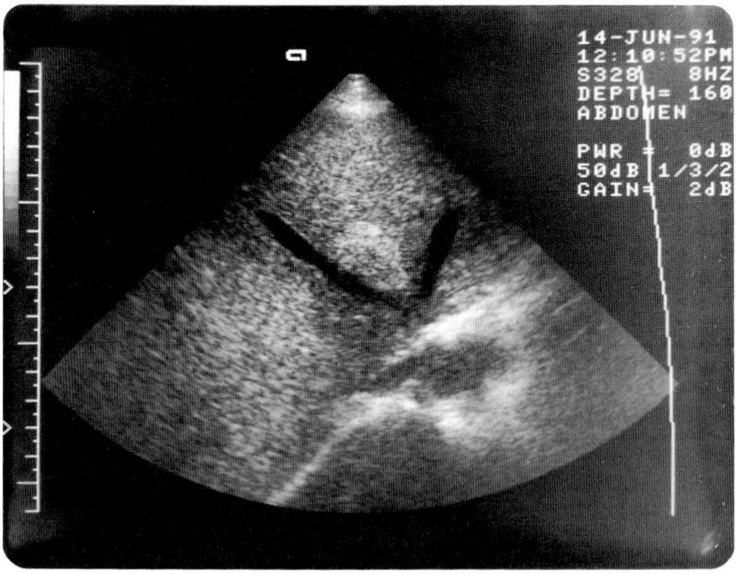

Abb. 11: Fokale Steatose im Winkel zwischen mittlerer und linker Lebervene. Der Gefäßverlauf ist unbeeinträchtigt.

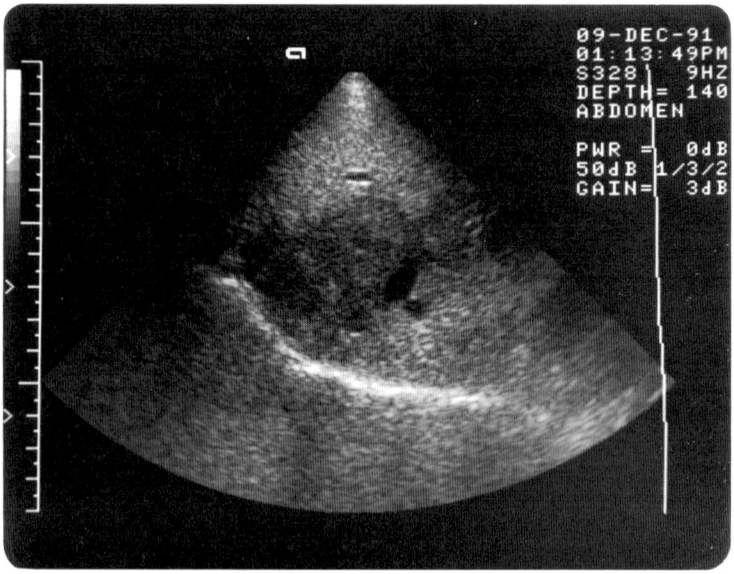

Abb. 12a: Subdiaphragmal tumorartig imponierende echoarme Läsion - Längsschnitt.

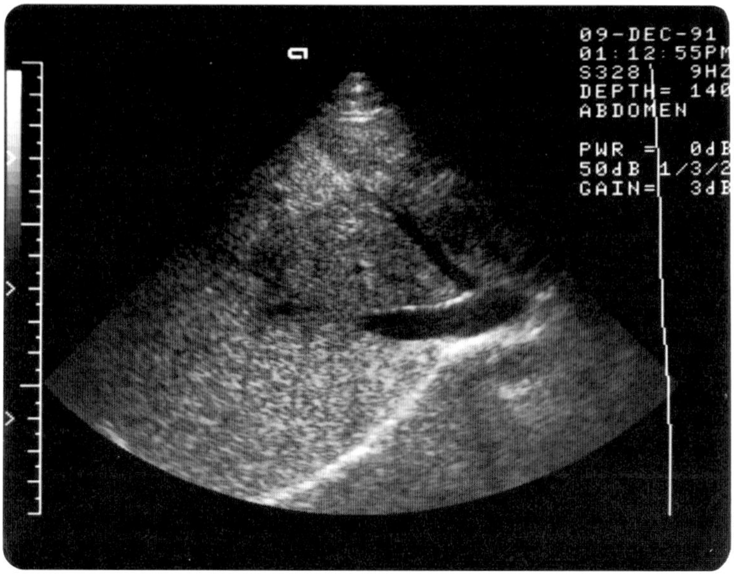

Abb. 12b: Der gleiche Bezirk im subkostalen Querschnitt: fokale, gefäßassoziierte Nichtsteatose!

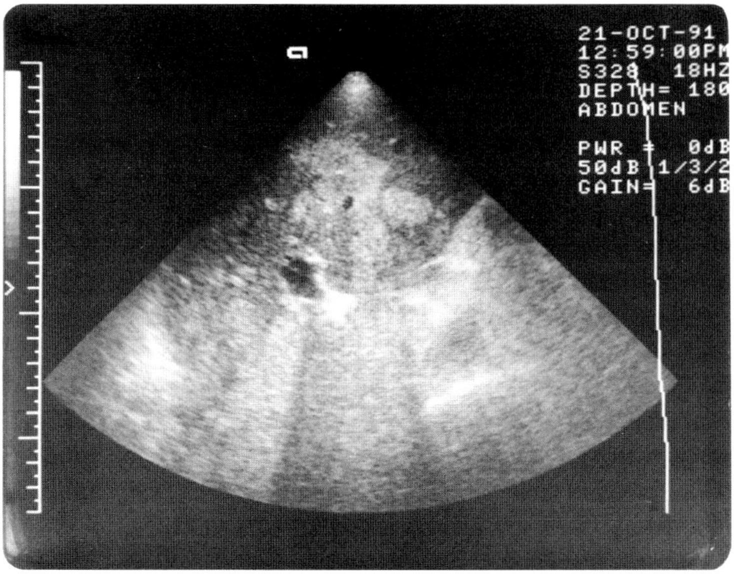

Abb. 13: Landkartenartige fokale Steatose.

Speicherkrankheiten

Speicherkrankheiten der Leber (Hämochromatose, M. Wilson, Amyloidose, Glykogenspeicherkrankheiten) zeigen der Fettleber entsprechende Veränderungen und in fortgeschrittenen Stadien Zeichen des zirrhotischen Umbaus.

Leberbeteiligung bei malignen Lymphomen

Bei Befall der Leber durch maligne Lymphome und die Lymphogranulomatose (M. Hodgkin) überwiegt die diffuse Infiltration, die sonographisch durch ein vergröbertes Echomuster der insgesamt eher echoarmen und vergrößerten Leber auffällt. Das diffus befallene Organ zeigt häufig eine, auch beim wesentlich selteneren nodulären Befall zu beobachtende Schallverstärkung (Abb. 28).

Akute Hepatitis

Spezifische sonographische Zeichen einer akuten, infektiösen Hepatitis (virale Hepatitis, andere Infektionskrankheiten) existieren nicht. Häufiger ist die Leber echoärmer, vergrößert, die Wandreflexe der Portalgefäße erscheinen akzentuiert. Gelegentlich sind Lymphknoten im Ligamentum hepatoduodenale nachweisbar (Abb. 14).

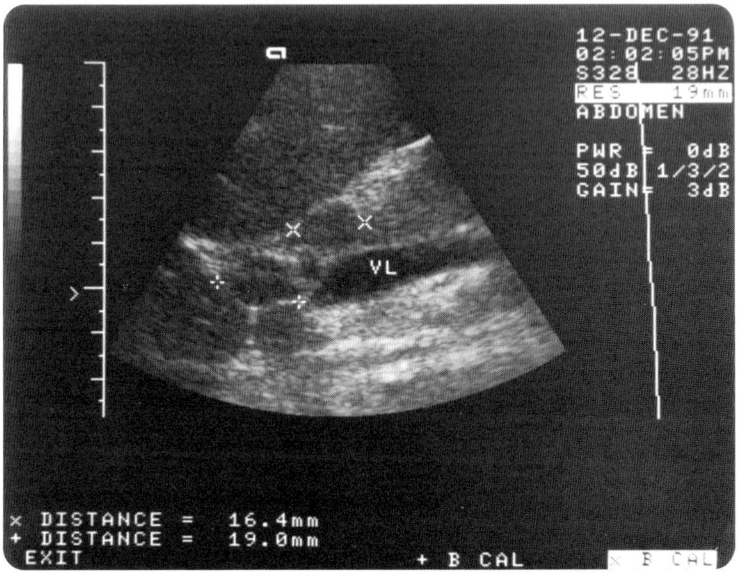

Abb. 14: Lymphknoten an der Leberpforte (+) bei Hepatitis im Rahmen einer infektiösen Mononukleose (VL = V. lienalis).

Chronische Hepatitis

Während die chronisch persistierende Hepatitis im allgemeinen ohne sonographisches Korrelat verläuft, zeigt die chronisch aktive Hepatitis abhängig vom Erkrankungsstadium und den bereits vorhandenen irreversiblen strukturellen Veränderungen sonographisch erfaßbare Befunde, die den nachstehend für die Leberzirrhose beschriebenen Veränderungen entsprechen.

Leberzirrhose

Die Leberzirrhose, Endstadium verschiedenster chronisch verlaufender Lebererkrankungen bietet stadienabhängig unterschiedlich ausgeprägte Veränderungen, die in Frühstadien der Zirrhose noch kein sicheres sonographisches Korrelat besitzen, jedoch im weiteren Verlauf durch den progredienten Leberumbau sonographisch sicher erfaßt werden können.

Von den oben erwähnten sonographischen Kriterien, nach denen gesucht werden muß, sind Veränderungen der Organgröße und Kontur sowie der Portalgefäße am ehesten zu erkennen. Die Lebergröße kann erheblich variieren. Frühe Zirrhosestadien mit hoher entzündlicher Komponente (z. B. Fettleberzirrhose) zeigen eine oft ausgeprägte Lebervergrößerung, während das Organ mit zunehmenden Untergang des Lebergewebes atrophiert und kleiner wird.

Die Leberkontur ist häufig bikonvex, der untere Leberrand abgerundet und die Leberoberfläche kann wellig und höckrig erscheinen, was bei Aszites deutlicher zu erkennen ist (Abb. 15, 16 a, b). Die Leberkapsel kann durch Artefaktbildung an der höckrigen Leberoberfläche siebartig erscheinen oder dachziegelartige Reflexüberlagerungen zeigen (Abb. 16b). Der Lobus caudatus ist oft vergrößert, verplumpt und von der übrigen Leber gut abgrenzbar.

Eine Beurteilung der Organkonsistenz erfolgt durch die Einfingerpalpation, wobei sich eine reduzierte Biegsamkeit oder gar en-bloc Bewegung der Leber nachweisen läßt. Als Folge der Umbauvorgänge finden sich auch charakteristische Veränderungen der Portalgefäße und der Lebervenen, die im Verlauf immer schlechter darzustellen sind (Rarefizierung).

Periportale Fibrosierungen führen zu einer Verbreiterung der Uferbefestigungen, die Lebervenen verlieren ihren gestreckten Verlauf. Als Ausdruck der portalen Hypertension wird im Verlauf der Kalibersprung zwischen V. portae, den zentralen Pfortaderästen und den peripheren Ästen größer (Pfortaderamputation). Zusätzliche portosystemische Kollateralen (Abb. 19) sichern die Diagnose (s. auch Kap. 6).

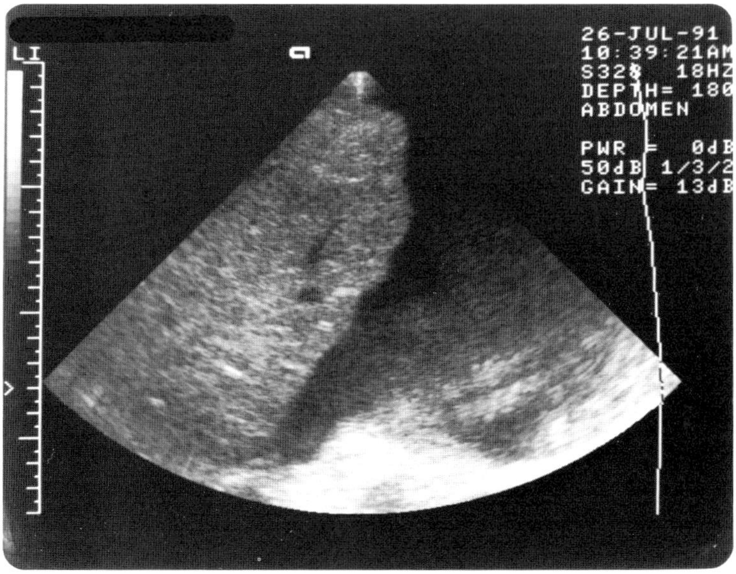

Abb. 15a: Grobknotige Leberzirrhose mit Aszites bei portaler Dekompensation. Im Längsschnitt zu erkennende bikonvexe Kontur des rechten Leberlappens mit knotiger Deformierung der Leberunterseite.

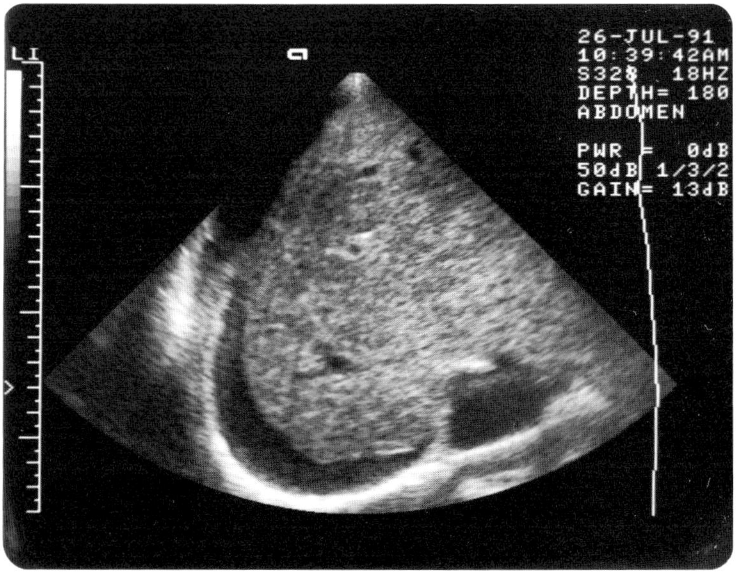

Abb. 15b: Subkostaler Schrägschnitt beim gleichen Patienten - in der Leber sind fast keine Gefäße mehr darzustellen.

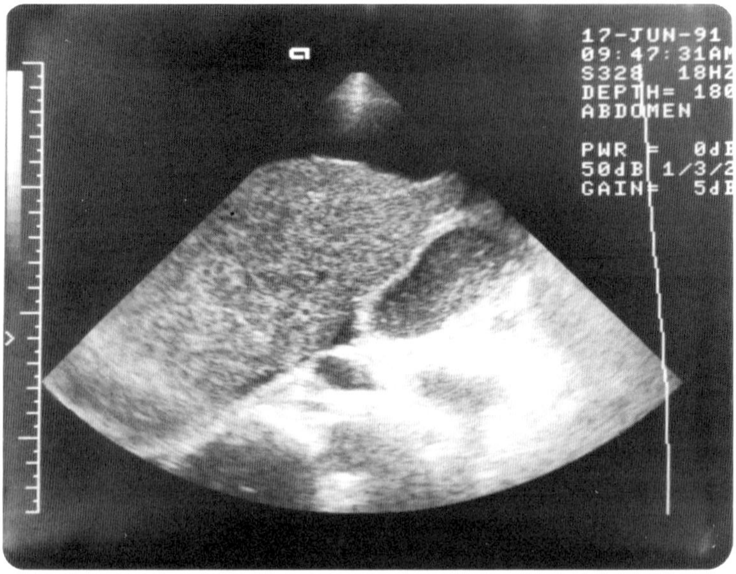

Abb. 16a: Postnekrotische Leberzirrhose. Kleines Organ mit Delphinkopf-artiger Deformierung des unteren Leberrandes, der die sludgegefüllte Gallenblase überragt.

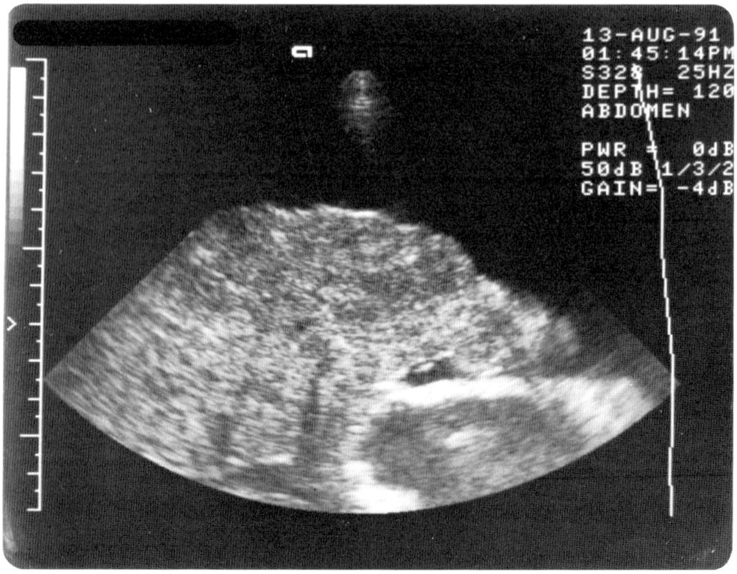

Abb. 16b: Die Detailvergrößerung zeigt einen eher feinknotigen Parenchymumbau, der an der Oberfläche Dachziegel-artig geschichtete Reflexe verursacht.

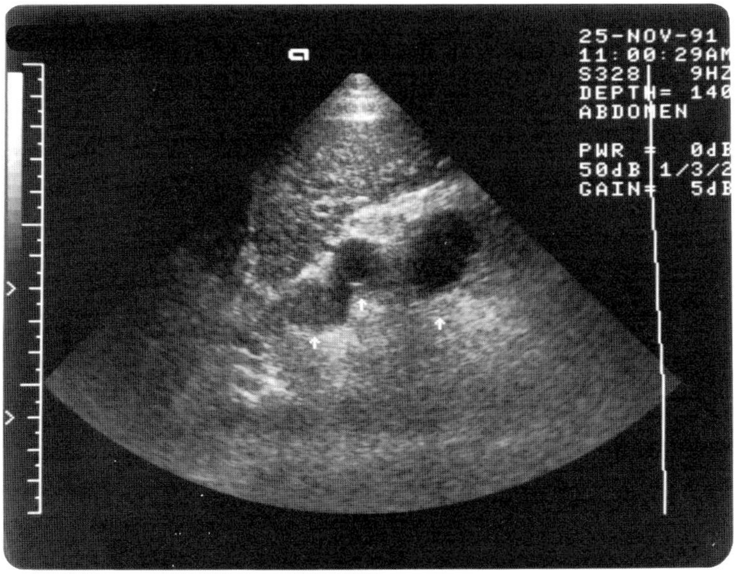

Abb. 17: Kaliberstarke portosystemische Kollateralen am Unterrand des linken Leberlappens bei portaler Hypertension.

Fokale Veränderungen bei Leberzirrhose

Veränderungen des Echomusters können bei der Leberzirrhose sehr vielgestaltig sein, in der Regel tritt eine Vergröberung der Echos ein, das Echomuster wird inhomogen. Treten in zirrhotischen Lebern fokale Läsionen auf (Abb. 18-20), ist eine rein morphologische Unterscheidung zwischen Regeneratknoten (Abb. 19) und einem hepatozellulären Karzinom (HCC) nicht möglich und erfordert eine histologische Diagnostik mittels Stanzbiopsie. Das oft multilokulär wachsende HCC ist zwar überwiegend echoreicher als das Leberparenchym (Abb. 20a), kann jedoch auch echoärmer imponieren (Abb. 20b). Metastasen anderer Primärtumoren in zirrhotischen Lebern sind eine Rarität.

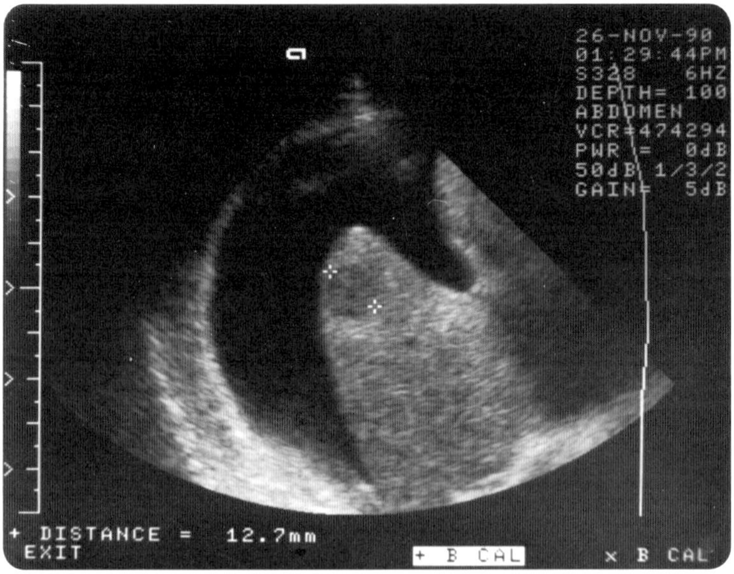

Abb. 18: Echoarme Läsion unklarer Dignität in zirrhotisch umgebauter Leber.

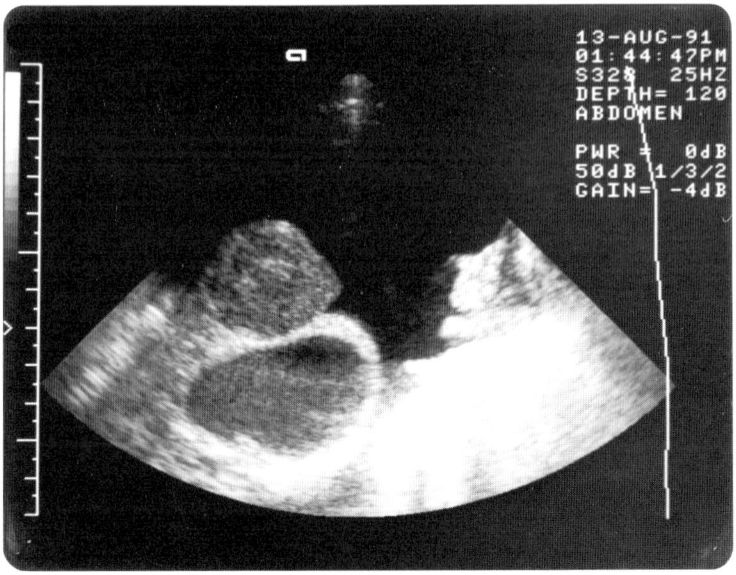

Abb. 19: Der Gallenblase benachbarter echoarmer Regeneratknoten bei Leberzirrhose.

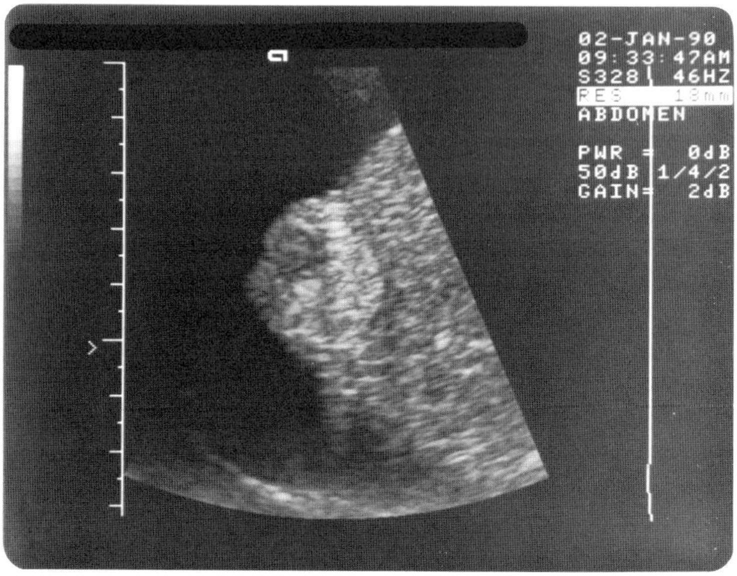

Abb. 20a: Subkapsulär echoreicher Herd bei Leberzirrhose (histologisch gesichertes HCC).

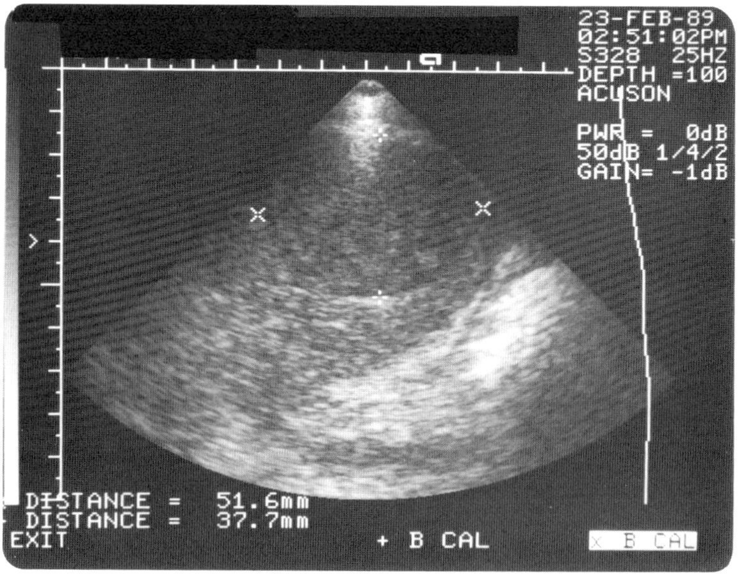

Abb. 20b: Histologisch gesichertes echoarmes HCC im Segment III.

Stauungsleber

Die klinisch oft eindrucksvolle Verdachtsdiagnose einer akuten Stauungsleber ist sonographisch rasch zu verifizieren. Die Leber ist vergrößert, bei Palpation schmerzhaft, die Lebervenen sind bis in die Leberperipherie dilatiert (Abb. 21a) und zeigen wie die ebenfalls erweiterte V. cava nur eingeschränkte oder keine respiratorischen Lumenschwankungen. Duplexsonographisch lassen sich aus der veränderten Hämodynamik unter Umständen Rückschlüsse auf die Ursache ziehen (Abb. 21b).

Bei der chronischen Stauungsleber findet sich infolge des progredienten Parenchymumbaus (bis zur Zirrhose) eine Vergröberung des Echomusters und eine Zunahme der Echogenität. Die starren und erweiterten Lebervenen bleiben jedoch als Beweis der Stauung erkennbar.

Andere Zirkulationsstörungen der Leber, wie das Budd-Chiari-Syndrom, die venookklusive Erkrankung sowie Komplikationen im Bereich der Portalgefäße werden in den Kapiteln 2. 5 sowie 3. 3 besprochen.

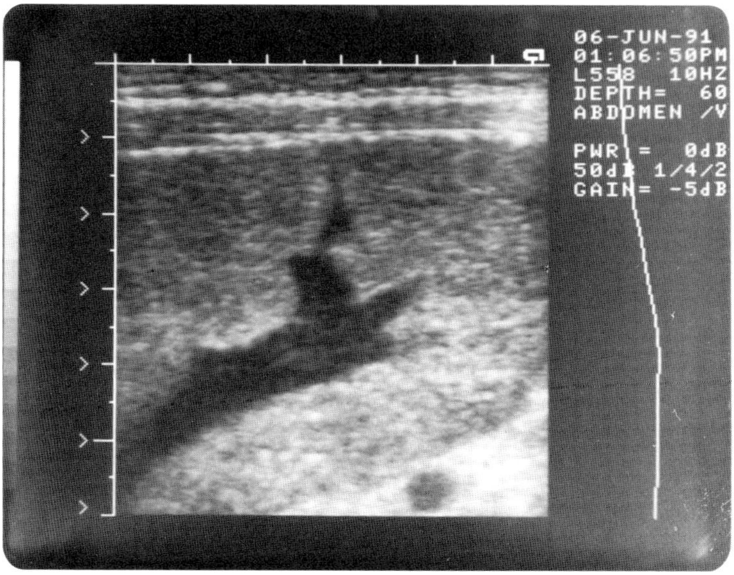

Abb. 21a

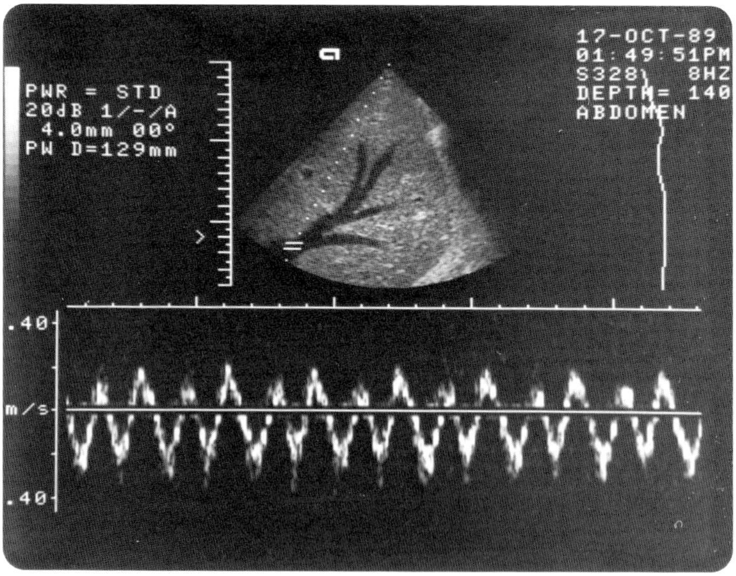

Abb. 21a, b: Detail aus einer Stauungsleber bei Trikuspidalinsuffizienz. In der Leberperipherie dilatierte Vene (a), in der sich duplexsonographisch ein Pendelfluß nachweisen läßt (b).

Fokale Leberveränderungen

Der Nachweis fokaler Leberläsionen gelingt sonographisch mit den heute verfügbaren Geräten bereits bei Läsionen von weniger als 1cm Durchmesser. Das bei fokalen Läsionen auftretende Problem liegt also nicht im Erkennen, sondern in der artdiagnostischen Zuordnung, insbesondere der Unterscheidung benigner von malignen Prozessen. Die Wertung einer umschriebenen Läsion bleibt dabei nicht von der Fragestellung unbeeinflußt, die an den Untersucher gerichtet ist. Ein Herdnachweis im Rahmen einer Tumorsuche oder -Nachsorge wird a priori eine weitere, in der Regel histologische Abklärung erfordern, während Zufallsbefunde bei asymptomatischen Patienten häufig benigner Natur sind. Beide Situationen sind jedoch auch umkehrbar, weshalb nach morphologischen Kriterien zu suchen ist, die eine zumindest grobe Diskriminierung gestatten (s. u.). Gelingt dies nicht, so ermöglicht die sonographische Information in vielen Fällen dennoch unter Berücksichtigung von Anamnese und Klinik eine gewisse Vorentscheidung und beeinflußt den gezielten Einsatz weiterer Diagnostika (Tab. 4, S. 390).

Eine Unterteilung fokaler Läsionen ist nach ihrer Echogenität und ihrem Echomuster in echofreie, echoarme, echoreiche sowie gemischte Veränderungen möglich. Eine artdiagnostische Zuordnung, die lediglich diese Merkmale berücksichtigt, ist jedoch nicht statthaft, da es breite Überlappungen gibt.

Fokale Leberveränderungen sollten deshalb zusätzlich durch Angaben zu ihrer Anzahl, Größe, Form, Begrenzung (Abgrenzbarkeit), ihrer Schallabschwächung (Schallschatten, Schallverstärkung) und die Beschreibung von Umgebungsreaktionen charakterisiert werden. Zur topographischen Zuordnung siehe Abschnitt spezielle Anatomie.

Aus der Vielzahl möglicher herdförmiger Veränderungen sind im klinischen Alltag maligne Lebertumoren (sekundäre und primäre), benigne Lebertumoren (Hämangiom, fokal noduläre Hyperplasie [FNH], Leberzelladenom), Leberzysten und Abszesse von besonderer Relevanz.

Maligne Lebertumoren

Die Leber ist das am häufigsten von Metastasen befallene Organ, die auch den überwiegenden Anteil maligner Lebertumoren darstellen, während primäre Lebertumoren bei uns selten sind und überwiegend in zirrhotischen Lebern gefunden werden (s. o.).

Sonographische Kriterien (Tab. 2, S. 383), die für die Malignität einer fokalen Läsion sprechen (deren Fehlen diese jedoch nicht ausschließt!), sind verdrängendes oder infiltrierendes Wachstum mit Destruktion der Leberarchitektur und Veränderung der Organkontur (Abb. 22), eine Beeinträchtigung der intrahepatischen Gefäßverläufe oder Gefäßeinbrüche (Abb. 23 a, b), der Halo - ein echoarmer Randsaum um die fokale Läsion - (Abb. 24), das Vorliegen mehrerer unterschiedlich großer Läsionen oder deren Konfluieren (Abb. 25). Fokale Metastasen haben abhängig von Gewebsarchitektur, Fett- und Bindegewebsanteil, Nekrosen, Einblutungen sowie der Vaskularisation und dem Tumorwachstum eine sehr unterschiedliche Sonomorphologie, die sich zudem unter Therapie wandeln kann.

Nach ihrer Echogenität lassen sich echofreie, echoarme, isoechogene und echoreiche Metastasen unterscheiden, was jedoch nicht bedeutet, daß sich aus der Echogenität sicher auf den Primärtumor schließen läßt, zumal der gleiche Primärtumor bei einem anderen Patienten zu sonographisch anders aussehenden Filiae führen kann.

Echofreie, "cyst-like" Metastasen sind selten. Eine Schallverstärkung ist weniger ausgeprägt als bei typischen Zysten oder fehlt. Tumoren, bei denen dieser Metastasentyp angetroffen wird, sind: kleinzellige Bronchial-Ca (Abb. 26), Zystadeno-Ca des Pankreas (Abb. 27) oder der Ovarien, Mamma-Ca und bei nodulärem Befall der Leber durch maligne Lymphome (Abb. 28). Abzugrenzen sind partielle, sekundäre zystisch-nekrosierende Veränderungen von Metastasen unter Chemotherapie (Abb. 29).

Isoechogene Metastasen (Abb. 30) sind sonographisch schwer auffindbar. Oft besteht nur ein diskreter echoarmer Randsaum oder die Läsionen führen zu indirekten Zeichen als Folge verdrängenden oder infiltrierenden Wachstums (Gefäßalteration, segmentale Erweiterung von Gallenwegen, Konturveränderungen).

Echoarme Metastasen bilden zusammen mit den echoreichen Formen die Mehrzahl der anzutreffenden Metastasentypen, wobei der echoreiche Typ überwiegt. Echoarme Metastasen finden sich häufiger bei rasch progredienten Tumoren (Bronchial-, Mamma-, Schilddrüse-Ca, Melanom, Sarkome) und endokrin-aktiven Tumoren.

Echoreiche Metastasen sind der häufigst anzutreffende Typ. Sie werden gehäuft bei Tumoren des Gastrointestinaltraktes beobachtet (Abb. 31a, b), können jedoch auch bei einer Reihe der o. g. Primärtumoren auftreten. Weist eine solche echoreiche Metastase einen Halo auf (Abb. 24), so spricht man von einem Target-Zeichen, treten sekundär zentrale Nekrosen mit zystischen Anteilen auf, von einer "Bulls-eye-lesion". Durch Konfluieren mehrerer Einzelherde können irregulär begrenzte bizarre Tumorformationen entstehen (Abb. 25).

Schwierigkeiten kann ein disseminierter, zur Hepatomegalie führender metastatischer Befall der Leber bereiten (Abb. 32), der häufiger, aber nicht ausschließlich bei Melanomen, Mamma- und Bronchialkarzinomen beobachtet werden kann. Durch Optimierung der Geräteeinstellung und aufmerksame Suche lassen sich die kleinen Herde jedoch in der Regel auffinden.

Verkalkungen in Lebertumoren sprechen für regressive Veränderungen (Abb. 33) und werden häufiger bei kolorektalen Karzinomen, Mamma- und Bronchialkarzinomen beobachtet; sie sind jedoch nicht malignomspezifisch, da sie auch in benignen Läsionen (z. B. atypische Hämangiome, Leberzelladenom, Echinokokkenzysten) zu finden sind. Oft treten sie unter einer Chemotherapie auf.

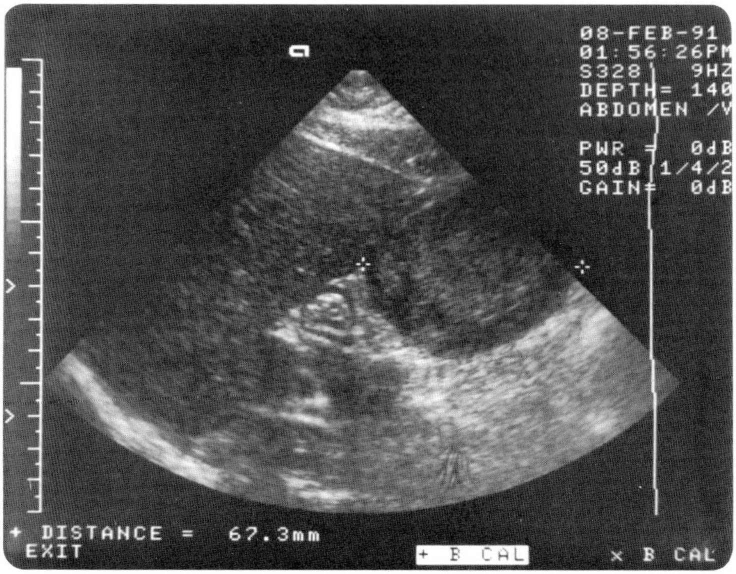

Abb. 22: Deformation der Organkontur durch eine am Unterrand des linken Leberlappens protuberierende Raumforderung (Metastase eines Chondrosarkoms).

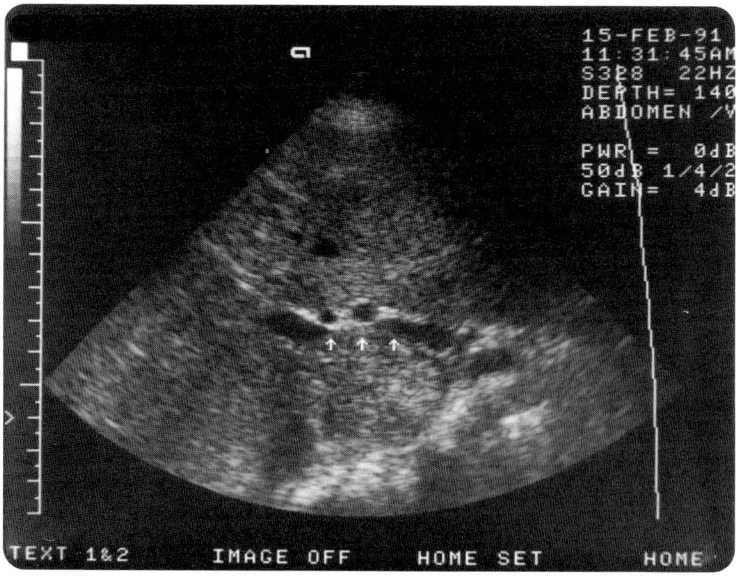

Abb. 23a: Gefäßalteration infolge maligner Raumforderungen. Impression (Pfeile) der V. portae durch eine echoreiche Metastase.

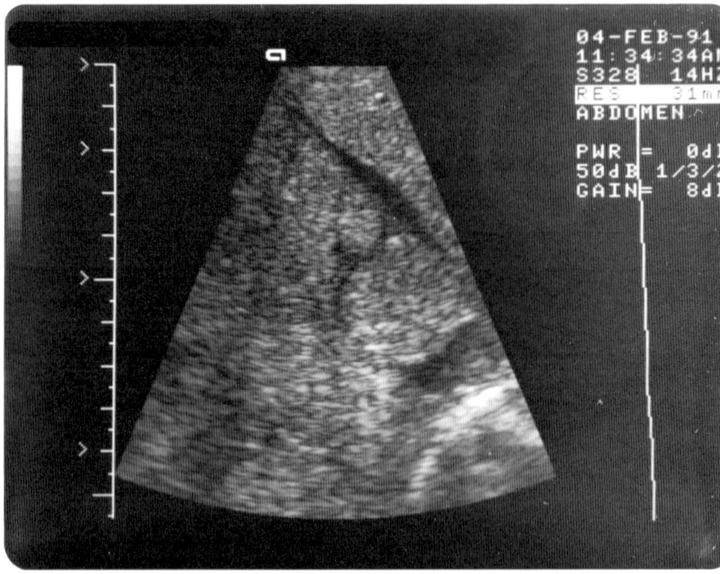

Abb. 23b: Gefäßalteration infolge maligner Raumforderungen. Impression der mittleren Lebervene vor Einmündung in die V. cava durch mehrere echoreiche Metastasen.

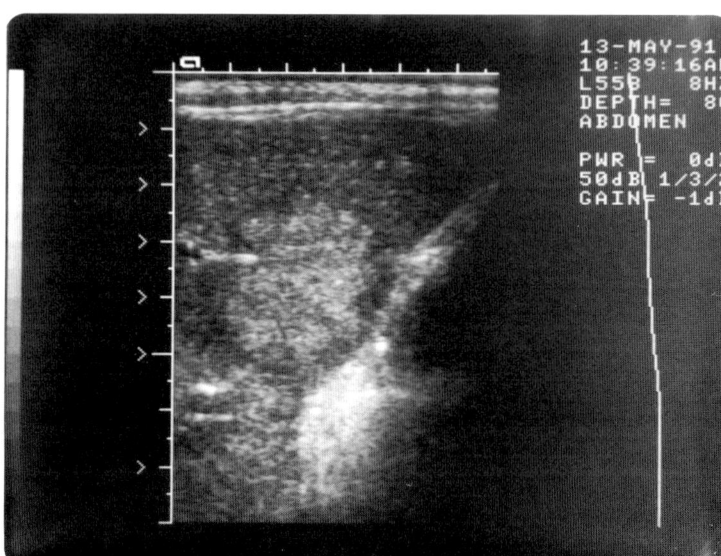

Abb. 24: Charakteristischer "Halo" (Metastase eines Kolon-Karzinoms) in direkter Nähe der Gallenblase.

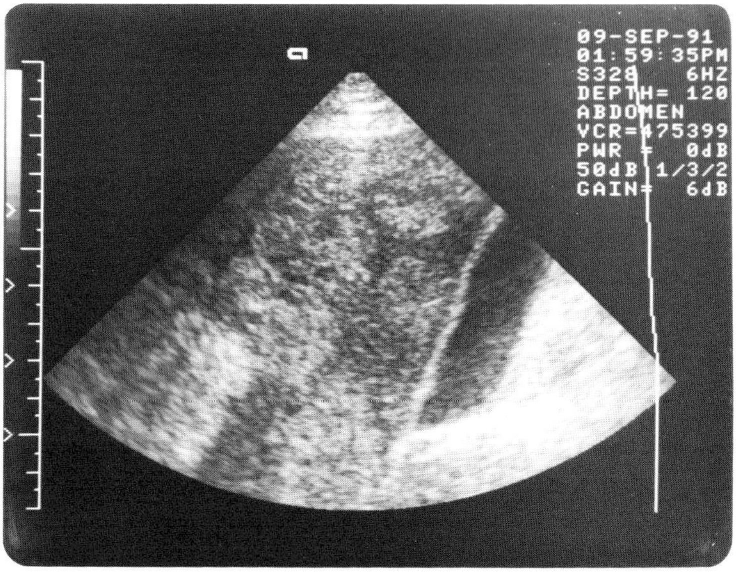

Abb. 25: Konfluierende Filiae eines Kolon-Karzinoms mit unterschiedlicher Morphologie und Größe der Einzelherde.

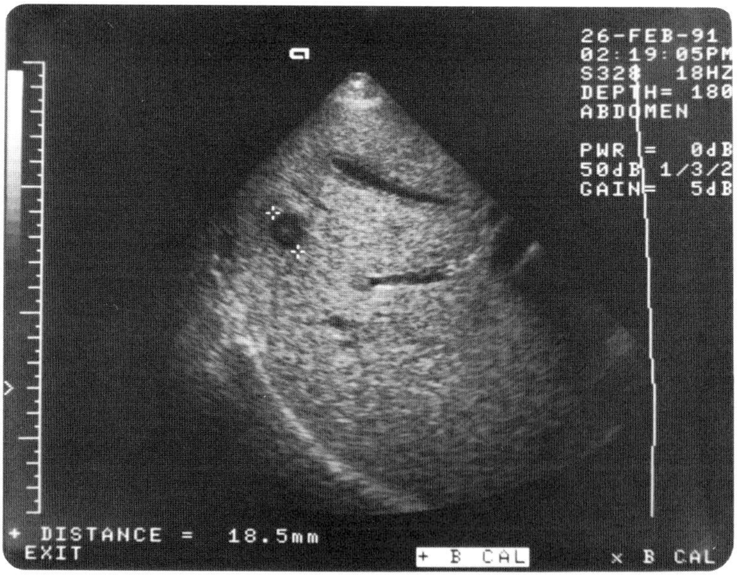

Abb. 26: Echoarme Metastase im Segment VI (Bronchial-Karzinom) neben der postprandial kontrahierten Gallenblase bei Fettleber.

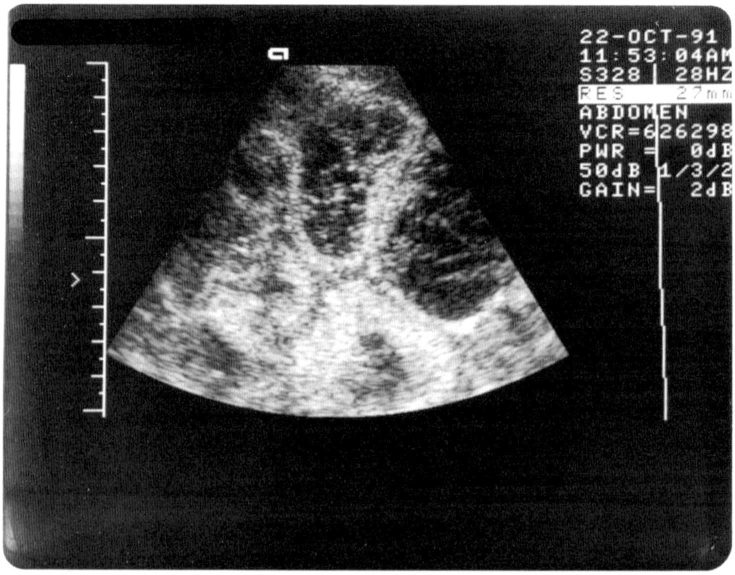

Abb. 27: Lebermetastasen eines Zystadenokarzinoms des Pankreas.

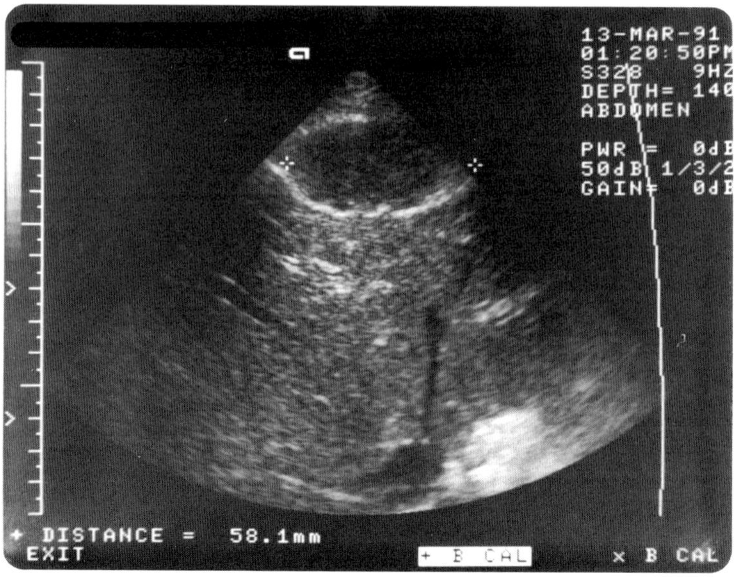

Abb. 28: Fast zystisch imponierende echoarme subkapsuläre Läsion (Non-Hodgkin-Lymphom).

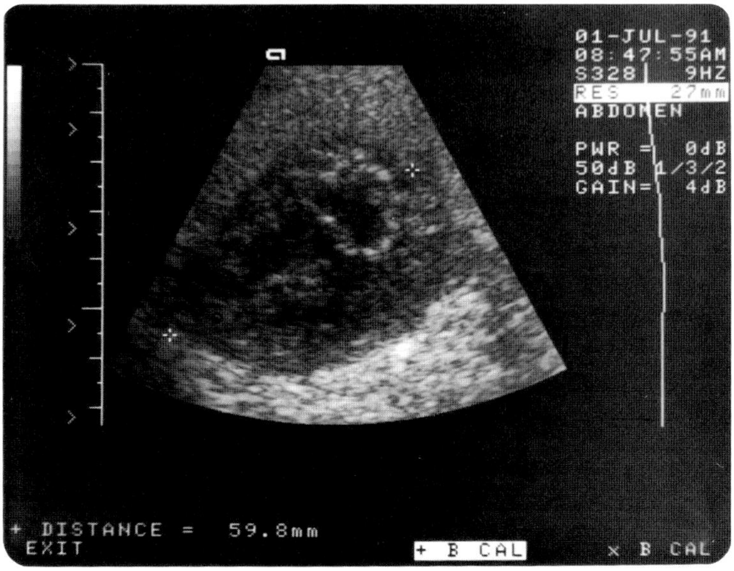

Abb. 29: Große echoarme Metastase (ca. 6 cm) mit beginnender zentraler Nekrosierung (Mamma-Karzinom).

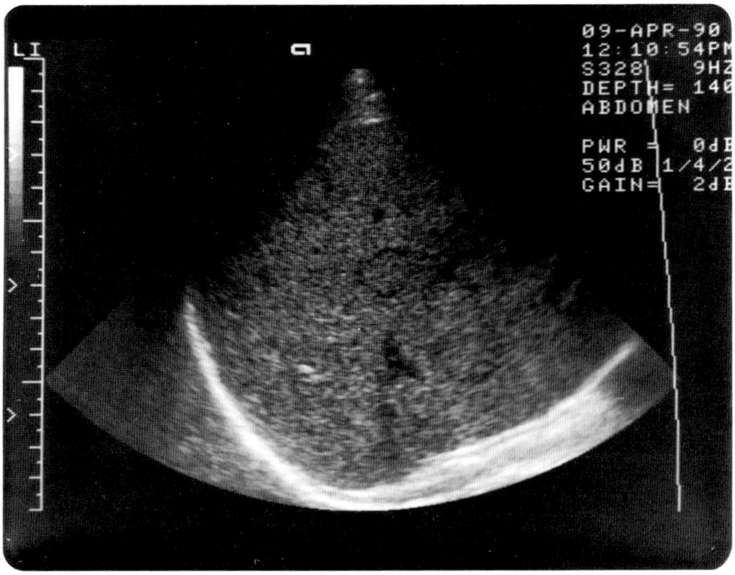

Abb. 30: Isoechogene Leberfiliae, die primär durch ihren Halo auffallen.

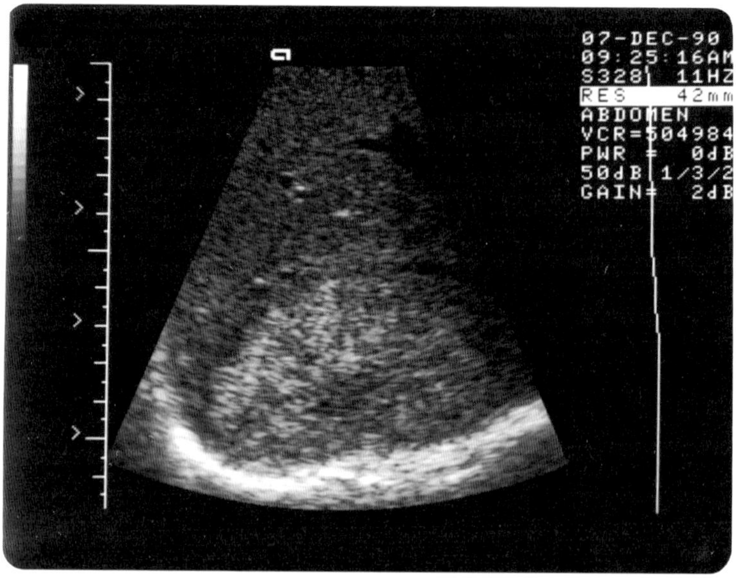

Abb. 31a: Echoreiche Lebermetastase eines Kolon-Karzinoms mit angedeutetem Halo im Segment V.

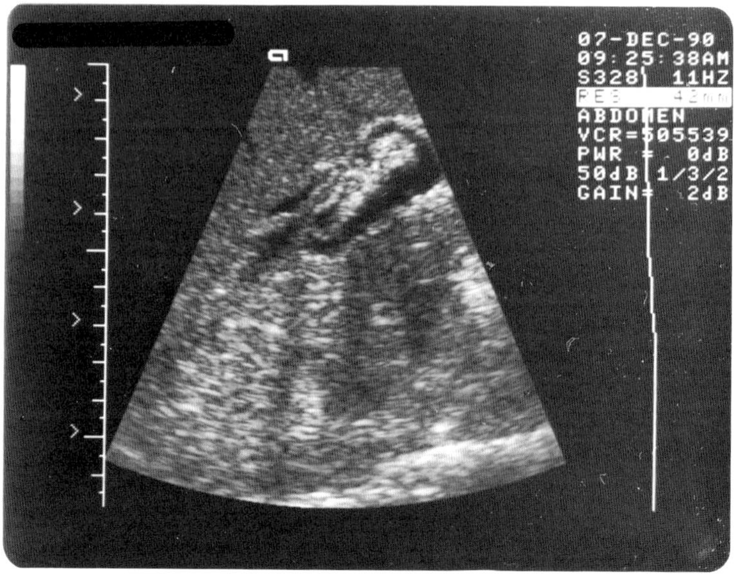

Abb. 31b: Von dieser Metastase ausgehend wächst ein Tumorzapfen in einen Gallengang (duplexsonographisch kein Flow nachweisbar).

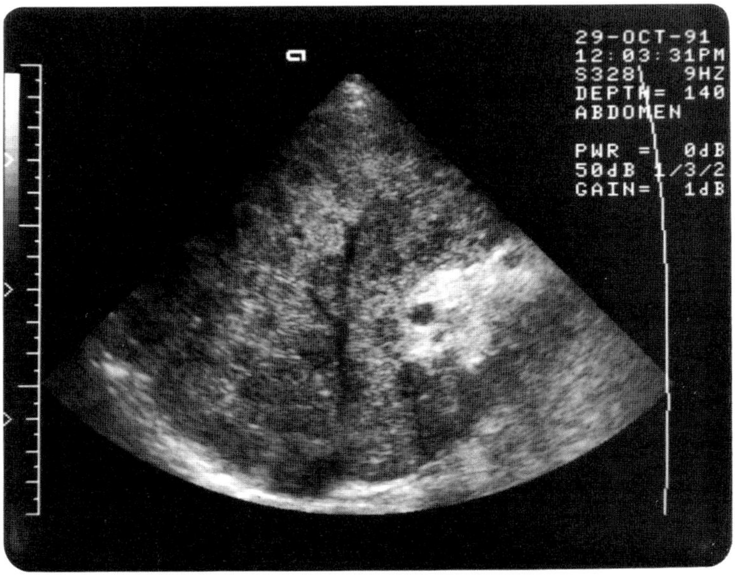

Abb. 32: Hepatomegalie infolge einer diffusen Durchsetzung der gesamten Leber mit kleinen echoarmen Metastasen (Mamma-Karzinom).

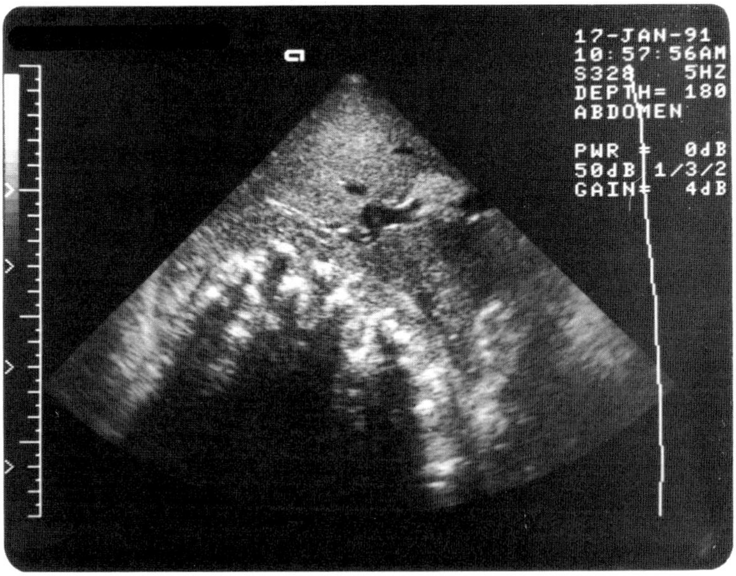

Abb. 33: Großer, wie eine Nephrokalzinose aussehender, jedoch intrahepatisch gelegener Prozeß im kaudalen Anteil des rechten Leberlappens (Segment V, VI) - histologisch gesichertes Mesotheliom!

Primäre Lebermalignome

Auf das hepatozelluläre Karzinom wurde bereits im Rahmen der Leberzirrhose hingewiesen. Risikopatienten sind insbesondere HBs-Ag-Träger und Patienten mit einer Zirrhose bei Hämochromatose. Der Tumor kommt neben einer fokalen rundlichen Wachstumsform (Abb. 34) auch multilokulär wachsend und konfluierend vor, wodurch er im zirrhotischen Lebergewebe schwer abgrenzbar sein kann.

Cholangiozelluläre Karzinome sind nicht so häufig mit einer Zirrhose assoziiert. Diese von den Gallengangsepithelien ausgehenden Tumoren befallen die Leber sowohl direkt invasiv als auch metastatisch. Auffallend ist ein von der Leberpforte zur Peripherie hin abnehmender Befall, wobei die Läsionen sich in ihrer Echostruktur häufig nur schwer vom Leberparenchym abgrenzen lassen. Ein Verfolgen der gestauten Gallenwege hilft beim Auffinden des Tumors.

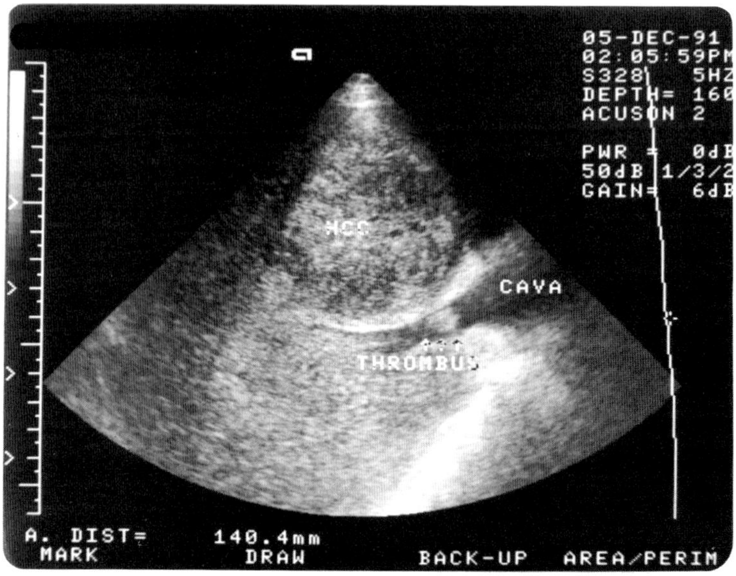

Abb. 34: Echoreiches HCC mit Impression der rechten Lebervene und beginnender Thrombusbildung vor Eintritt in die V. cava.

Benigne Lebertumoren

Von den benignen Lebertumoren, die in einem unselektionierten Patientengut gegenüber malignen Tumoren überwiegen, ist das Hämangiom der häufigste Tumor, FNH und Leberzelladenome werden seltener beobachtet, sind jedoch wegen ihrer differentialdiagnostischen Bedeutung wichtig. Sonographische Befunde (Tab. 3. S. 384), die eine benigne Läsion annehmen lassen, sind eine glatte Begrenzung, das Fehlen des Randsaums, eine gleichmäßige Echostruktur und der Nachweis einer nicht destruierenden Gefäßbeziehung.

Leberhämangiome

Hämangiome sind die häufigsten Tumoren der Leber und somit oft asymptomatische Zufallsbefunde, insbesondere bei Frauen. Ihre Größe liegt meist unter 3cm; bei Durchmessern über 5cm spricht man von sog. Riesenhämangiomen, die häufiger symptomatisch werden und zu Komplikationen führen können.

Die zahlreichen Grenzflächen dieser Gefäßneubildung verursachen das charakteristische sonographische Bild eines "weißen Tumors" (Abb. 35a), dessen Gefäßstiel sich oft nachweisen läßt (Abb. 35b).

Dorsal der Tumoren ist häufig infolge von Wiederholungsechos eine diskrete Schallverstärkung vorgetäuscht. Hämangiome können jedoch auch als echoarme Tumoren imponieren (ca. 5%). Mit zunehmender Größe des Tumors kann das sonographische Bild sehr stark variieren und uncharakteristisch werden. Sekundärveränderungen wie Thrombosierung, Fibrosierung und Verkalkungen verursachen bei diesen "atypischen" Hämangiomen eine inhomogene Echostruktur, die ebenso wie Verdrängungszeichen im Einzelfall den Ausschluß eines Malignoms erfordern (Abb. 36).

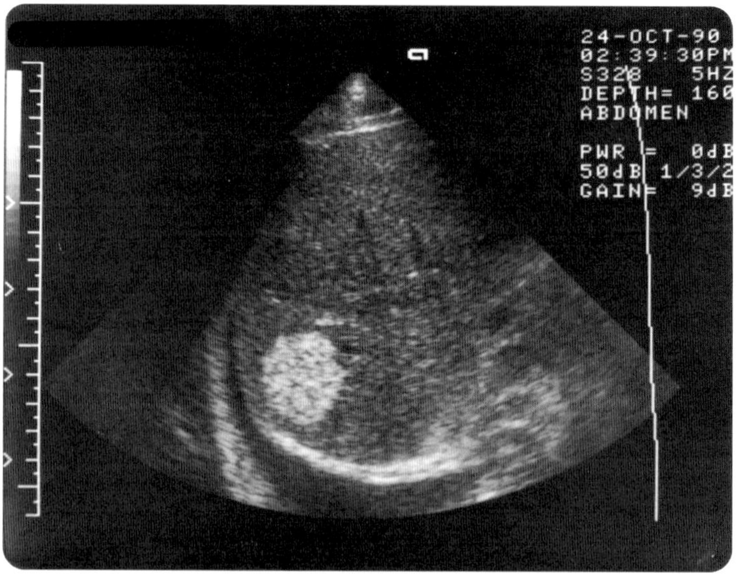

Abb. 35a: Typisches Hämangiom - scharf begrenzter Tumor ohne Halo.

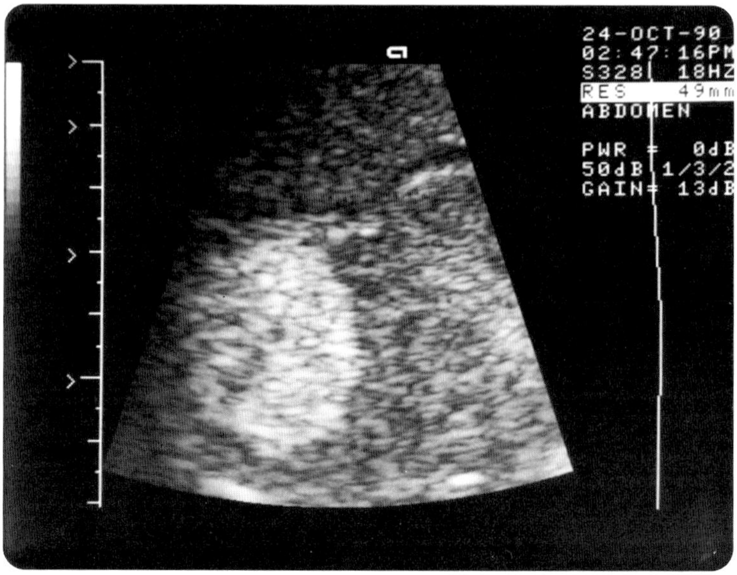

Abb. 35b: Darstellung des Hämangiom-speisenden Gefäßes bei Bildvergrößerung.

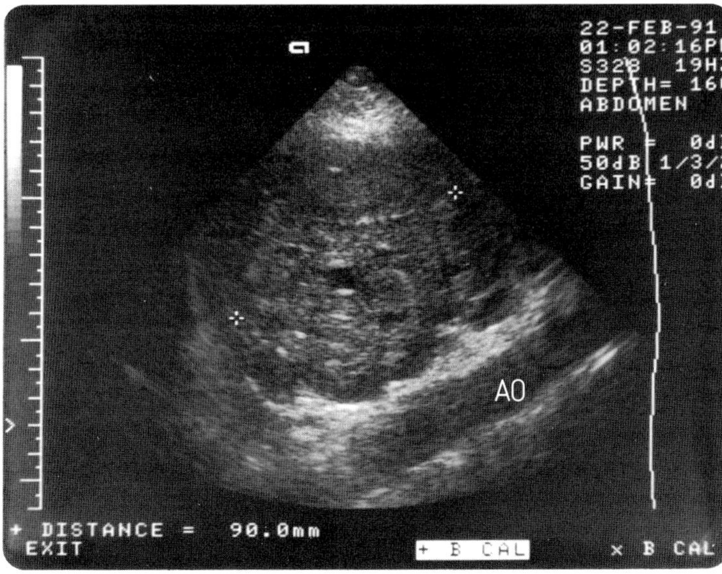

Abb. 36: Atypisches Riesenhämangiom des linken Leberlappens ventral der Aorta (Ao). Inhomogene Binnenstruktur mit z.T. regressiven, zystischen Veränderungen und angedeutetem Halo.

Fokal noduläre Hyperplasie (FNH)

Auch die FNH wird bei Frauen häufiger beobachtet, u.a. als Folge einer hormonellen Wachstumsstimulation durch hormonelle Kontrazeptiva. Der kapsellose Tumor enthält Proliferate aller Gewebskomponenten der Leber, wächst verdrängend und kann eine beträchtliche Größe erreichen. Die meisten fokal nodulären Hyperplasien (FNH) sind subkapsulär lokalisiert. Echogenität und Echostruktur der FNH können sehr variabel sein. Ca. 1/3 der Tumoren sind vom gesunden Leberparenchym kaum abgrenzbar und nur durch indirekte Zeichen (Gefäßverdrängung, Konturveränderung) zu erkennen (Abb. 37). Bei echoarmen oder echoinhomogenen Läsionen ist die Tumorabgrenzung einfacher. Die pathologisch-anatomisch nachweisbare charakteristische zentrale Narbenplatte läßt sich nur bei ca. 20% nachweisen. Häufiger ist ein echoarmer Randsaum, in dem duplexsonographisch eine Perfusion nachweisbar ist.

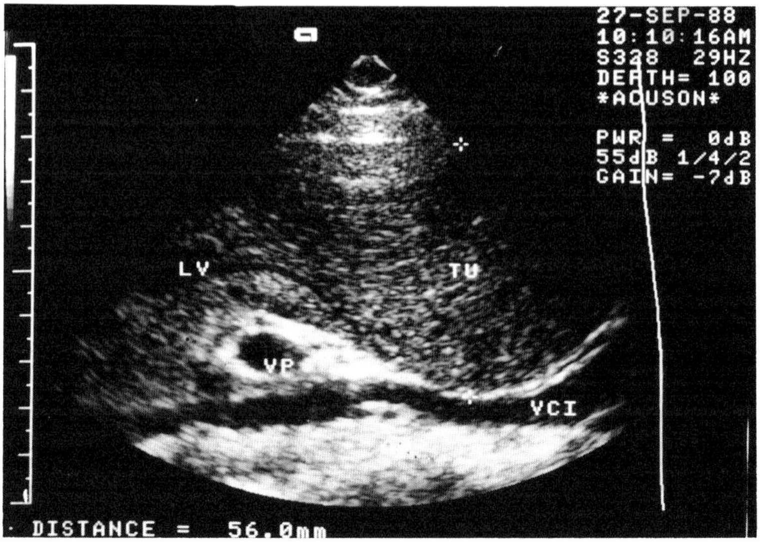

Abb. 37: Isoechogene Raumforderung ventral der V. cava inferior mit deutlicher Impression des Gefäßes und Verlagerung eines Lebervenenastes - Fokal noduläre Hyperplasie.

Leberzelladenom

Diese von einer Kapsel umgebene Wucherung von Hepatozyten wird wie die FNH ebenfalls bei Frauen zwischen dem 20. und 40. Lebensjahr häufiger angetroffen. Kleine Tumoren sind durch ihre Isoechogenität vom umgebenden Lebergewebe oft nicht zu unterscheiden. In der Regel zeigen sie sich gegenüber der Leber als echoärmer. Mit zunehmender Größe ändert sich ihr Aussehen, Einblutungen und Fibrosierung führen zu inhomogener Echostruktur (Abb. 38). Die sonographische Unterscheidung von einer FNH ist nicht sicher möglich, weshalb komplementäre bildgebende Verfahren eingesetzt werden sollten (s. Diagnostik fokaler Leberläsionen).

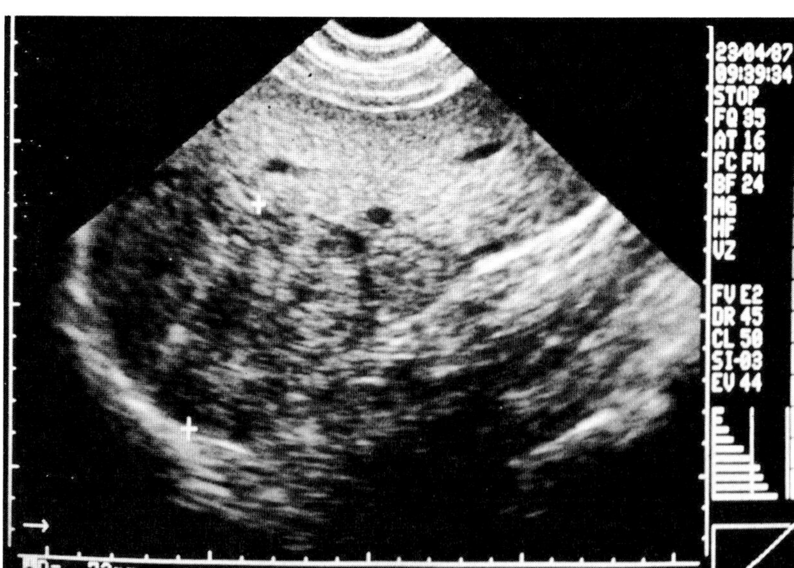

Abb. 38: Leberzelladenom des rechten Leberlappens - insgesamt echoärmer, jedoch mit sehr echoinhomogener Binnenstruktur.

Leberzysten

Dysontogenetische Leberzysten

Die meisten Leberzysten beruhen auf einer angeborenen Entwicklungsstörung der kleinen Gallenwege, sind asymptomatisch und können solitär oder multipel vorhanden sein oder im Extremfall bei der polyzystischen Degeneration zum Bild einer vollständig zystisch umgewandelten Zystenleber führen. Sonographisch zeigen Zysten eine meist glatte Begrenzung, eine rundliche bis ovale Form und ein echofreies Lumen. Septierungen und eine polyzyklische Begrenzung sind gelegentlich auch bei blanden Zysten nachweisbar, sollten dann jedoch differentialdiagnostisch an parasitär verursachte Zysten denken lassen (s.u.). Charakteristisch ist eine Schallverstärkung dorsal der Zyste sowie der Nachweis eines Zystenrandschattens (Abb. 39) (beides jedoch auch bei anderen Läsionen möglich). Sehr kleine Zysten sind von quergeschnittenen Gefäßen abzugrenzen, was durch Drehen des Schallkopfes und Verfolgung des Gefäßes leicht möglich ist. Große Leberzysten können beträchtliche Ausmaße erreichen (Abb. 40, 41) und durch Verdrängung symptomatisch werden (Leberkapselschmerz, Stau intrahepatischer Gallengänge, Cavakompression). Treten bei einem zuvor asymptomatischen Patienten Beschwerden auf und lassen sich in der Zyste Binnenechos nachweisen, so ist dies ein Hinweis auf eine Einblutung, die spontan oder nach Trauma auftreten kann. Sehr oberflächennahe Zysten können in die freie Bauchhöhle rupturieren.

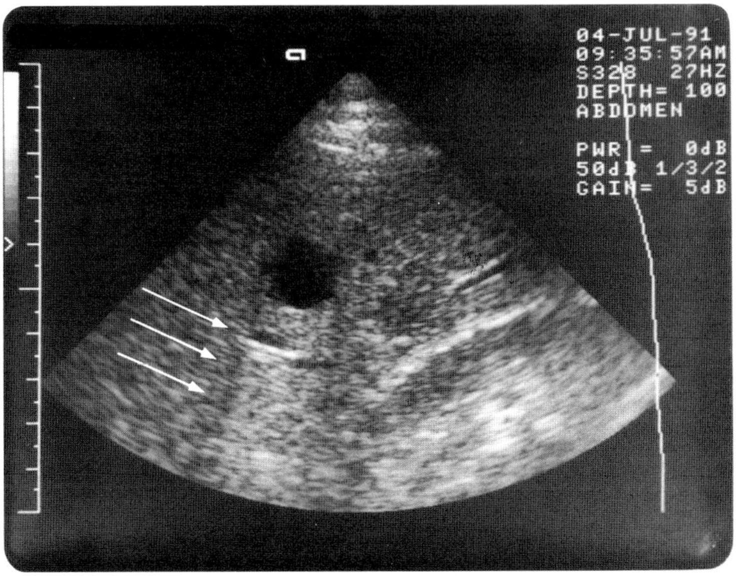

Abb. 39: Kleine Leberzyste mit Schallverstärkung und Zystenrandschatten (Pfeile).

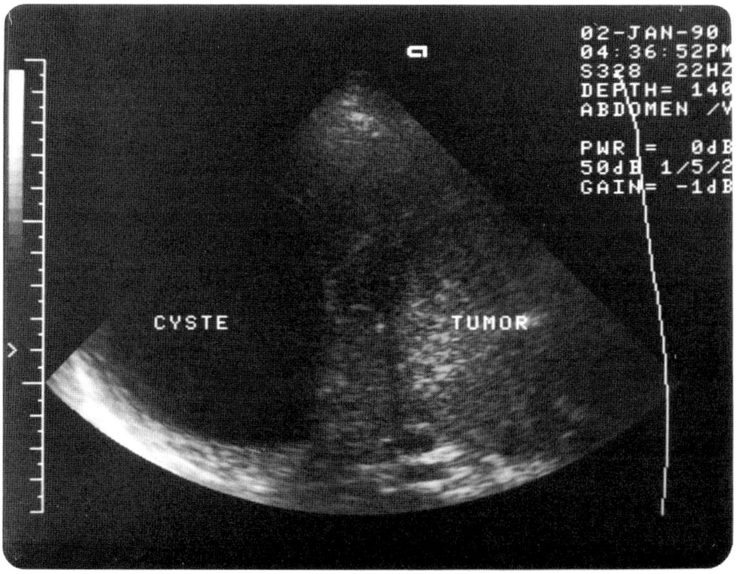

Abb. 40: Unmittelbar neben einem Tumor gelegene große Leberzyste.

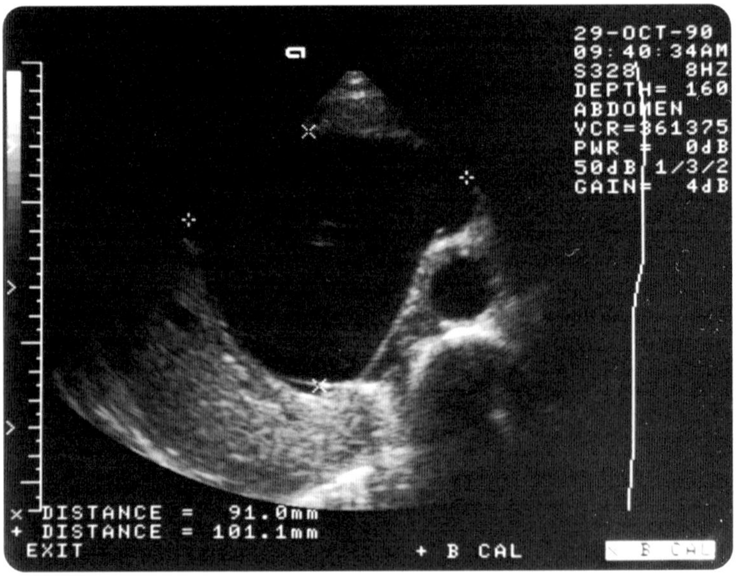

Abb. 41: Riesige solitäre Leberzyste zentral im rechten Leberlappen (10 x 9cm).

Parasitäre Leberzysten

Im Vergleich zu den zartwandigen dysontogenetischen Zysten besitzen Echinokokkus-Zysten (Echinococcus cysticus) eine ausgeprägte Kapsel, in der die multiplen, häufig randständigen Tochterzysten zusammengefaßt sind (Abb. 42), sowie eine oft polyzyklische Begrenzung. Eine Leberbeteiligung bei Echinococcus alveolaris manifestiert sich eher tumorartig und ist in der Differentialdiagnose der Lebertumoren zu berücksichtigen (sonographisch gesteuerte Punktionen sind jedoch bei entsprechender Anamnese und positiver Serologie wegen der Gefahr einer parasitären Aussaat und anaphylaktischer Reaktionen bei beiden Formen der Echinokokkose kontraindiziert).

Sekundäre zystische Veränderungen sind nach Hämatomen, Abszessen und bei regressiv veränderten Metastasen zu beobachten.

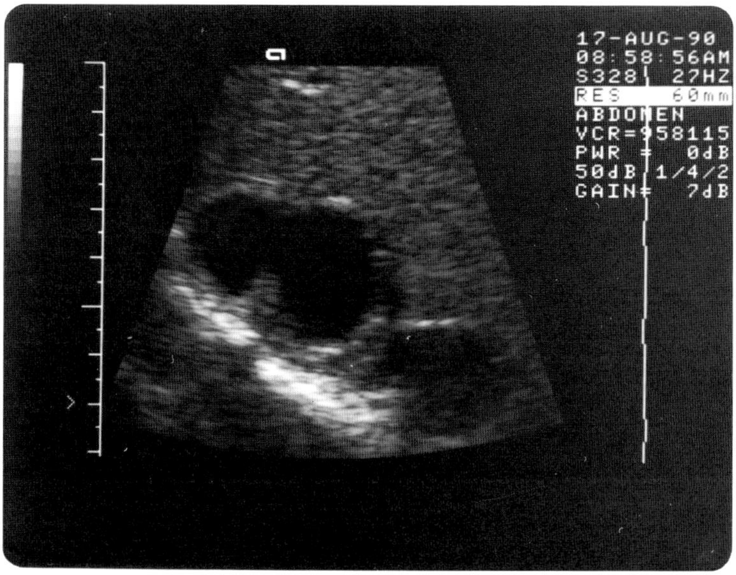

Abb. 42: Durch eine Kapsel zusammengefaßte Zysten bei Echinococcus cysticus-Befall der Leber, subdiaphragmal in direkter Nähe der V. cava gelegen.

Leberabszesse

Leberabszesse können wegen ihrer sonomorphologischen Vielgestaltigkeit schwierig von anderen fokalen Läsionen unterscheidbar sein. Das Spektrum reicht von echoarmen, fast zystisch aussehenden Arealen bis zu echoreichen, tumorähnlichen Formationen, die solitär oder multipel (pyogene Abszesse) auftreten können. Die Begrenzung ist häufig irregulär. Echoarmut und eine nachweisbare Schallverstärkung (Abb. 38) sind jedoch nicht mit liquidem Abszeßinhalt gleichzusetzen; die diagnostische Punktion solcher Abszesse fördert oft kein flüssiges Material (Abb. 43).

Die Größe, Konfiguration und Echostruktur eines Leberabszesses kann sich mit zunehmendem Gewebeuntergang oder unter Therapie wandeln. Im Verlauf kommt es zu einer kapselartigen Demarkierung vom umgebenden Leberparenchym (Randwall), der Abszeßinhalt wird liquide und gelegentlich läßt sich eine Sedimentation nachweisen (Abb. 44). Durch Entamoeba histolytica verursachte Abszesse wiesen oft eine glatte und scharfe Begrenzung ohne wesentliche Umgebungsreaktion sowie eine auffallend homogene Echostruktur auf (Abb. 45), bei zusätzlicher bakterieller Mischinfektion sind sie von pyogenen Abszessen nicht zu differenzieren.

Gerade bei Leberabszessen ist die sonographisch gesteuerte diagnostische und therapeutische Punktion (oder Drainage) rasch und erfolgreich einzusetzen, wobei die in Kapitel 4 besprochenen Einschränkungen zu berücksichtigen sind.

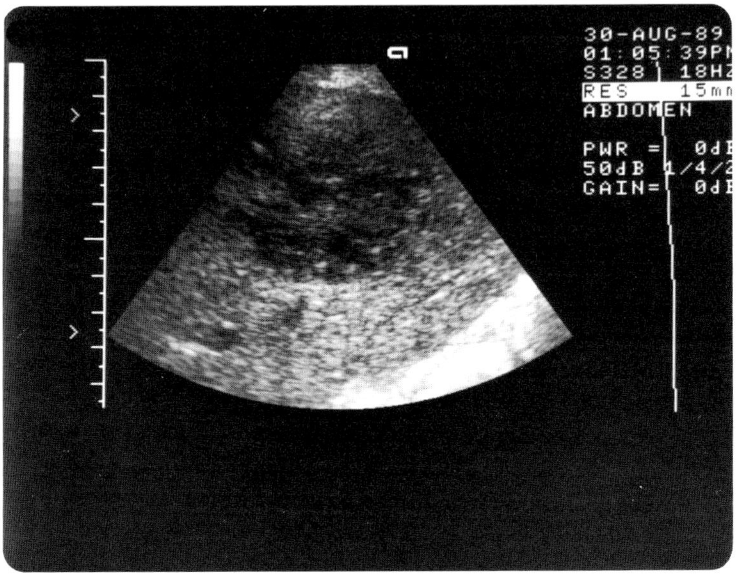

Abb. 43: Echoarme bis echofreie Läsion der Leber - Tuberkulöser Abszeß.

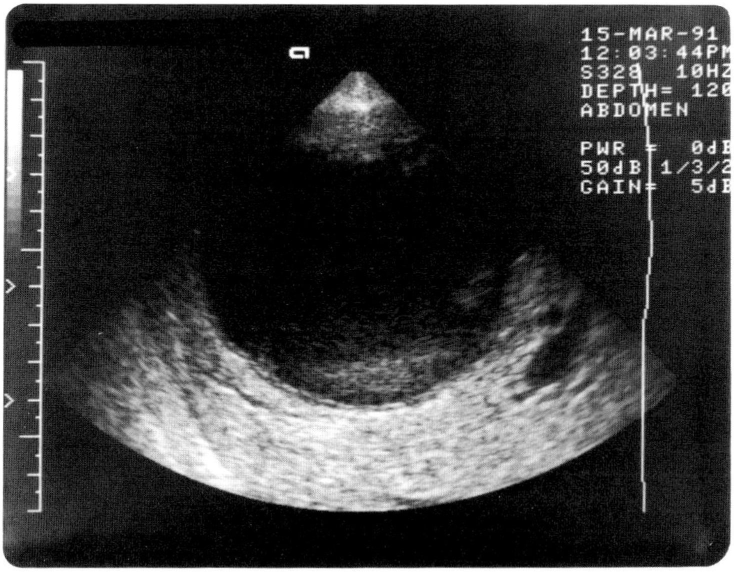

Abb. 44: Älterer, fast liquider Abszeß mit deutlicher Kapselbildung und Sedimentation.

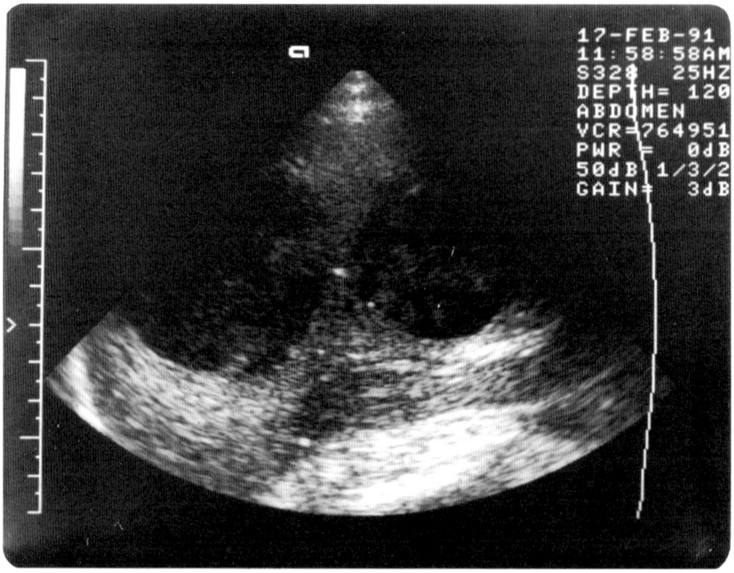

Abb. 45: Zwei benachbart gelegene, fast konfluierende Amöbenabszesse.

Intrahepatische Verkalkungen

Isolierte Verkalkungen im Leberparenchym sind meistens Residuen von Hämatomen oder eingebluteten Zysten (Abb. 46) und in der Regel ohne klinisch Relevanz. Sie sollten jedoch differentialdiagnostisch von Konkrementen in den intrahepatischen Gallenwegen (Abb. 47) oder einer Aerobilie abgegrenzt werden.

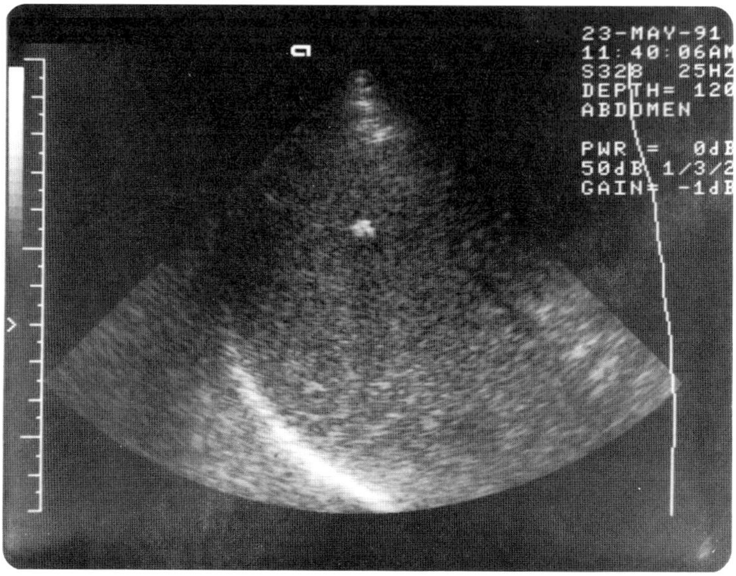

Abb. 46: Solitäre Verkalkung im Segment VII - Zufallsbefund.

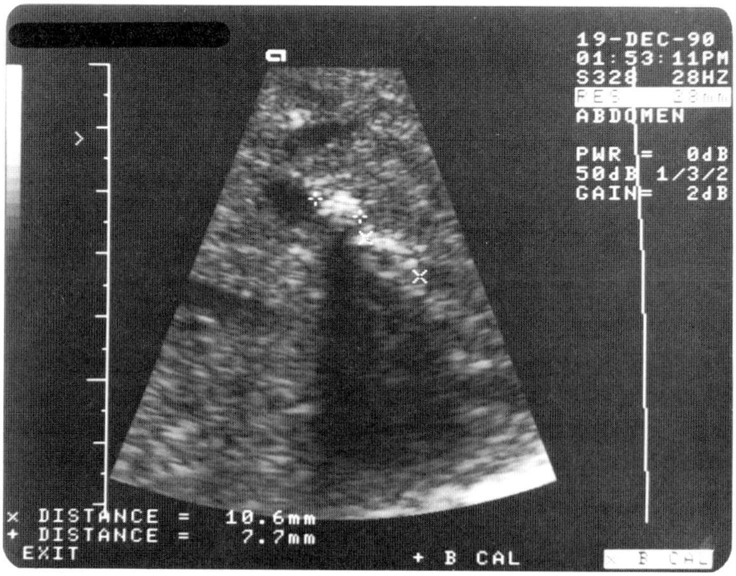

Abb. 47: Konkremente in intrahepatischen Gallenwegen bei Caroli-Syndrom.

Glossar: Diffuse Leberparenchymerkrankungen

Verdacht/ Diagnose	Sonographischer Befund	Wertung / klin. Bedeutung weiterführende Diagnostik
Stauungsleber		
akut / chronisch	Lebergröße variabel akut - häufig Hepatomegalie, chron. - Größenabnahme, evtl. Cirrhose cardiaque, V. cava und Lebervenen weit ohne Atemmodulation	US beweisend; Abklärung der Ätiologie
akute Hepatitis	evtl. Hepatomegalie, Echogenität normal oder vermindert, evtl. Akzentuierung der portalen Randbefestigung, evtl. Lymphknoten an der Leberpforte	US unspezifisch, Serologische Diagnostik US-Verlaufskontrolle
chron. Hepatitis	in Frühstadien unauffällig, progrediente Änderung der Echogenität und Echostruktur, evtl. Übergang in Zirrhose-Muster	US initial unspezifisch, mit zunehmendem Umbau aussagekräftiger; Histologie anzustreben
Fettleber	Echogene Leber (Extremfall: weiße Leber), vergl. zu Nierenparenchym, diffuse Schallabschwächung, Gefäßrarefizierung, Organverplumpung. Fokale Steatose / Nichtsteatose: siehe fokale Leberläsionen	US richtungsweisend; Verlaufskontrolle; DD zu Speicherkrankheiten: Histologie, CT, NMR

Verdacht/ Diagnose	**Sonographischer Befund**	**Wertung / klin. Bedeutung weiterführende Diagnostik**
Speicherkrankheiten:		
Hämochromatose M. Wilson, Glykogenspeich-erkrankheiten	evtl. Fettleber- oder Zirrhosebild	US unspezifisch; Sicherung der Ätiologie: Labor, Histologie, CT-Dichtemessung (Hämochr.) Quantifizierung von Fe und Cu/g Lebertrockengewicht
Leberzirrhose	Stadienabhängig progrediente Änderung der Echogenität, der Echostruktur sowie Organgröße und -kontur, Zeichen der portalen Hypertension (s. dort)	US in Frühstadien u.U. normal! Bei bekannter Ätiologie Verlaufskontrolle, Duplex-US, Ösophagogastroduodenoskopie
toxischer Leberschaden	US unspezifisch	Verlaufskontrolle unter Noxenkarenz, Histologie und Laborverlauf entscheidend

Glossar: Fokale Leberläsionen

Verdacht/ Diagnose	Sonographischer Befund	Wertung/klin. Bedeutung weiterführende Diagnostik
Leberzyste	glatte Begrenzung, Schallverstärkung, Randschatten; selten polyzyklische Begrenzung oder Kammerung Extremfall: polyzystische Degeneration.	US beweisend bei atypischen Zysten oder Komplikationen (z.B. Einblutung, Infektion) Punktion (Cave: Echinokokkus), CT
Echinokokkuszyste (E. cystikus)	erkennbare Zystenmembran, Tochterzysten, Verkalkungen der Kapsel	US meist ausreichend Sicherung durch Serologie, ggf. CT. Cave Punktion (Anaphylaxie)
fokale Nichtsteatose	charakteristische Lokalisation und Formation (triangulär, gefäßassoziiert)	US ausreichend im Zweifelsfall CT (Dichtemessung)
Hämatom	keine glatte, sondern irreguläre Begrenzung, Änderung der Echogenität mit zunehmender Organisation, bei subkapsulärer Lage evtl. schalenförmig. DD bei im Parenchym gelegenen Hämatomen: sekundäre Einblutung, z.B. in Filiae	US richtungsweisend (Anamnese!) CT-Dichtemessung im Frühstadium
FNH	überwiegend echoarm, oft isoechogen und schwierige Abgrenzbarkeit, verdrängendes Wachstum, zentrale Narbe selten darstellbar.	Anamnese (Kontrazeptiva?) US richtungsweisend Sicherung durch Kolloidszintigramm, evtl. US-gesteuerte Punktion

Verdacht / Diagnose	Sonographischer Befund	Wertung/klin. Bedeutung weiterführende Diagnostik
Leberzell-adenom	echoarm bis isoechogen, oft sehr schwer abgrenzbar oder darstellbar, verdrängendes Wachstum, bei großen Tumoren oft Einblutung, evtl. Verkalkungen	US unsicher, Sicherung mit Kolloidszintigramm, US-gesteuerte Punktion
Leberhämangiom	echoreiche, scharf begrenzte Läsion, Schallverstärkung, Gefäßstiel atypische Hämangiome (echoarm, gemischt echogen, >3cm)	US bei typischen Hämangiomen (90% > 3cm) ausreichend - CT: nativ hypodens, nach Kontrastmittelgabe: Irisblendenphänomen - Bloodpool-Scan: hot spot
fokale Steatose	glatt begrenzte echoreiche Areale, auch pseudotumorartig oder landkartenartig	US meistens ausreichend, charakt. Lokalisation und Formation; im Zweifelsfall CT (Dichtemessung)
Lipom	wie Hämangiom	US: DD Hämangiom u.U. schwierig; CT: Dichtemessung

Verdacht / Diagnose	Sonographischer Befund	Wertung/klin. Bedeutung weiterführende Diagnostik
Leberabszesse	meist nur im Frühstadium echoarm evtl. mit Schallverstärkung. Mit progredientem Gewebezerfall Wechsel der Echogenität, irreguläre Begrenzung, Größenänderung	US richtungsweisend, Klinik! - Sicherung durch US-gesteuerte Punktion und ggfs. Drainage (außer Amoeben-Abszeß).
	Amöbenabszeß: i.d.R. glatte Begrenzung, keine Kapsel, homogenes Echomuster; eher solitär	US richtungsweisend - Sicherung durch Serologie Cave: Punktion / Entlastung nur bei drohender Perforation und Ø > 10 cm.
Metastasen	variable US - Morphologie in Abhängigkeit von Wachstumsgeschwindigkeit, Bindegewebs- und Fettanteil, Änderung im Verlauf und bei Chemotherapie, Halo-Zeichen	US richtungsweisend bis beweisend, Sicherung der Diagnose durch US-gesteuerte Punktion, CT, Serologie (TU-Marker)
zystoid	sekundär nekrotisch zystisch zerfallende Metastasen; Verwechslung mit Leberzyste selten möglich, da metastasentypische Randzone nachweisbar; schleimbildende Tumoren	
echoarm	Non Hodgkin-Lymphome, rasch wachsende Tumoren (Bronchial-, Pankreas-Ca, Melanom)	
echoreich	kolorektale Tumoren, Mamma-Ca, bei großen Metastasen oft zentrale Nekrosen, Halo-Zeichen	

Verdacht / Diagnose	Sonographischer Befund	Wertung/klin. Bedeutung weiterführende Diagnostik
Leberzell-karzinom	meist echoreich, aber auch als echoarmer TU! meist in zirrhotischer Leber;	US richtungsweisend, US bei ausgeprägter Zirrhose und Regeneratknoten häufig unsicher; CT, Laparoskopie und Biopsie
Verkalkungen	starker Reflex mit Schallauslöschung ohne Umgebungsreaktion: mit Umgebungsreaktion:	US meist ausreichend meist ohne Relevanz, Vorkommen bei Echinokokkose, Metastase (kolorektale Tumoren, Mamma). Schilddrüsen- und Ovarialkarzinome, atypische Hämangiome, Leberzelladenom

2. 2 Gallenblase und Gallenwege

Th. Clement

Die Untersuchung der Gallenblase und der abführenden Gallenwege mittels Ultraschall hat sich in kurzer Zeit wegen der hohen Aussagekraft, einfachen Durchführbarkeit sowie geringen Belastung für den Patienten als Standardverfahren in der Diagnostik biliärer Erkrankungen durchgesetzt. Selbst unter Bedingungen, in denen durch Cholestase eine Ausscheidungscholegraphie unmöglich ist oder bei negativem Cholezystogramm (Zystikusverschluß) erlaubt die Sonographie eine rasche Orientierung über mögliche Krankheitsursachen, wobei im gleichen Untersuchungsgang benachbarte Organsysteme (z. B. Pankreas, Leber, Gefäße) mit beurteilt werden können.

Die Indikationen zu primär radiologischen Untersuchungsverfahren des biliären Systems sind durch die Sonographie selten geworden, da mit wenigen Ausnahmen aufgrund des sonographischen Befundes die Weichen für das weitere diagnostische oder therapeutische Procedere (diagnostische oder operative ERC, Drainage, Operation) gestellt werden können und Verlaufsbeobachtungen (z. B. im Rahmen der oralen Litholyse) wenig belastend möglich sind.

Untersuchungsgang

Die Untersuchung des biliären Systems erfolgt im Nüchternzustand Nur die gefüllte Gallenblase erlaubt eine sichere Beurteilung der Wand sowie des Lumens; sie stellt auch den Ausgangsbefund für eine eventuell erforderliche Funktionsuntersuchung dar. Der Patient liegt in Rückenlage mit angehobener rechter Seite (20 - 50°) und über den Kopf erhobenem rechten Arm um den Abstand Beckenkamm - Rippenbogen zu vergrößern. Der Schallkopf wird im subkostalen Längsschnitt zwischen rechter vorderer Axiliarlinie und Medianlinie parallel verschoben, bis die Gallenblase in ihrer Längsachse als flüssigkeitsgefülltes Organ zur Darstellung kommt. Falls dies bei hochstehender Leber nicht gelingt, kann die Untersuchung bei gehaltener Inspiration und vorgepreßter Bauchdecke oder aber ein Zugang von rechts interkostal weiterhelfen. Um die Lagekonstanz von Gallenblasenbinnenreflexen zu beurteilen (z. B. impaktierter Zystikusstein, Polyp) ist die Untersuchung am liegenden und stehenden Patienten erforderlich ("rolling stone"-Phänomen). Die normale Gallenblase ist glatt begrenzt, bei Fingerpalpation unter Sicht gut imprimierbar und ohne Binnenechos (cave Nahfeld- und Schichtdickenartefakte). Die Wanddicke beträgt 3 - 4 mm (Abb. 1). Die Größe kann starke individuelle Unterschiede aufweisen. Bei sehr großer Gallenblase kann eine Abgrenzung vom Gallenblasenhydrops (Kontraktion?) erforderlich werden. Anatomische Varianten (s. u.) sind von pathologischen Veränderungen abzugrenzen. Probleme der Organidentifizierung können auftreten, z. B. bei multiplen Leberzysten, bei flüssigkeitsgefülltem Duodenum, bei gefangenem Aszites, bei postoperativen Zuständen mit Serom, Hämatom oder Abszeß im Gallenblasenbett.

Tab. 1: Mögliche Ursachen einer erschwerten oder fehlenden Darstellbarkeit der Gallenblase

- Postprandial kontrahierte Gallenblase?
- Z.n. Cholezystektomie?
- Steinvolle Gallenblase?
- Schrumpfgallenblase?
- Dystopie
- Gallenblasen-Karzinom?
- Gallenblasenagenesie (selten)?

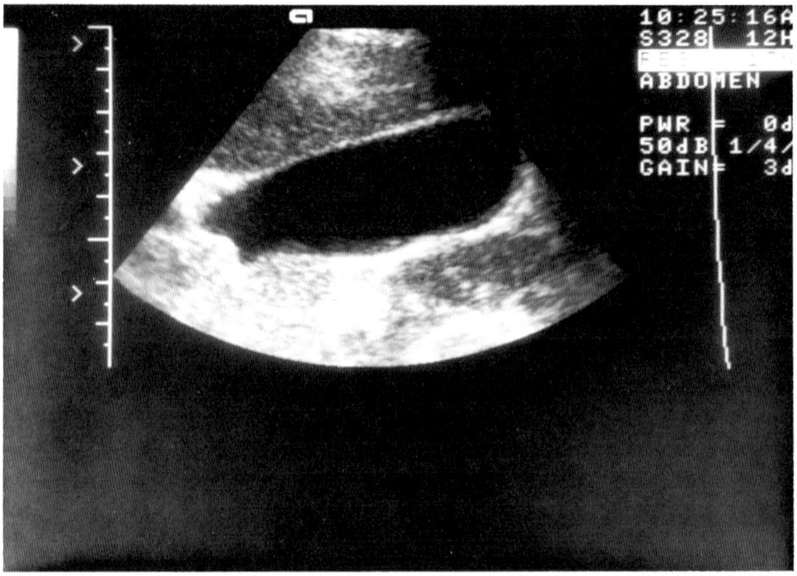

Abb. 1: Normalbefund Gallenblase im Nüchternzustand.

Falls die Gallenblase trotz adäquater Untersuchungstechnik nicht zur Darstellung kommt, ergeben sich die in Tabelle 1 aufgeführten Fragen.

Die Beurteilung der Gallenblasenmotorik, z. B. vor geplanter konservativer Therapie einer Cholezystolithiasis (Litholyse, Lithotrypsie) oder zum Ausschluß eines Zystikusverschlusses ist rasch und einfach nach Reizmahlzeit oder medikamentöser Stimulierung möglich (siehe Kapitel 5.1).

Die Sonographie des biliären Systems sollte immer auch eine Beurteilung der intrahepatischen und der abführenden Gallenwege, des Ductus Hepatocholedochus (DHC) im Sinne einer Etagendiagnostik mit einschließen. Der DHC ist im Leberhilus regelmäßig als ventral der Pfortader gelegene tubuläre Struktur erkennbar (Abb. 2), weiter distal unterkreuzt er die V. portae um retropankreatisch zur Papilla vateri zu ziehen. In diesem Abschnitt kann infolge der Überlagerung durch das Duodenum die Beurteilung schwierig sein. Die A. hepatica mit ihrem eher variablen Verlauf läßt sich anhand ihrer Pulsation und durch Entwicklung des Gefäßes aus dem Tr. coeliacus differenzieren.

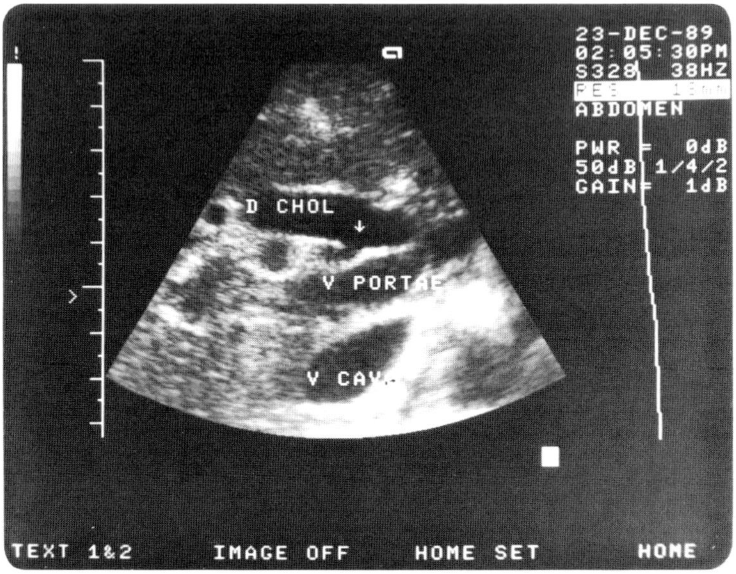

Abb. 2: Detail aus einem Leberpfortenschnitt bei extrahepatischer Cholestase. Der erweiterte Duct. hepatocholedochus (DHCOL) liegt ventral der V. portae. Der kleine Pfeil markiert die Einmündung des Duct. cystikus, die im Normalfall nur selten dargestellt werden kann.

Die Darstellung zentraler Anteile des rechten und linken Ductus hepaticus erfolgt im subkostalen Schrägschnitt, sie sind ventral der Pfortaderäste zu identifizieren (Abb. 3). Die peripheren intrahepatischen Anteile des Gallenwegssystems sind beim Gesunden nicht darstellbar. Ihr Nachweis ist sicheres Kriterium einer Cholestase.

Zur Beurteilung der Weite des DHC gelten folgende im Leberhilus gemessene Richtwerte: beim Gesunden 2 - 6mm, bei Cholezystektomierten und Steinträgern bis 9mm. Ein Überschreiten dieser Werte ist Anlaß zur Suche nach einer distalen Obstruktion.

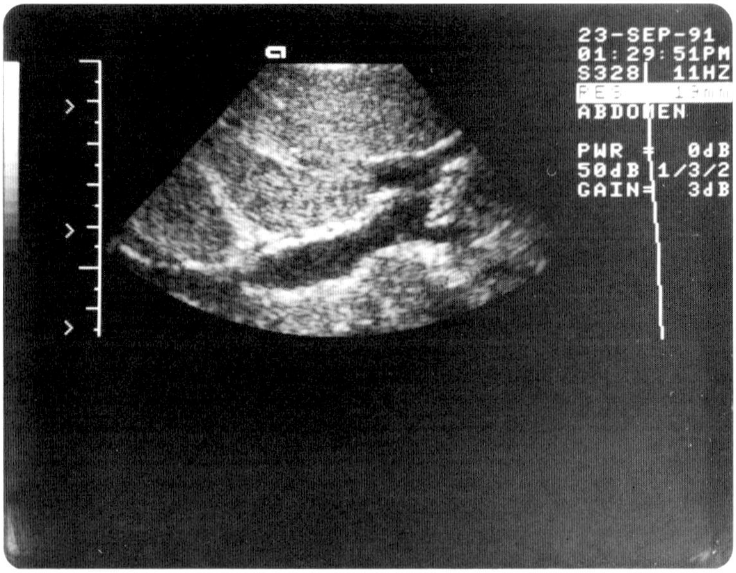

Abb. 3: Ausschnittsvergrößerung aus einem subkostalen Schrägschnitt mit Darstellung der Pfortaderaufzweigung. Ventral der zentralen Portalgefäße (Pv) ist der rechte Ductus hepaticus (Dhd) als feine tubuläre Struktur zu erkennen.

Gallenblase

Spezielle Anatomie

Die birnenförmige Gallenblase liegt in der Fossa vesicae fellea an der Facies visceralis der Leber und wird in Fundus, Corpus und Collum unterteilt. Der Fundus überragt in der Regel den ventralen Leberrand um 1 - 1,5cm und liegt der ventralen Bauchwand in Höhe der Spitze der 9. Rippe (Medioklavikular-Linie) an. Die Längsachse der Gallenblase ist in der Regel gering nach kaudal-lateral gerichtet.

Bis auf die ventralseitig gelegene Verwachsungsfläche mit der Leber wird die Gallenblase von Peritoneum überzogen. Die Wand der Gallenblase besteht aus einer zweischichtigen Muskellage (tunica muscularis) und einer Schleimhaut, welche im Collum eine spiralförmige Falte (Heistersche Klappe) bildet (Abb. 4). Dorsal berührt die Gallenblase das Colon transversum bzw. die Flex. Coli dexter, der Gallenblasenhals befindet sich in Nachbarschaft zur Pars superior des Duodenums.

Die größte Ausdehnung in der Längsachse sollte 10cm nicht überschreiten. Das Gallenblasenvolumen kann nach der bekannten Formel des Drehelipsoids berechnet werden und beträgt normalerweise 30 - 60ml.

Es gibt eine Reihe Normvarianten der Gallenblase hinsichtlich der Lage als auch der Anatomie, die zu kennen wichtig ist, um Fehlbeurteilungen zu vermeiden. Bei den Lagevarianten ist die Pendelgallenblase zu nennen, die sich durch eine eigene mesenteriale Aufhängung des freien Teils des Organs auszeichnet. Weitaus häufiger sind Knickbildung und Septierungen der Gallenblase (Abb. 5). Die sog. "Phrygische Mütze" weist einen nach ventralkaudal abgeknickten Fundus auf. Bei längsverlaufender kompletter Septenbildung entsteht eine gedoppelte Anlage des Organs, wodurch sich im Einzelfall differentialdiagnostische Schwierigkeiten ergeben können (Abb. 6). Im Gallenblasenhals findet man gelegentlich eine Aussackung, die als Hartmannsche Tasche bezeichnet wird, der jedoch keine pathologische Bedeutung zukommt. Die Erkennung eines seltenen "echten" Gallenblasendivertikels bereitet keine Schwierigkeiten.

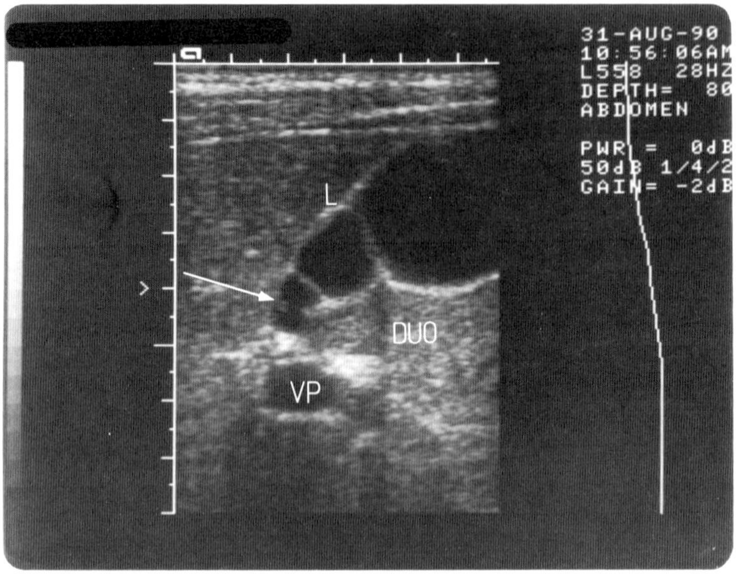

Abb. 4: Heistersche Klappe im Collum der Gallenblase. Die Klappe erreicht in verschiedenen Schnittebenen nicht die gegenüberliegende Wand, was den spiralförmigen Verlauf beweist. (VP = V. portae, L = Leberrand, Duo = Duodenum).

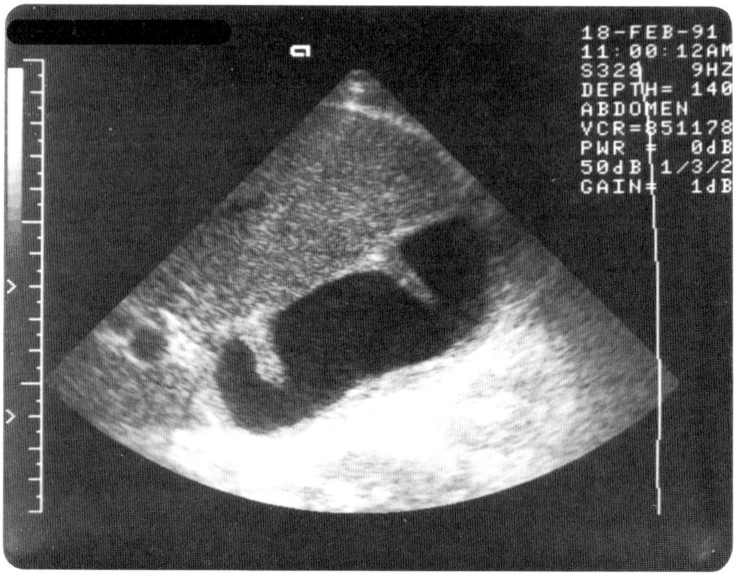

Abb. 5: Ausgeprägte Biegefalten. Die ins Lumen ragenden Falten erreichen nicht die gegenüberliegende Wand, was sie von einer echten Septierung unterscheidet.

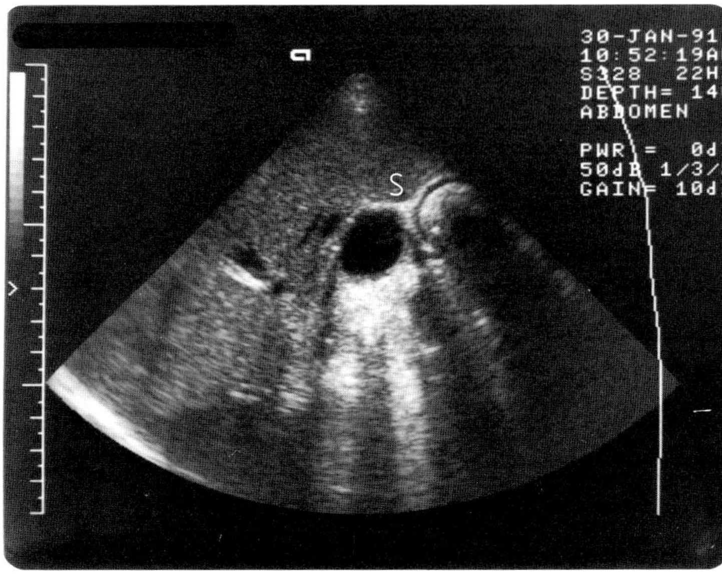

Abb. 6: Subkostaler Schrägschnitt. Teilung der Gallenblase durch ein längsverlaufendes Septum (S). Im medialen Kompartiment befindet sich ein schattengebendes Konkrement, das bei der symptomatischen Patientin wiederholt übersehen wurde. Grund war die Verwechslung mit lufthaltigem Duodenum.

Pathologische Gallenblasenbefunde

Echogene Galle - Sludge

Die Bildung echogener Galle (Sludge) kann als Folge einer Vielzahl organischer und funktioneller Störungen beobachtet werden, wie aus Tabelle 2 ersichtlich wird.

Tab. 2: Pathogenese echogener Galle (Sludge)

- Entleerungsstörung der Gallenblase
  mechanisches Abflußhindernis,
  fehlende Kontraktionsfähigkeit,
  atonische Gallenblase
  fehlender Kontraktionsreiz (funktionell - bei Fasten, parenteraler Ernährung)
- Änderung der Gallezusammensetzung
  Fettstoffwechselstörung mit cholesterinübersättigter Galle,
  Chemolitholyse
- entzündlicher Sludge, Gallenblasenempyem

Häufigste Ursache sind obstruktive oder funktionelle Entleerungsstörungen der Gallenblase.

Sonographisches Korrelat ist typischerweise ein unterschiedlich echogenes Sediment ohne Schallschatten, das sich je nach Viskosität langsam oder rasch der Schwerkraft folgend umlagert (Abb. 7).

Große Mengen Sludge können die Gallenblase vollständig ausfüllen und das Auffinden des Organs erschweren (Abb. 8).

Überraschend ist immer wieder das rasche Verschwinden nach Therapie der Grunderkrankung (insbesondere bei Wiederaufnahme der oralen Nahrungszufuhr nach Langzeit-parenteraler Ernährung). Handelt es sich jedoch um eine chronisch bestehende Störung, so kann es zur Eindickung und Organisation des Sludges kommen, der durch Wandadhärenz und Bildung pseudo-tumoröser Formationen schwierig von Polypen oder Tumoren der Gallenblasenwand abzugrenzen ist (Abb. 9) und die Voraussetzungen für eine häufig zu beobachtende sekundäre Steinbildung bietet (Abb. 10).

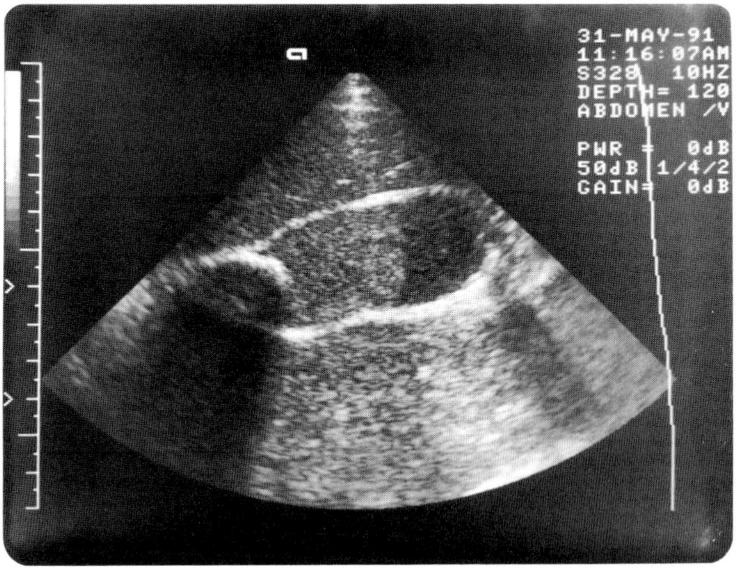

Abb. 7: Gallenblasensludge infolge eines obstruierenden Konkrements im Infundibulum. Wie an der Grenze zur "echofreien" Galle im Fundus erkennbar, handelt es sich um eingedickten Sludge, der jedoch im Verlauf der Untersuchung langsam eine horizontale Sedimentierung zeigte.

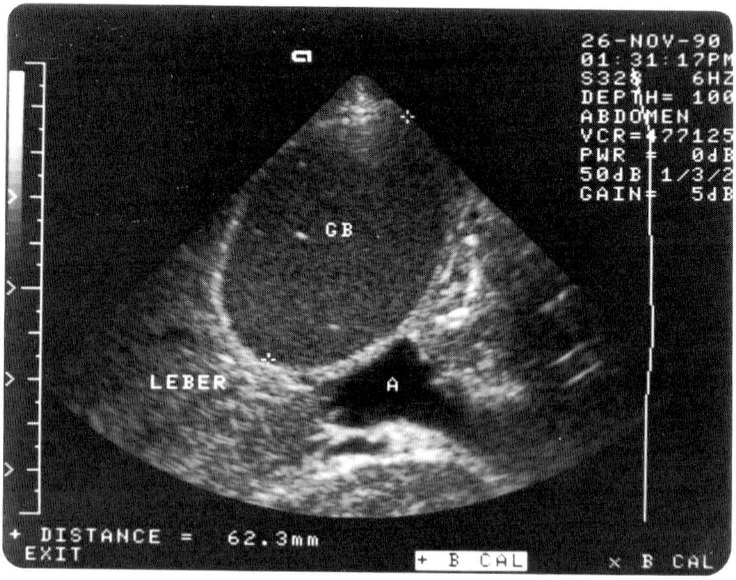

Abb. 8a

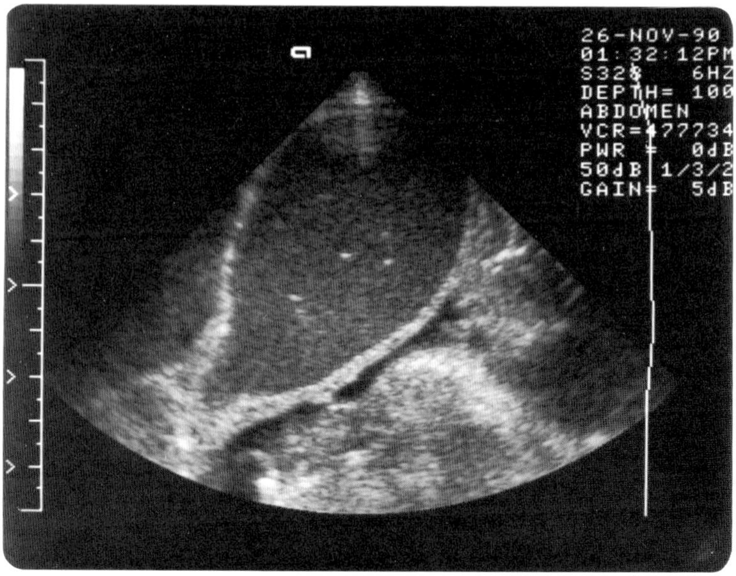

Abb. 8b

Abb. 8a - b: Komplett sludgegefüllte Gallenblase (GB) bei einem parenteral ernährten Patienten mit Leberzirrhose. Die Abgrenzung der Gallenblase zum Leberparenchym ist hier durch die gleichzeitig bestehende Wandverdickung (Hypalbuminämie, Aszites [A]) erleichtert.

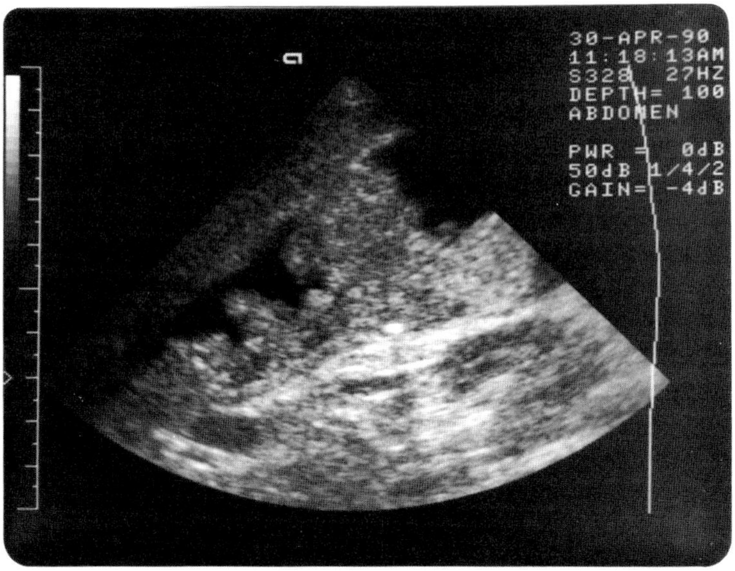

Abb. 9: Pseudopolypoid organisierter Sludge mit winzigem, schattengebendem Konkrement, der eine Abgrenzung von einem Gallenblasentumor erfordert (Lageänderung, Verlauf).

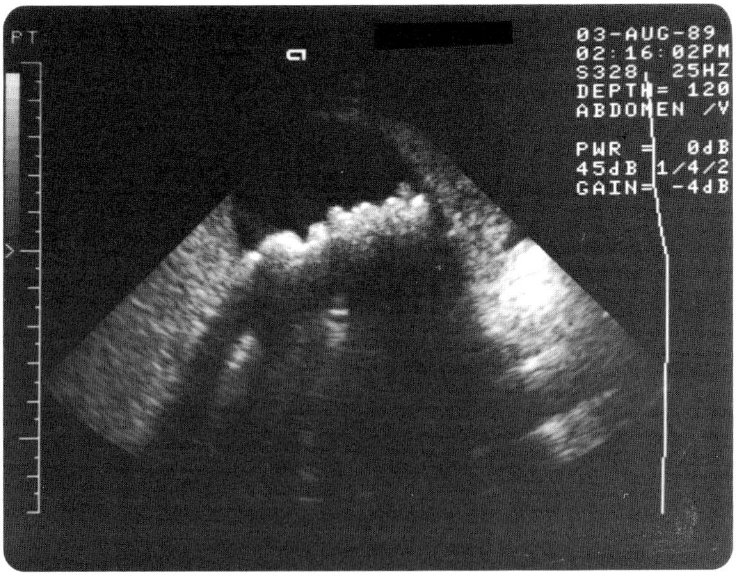

Abb. 10: "Chronischer" Sludge bei einem Patienten mit oropharyngealem Tumor und langzeitparenteraler Ernährung. Im Verlauf progrediente Steinbildung bei initial steinfreiem Sludge.

Cholezystolithiasis

Gallenblasensteine sind ab einer Größe von 2 - 3mm als intraluminäre echodichte Reflexe mit Schallschatten zu erkennen. Ist bei Umlagerung des Patienten ihre Beweglichkeit nachweisbar ("Rolling Stone"-Phänomen), so sind die Kriterien für eine sichere Steindiagnose erfüllt. Während der Nachweis eines solitären Konkrements im Gallenblasenkorpus problemlos möglich ist (Abb. 11), kann die Diagnose bei folgenden Steinlokalisationen erschwert sein: Eingeklemmter Zystikusstein (oft Fehlen der typischen US-Kriterien), Fundusstein (insbesondere bei kleinen Konkrementen Gefahr des Übersehens - Fehlinterpretation einer Impression des Gallenblasenfundus durch eine gashaltige Darmschlinge als Konkrement). Die Ausprägung des Steinreflexes und des Schallschattens sind abhängig von der Position des Konkrements im Schallstrahl, der Steingröße und seiner Zusammensetzung. Vorausgesetzt, das Konkrement wird nicht tangential angeschnitten, sondern liegt zentral in der Fokuszone der Schallkeule, so lassen sich sonographisch Aussagen zur Steinzusammensetzung treffen.

Reine Cholesterinsteine zeigen an der Oberfläche keine Totalreflexion, sondern werden partiell oder ganz von Ultraschallwellen durchdrungen, wodurch der Schallschatten nur inkomplett ist (Abb. 12). Schweben solche Konkremente in der Galle (bei Lagewechsel des Patienten gut zu beobachten), so ist dies ein weiterer Hinweis auf Cholesterinsteine. Die Oberfläche kalkhaltiger Steine erzeugt ein starkes sichelförmiges Echo, aus der Totalreflexion resultiert ein kompletter Schallschatten (Abb. 13a, b). Bei der Selektion geeigneter Konkremente für nichtoperative Therapieverfahren ist die sonographische Steinmorphologie richtungsweisend, sollte im Einzelfall jedoch radiologisch kontrolliert werden.

Sowohl bei der Erstuntersuchung als auch bei Verlaufskontrollen sollte die Anzahl, Größe, Lagevariabilität und Morphologie der Steine bestimmt werden, wozu eine sorgfältige Untersuchung in allen Ebenen wichtig ist.

Grenzen sind der Methode u. U. durch Anzahl und Größe der Steine gesetzt. Bei mehr als 5 Konkrementen oder sehr vielen kleinen Steinen ist wegen Überlagerungen eine Quantifizierung nicht mehr möglich und sinnvoll (Abb. 14). Kleinste Steine verursachen oft keinen Schallschatten und sind gelegentlich schwierig nachzuweisen, insbesondere wenn sie an Biegefalten, Septen oder in Sludge gelagert sind (Abb. 15).

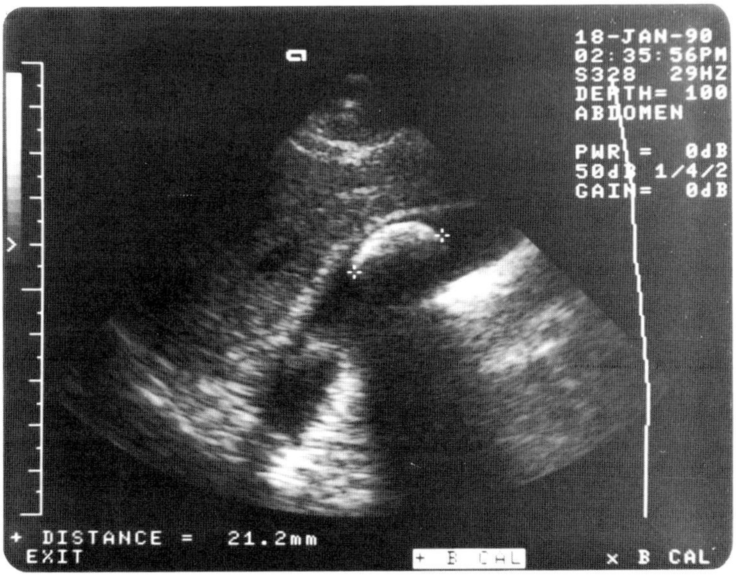

Abb. 11: Subkostaler Längsschnitt in der rechten MCL. Typisches Bild eines 2,1 cm großen Solitärkonkrements im Gallenblasenkorpus. Sichelförmiger starker Oberflächenreflex (an dem die Größe gemessen wird) und Schallschatten.

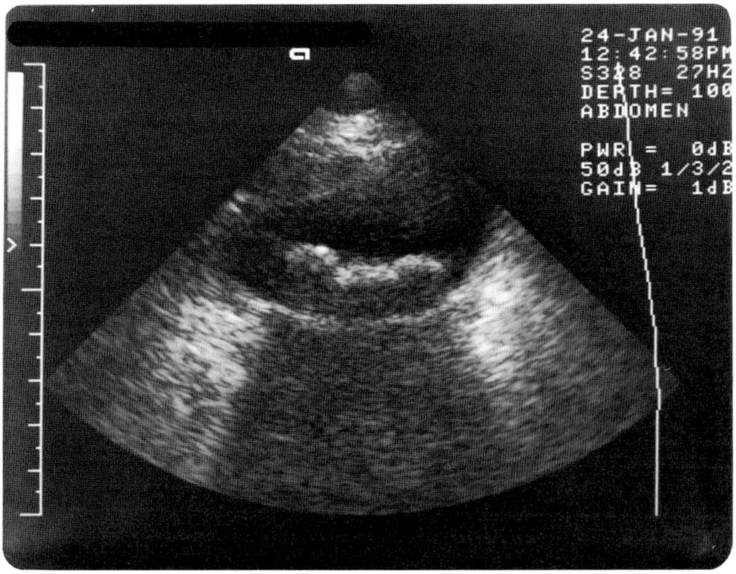

Abb. 12: Drei nebeneinander liegende Cholesterinsteine (Röntgen-negativ). Die Konkremente werden partiell von Ultraschallwellen durchdrungen, im inkompletten Schallschatten ist die dorsale Gallenblasenwand erkennbar.

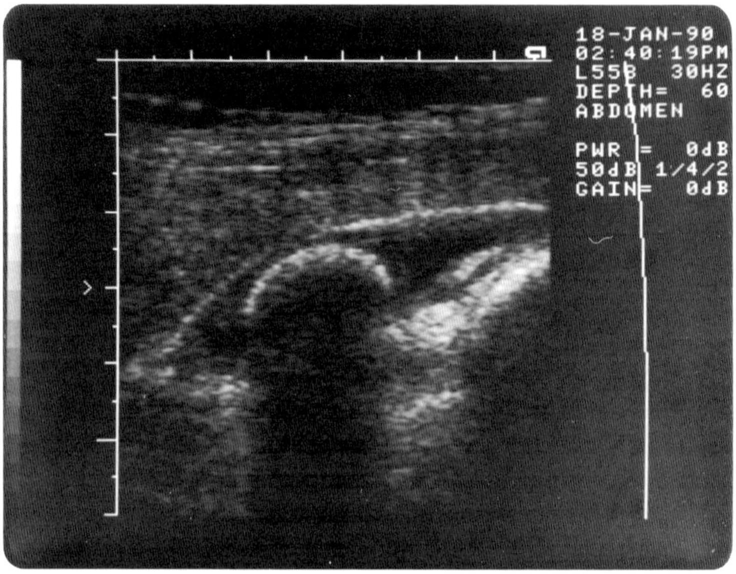

Abb. 13a

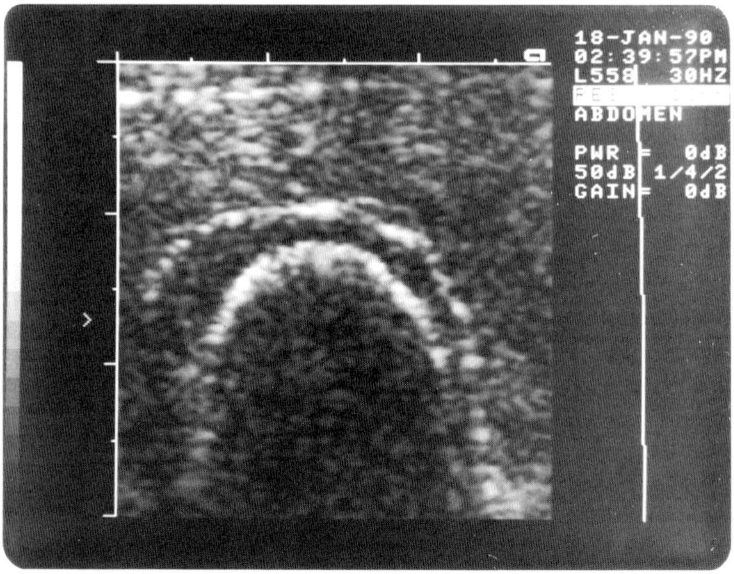

Abb. 13b

Abb. 13a - b: Kalkhaltiges Konkrement mit sichelförmigem Oberflächenreflex und komplettem Schallschatten, in dem keine anatomischen Strukturen mehr zu erkennen sind.

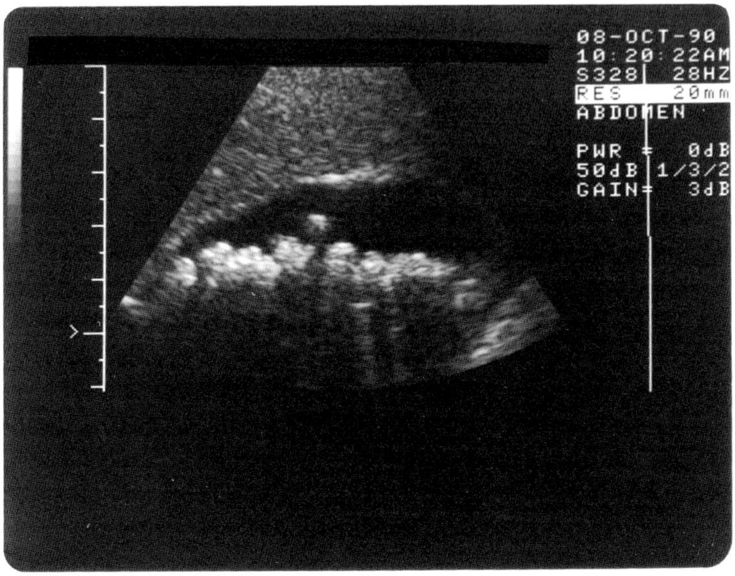

Abb. 14: Zirka zur Hälfte mit kleinen Konkrementen gefüllte Gallenblase. Eine Steinquantifizierung ist hier nicht mehr sinnvoll.

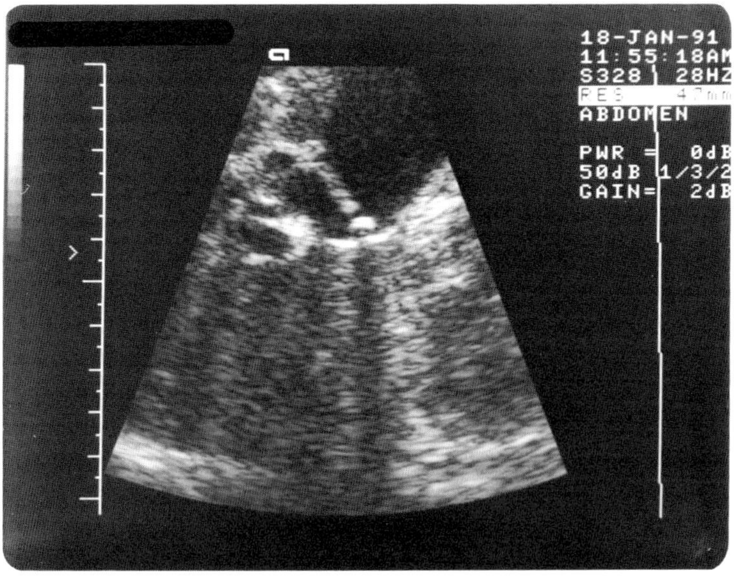

Abb. 15: Kleines Konkrement, das an einer Biegefalte liegt.

Große Tonnensteine, die fast das gesamte Lumen ausfüllen, sind oft nur durch ihren Schallschatten und einen schmalen Flüssigkeitssaum zwischen Wand und Steinoberfläche zu erkennen und werden daher u. U. leicht übersehen (Abb. 16).

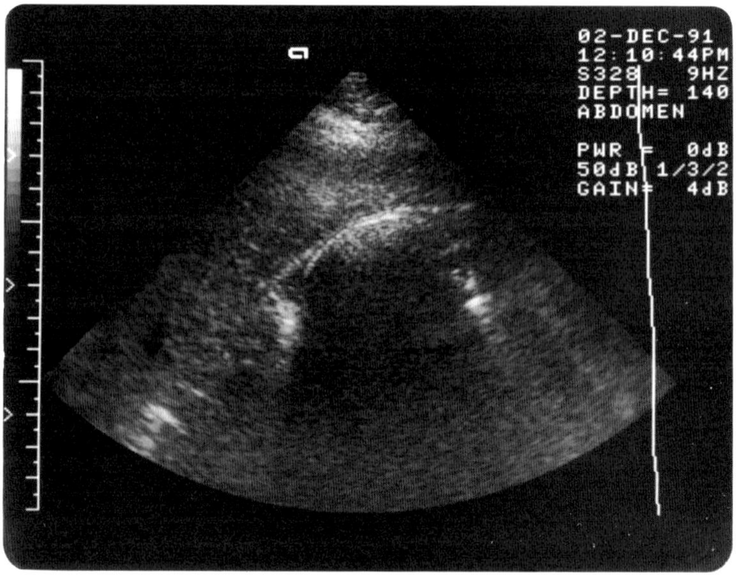

Abb. 16: Tonnenstein der Gallenblase, mit nur angedeutetem Flüssigkeitssaum im Infundibulumbereich, der primär durch seinen Schallschatten auffällt.

Komplikationen des Gallensteinleidens

Akute Cholezystitis

Die akute Cholezystitis mit den klinischen Leitsymptomen Oberbauchschmerz, Fieber und Leukozytose wird in jedem Fall eine schnelle sonographische Differentialdiagnostik erfordern.

Wegweisender Befund ist die verdickte Gallenblasenwand mit u. U. bizarren Veränderungen (Abb. 17). Es findet sich meist eine echoarme Verbreiterung auf 5mm und mehr. Die einzelnen Wandschichten können durch den Entzündungsprozeß separiert sein (Abb. 10), ein echoarmer Randsaum zum Leberparenchym oder Darm deutet auf ein begleitendes Ödem oder eine Pericholezystitis hin (Abb. 18), die bei gleichzeitig bestehender Fettleber nicht mit einer zonalen Minderverfettung verwechselt werden sollte. Zirkumskripte irregulär begrenzte echoarme Areale in der Gallenblasenwand lassen eine phlegmenöse Entzündung annehmen (Abb. 19a, b). Ist bei den beschriebenen klinischen und sonomorphologischen Befunden die Gallenblase bei sog. "Einfingerpalpation" eindeutig druckdolent und findet sich zusätzlich ein Cholezystolithiasis (95%), so kann die Diagnose der Cholezystitis als sicher gelten.

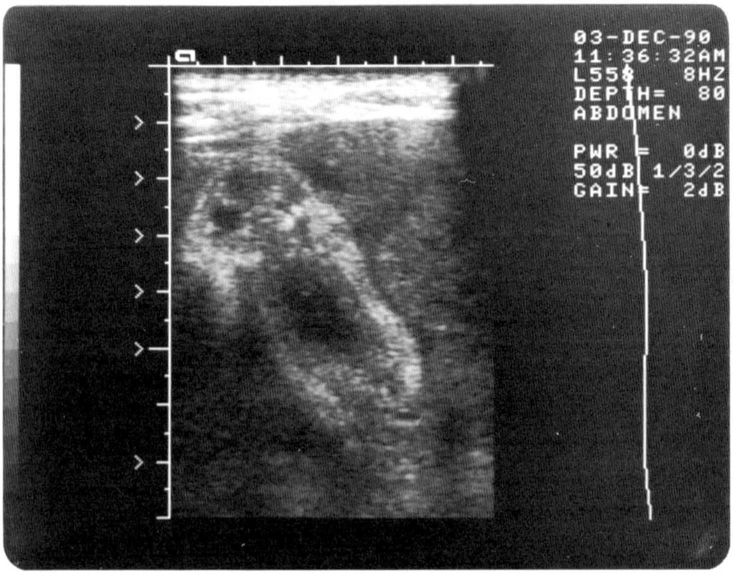

Abb. 17: Akute Cholezystitis mit ausgeprägter bizarrer, teils kissenartiger Wandverdickung.

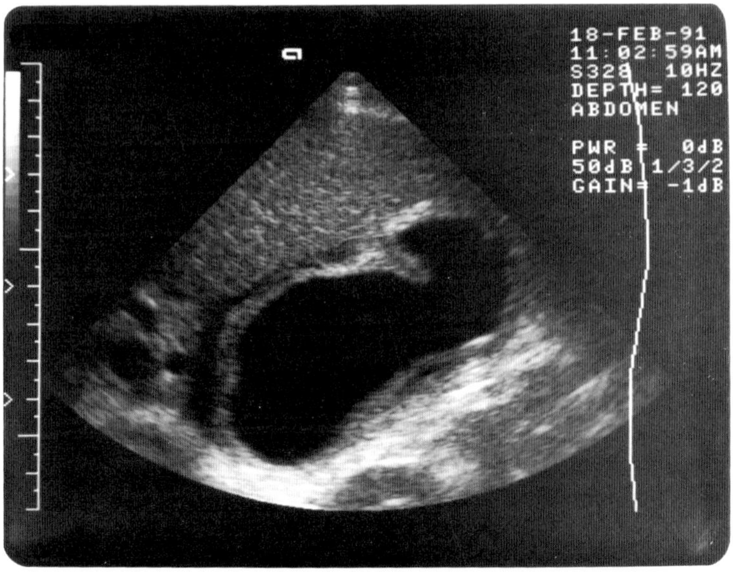

Abb. 18: Hydropische Gallenblase bei akuter Cholezystitis. Beginnende Separation der Wandschichten und echoarmer Randsaum im Sinne einer Pericholezystitis.

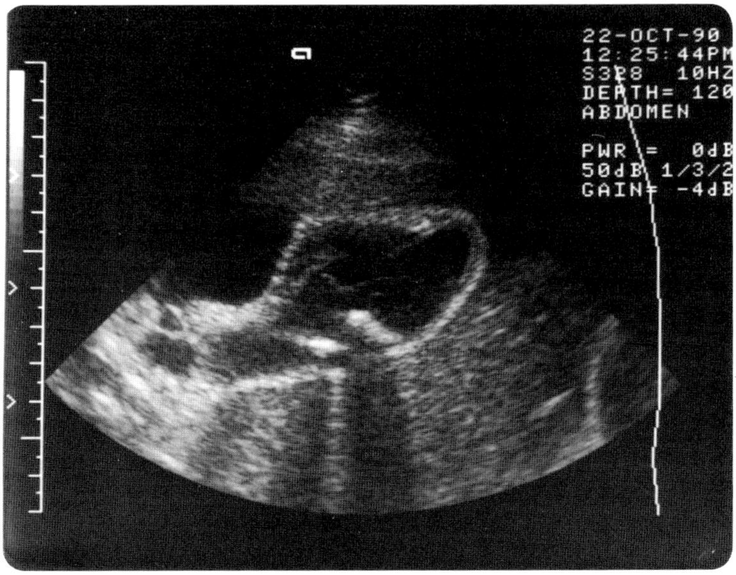

Abb. 19a

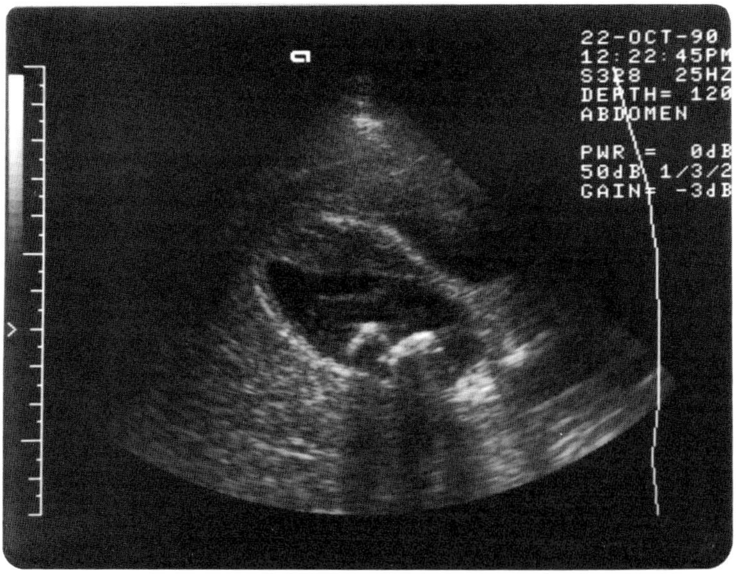

Abb. 19b

Abb. 19a - b:Beginnende phlegmonöse Entzündung der steintragenden Gallenblase. Die Darstellung in 2 Ebenen (a = subkostaler Längsschnitt, b = subkostaler Schrägschnitt) läßt eine zirkumskripte echoarme Wandverdickung erkennen. Zwischen Gallenblasenwand und Leberparenchym Flüssigkeitsansammlung im Sinne einer Pericholezystitis. DD: Perforation.

Gallenblasenhydrops

Als Folge einer Obstruktion des D. cysticus durch einen impaktierten Stein oder ein entzündliches Ödem kann sich ein Hydrops bilden, erkenntlich an einer auf über 10cm in der Längsachse und über 5cm in der Querachse vergrößerten, druckdolenten Gallenblase. Wesentliches Unterscheidungsmerkmal zur nicht als pathologisch anzusehenden "großen Gallenblase" (z. B. bei älteren Menschen, länger dauernder parenteraler Ernährung), ist die mangelnde Imprimierbarkeit (sog. "Balloniertheit") und natürlich die Schmerzhaftigkeit bei Palpation. Finden sich zusätzlich im Lumen unregelmäßige Echos ohne Schallschatten mit lageabhängiger Sedimentation und Spiegelbildung, so handelt es sich in der Regel um ein Gallenblasenempyem (Abb. 20). Das durch Zelldetritus (Eiter) bedingte Sediment ist jedoch rein morphologisch nicht von Sludge anderer Genese zu unterscheiden (s. o.).

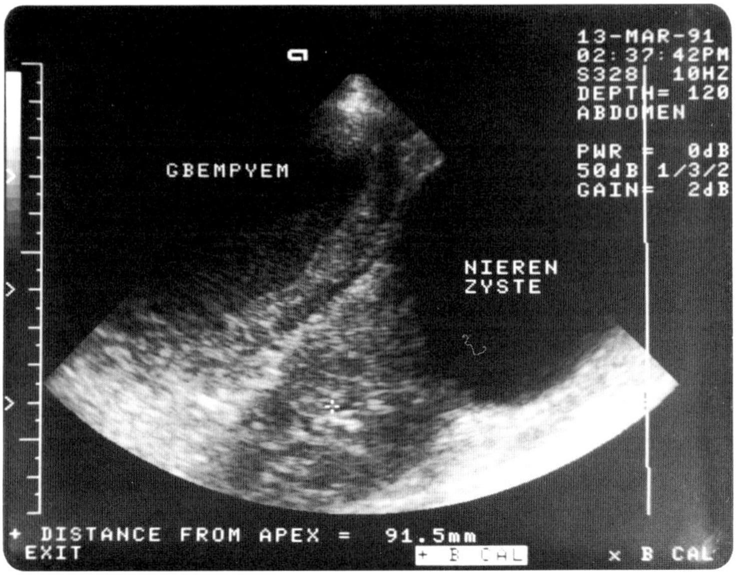

Abb. 20: Gallenblasenempyem bei akuter Cholezystitis. In der Gallenblase ist sedimentierender Sludge (Pus) zu erkennen. Nebenbefund: Nierenzyste rechts.

Gallenblasenperforation

Die Perforation der Gallenblase bei akuter Cholezystitis erfordert rasches therapeutisches Handeln. Sonographisch wegweisend ist die Kontinuitätsunterbrechung der Gallenblasenwand, über die im Falle einer freien Perforation eine direkte Verbindung zur Peritonealhöhle besteht, und der Nachweis intraperitonealer Flüssigkeit.

Vollzieht sich die Perforation zum Leberparenchym hin, entwickelt sich ein Leberabszeß, der im akuten Stadium primär mit einer sonographisch plazierten Drainage entlastet und u. U. saniert werden kann. Eine solche Perforation kann sich jedoch auch chronisch und langsam progredient entwickeln, wie der abgebildete Befund eines 72jährigen Patienten zeigt (Abb. 21, 22a, b), der zur Malignomdiagnostik wegen eines fast asymptomatischen, langsam wachsenden Tumors im rechten Oberbauch vorgestellt wurde.

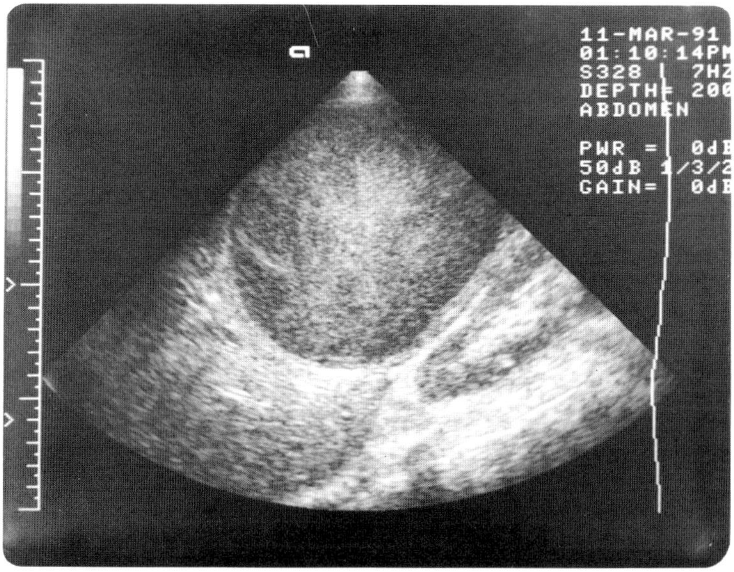

Abb. 21: Flankenschnitt rechts. Die Niere wird durch einen 13cm großen, glatt begrenzten echoarmen Prozeß im rechten Leberlappen verdrängt. Bei der schmerzlosen Palpation zeigte sich ein Fluktuieren der feinen Echos in der Raumforderung. Verdachtsdiagnose: Zustand bei gedeckter Perforation mit großer abgekapselter Abszeßhöhle.

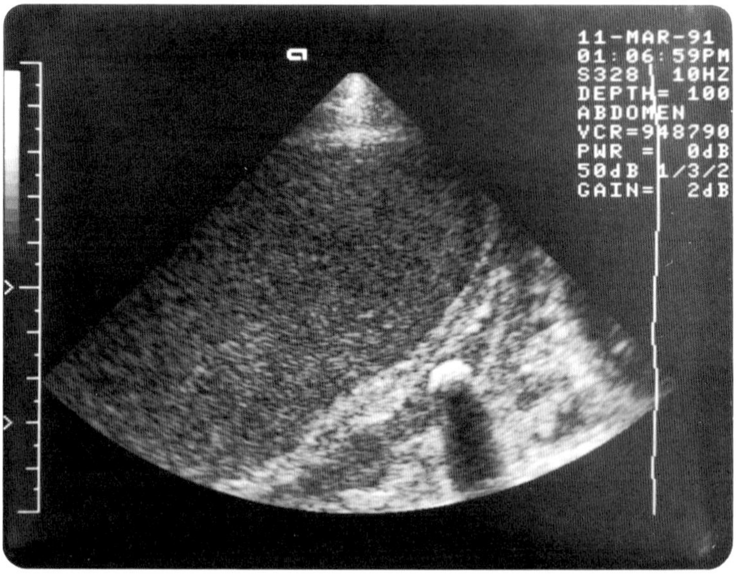

Abb. 22a: Derselbe Patient wie Abb. 21. Im Randbereich der Raumforderung im Sinne einer chronischen Cholezystitis veränderte, wandverdickte Gallenblase mit Solitärkonkrement, von der sich eine Verbindung zum Lumen der Raumforderung nachweisen ließ. Nach Entlastungspunktion (1200 ml Pus!) vollständiger Kollaps der Abszeßhöhle (Längsschnitt).

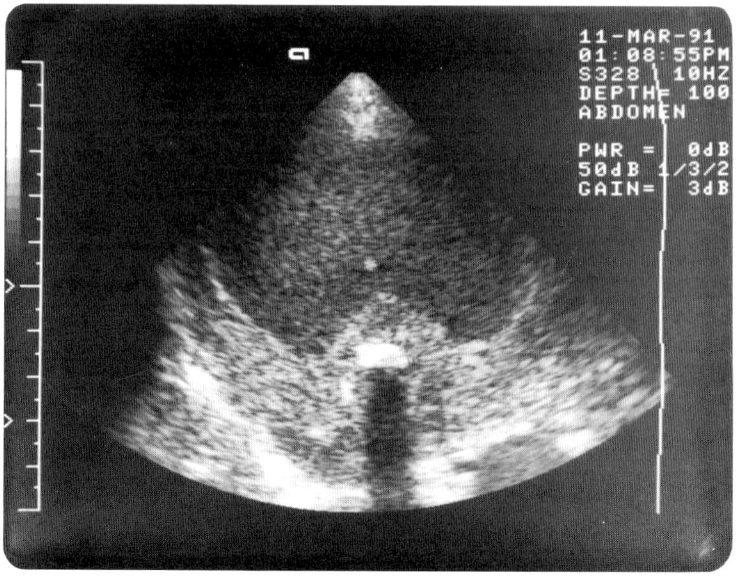

Abb. 22b: Querschnitt.

Chronische Cholezystitis

Infolge chronischer Fibrosierung der Wand entsteht eine verdickte, zunehmend weniger kontraktile Gallenblase, die sonographisch im Gegensatz zur akuten Cholezystitis eine echoreiche Wand zeigt (Abb. 23). Die Funktionsuntersuchung vor und nach Reizmahlzeit zeigt eine eingeschränkte oder fehlende Kontraktion des Organs, Steine sind u. U. schwierig darzustellen, fehlen jedoch selten.

Kommt es durch die chronische Entzündung zu einer narbigen Schrumpfung des Organs, so kann die Abgrenzung vom umgebenden Gewebe unmöglich werden.

Keineswegs jedoch kann aus einer Gallenblasenwandverdickung allein die Diagnose einer chronischen Cholezystitis gestellt werden, ohne die in Tabelle 3 genannten Differentialdiagnosen zu berücksichtigen.

Tab. 3: Differentialdiagnose der verdickten Gallenblasenwand

- postprandiale Kontraktion
- akute und chronische Cholezystitis
- vorgetäuschte Wandverdickung bei Aszites
- Hypoproteinämie
- akute Virushepatitis
- Rechtsherzinsuffizienz
- maligne Infiltration
- Adenomyomatose
- wandadhärenter Sludge

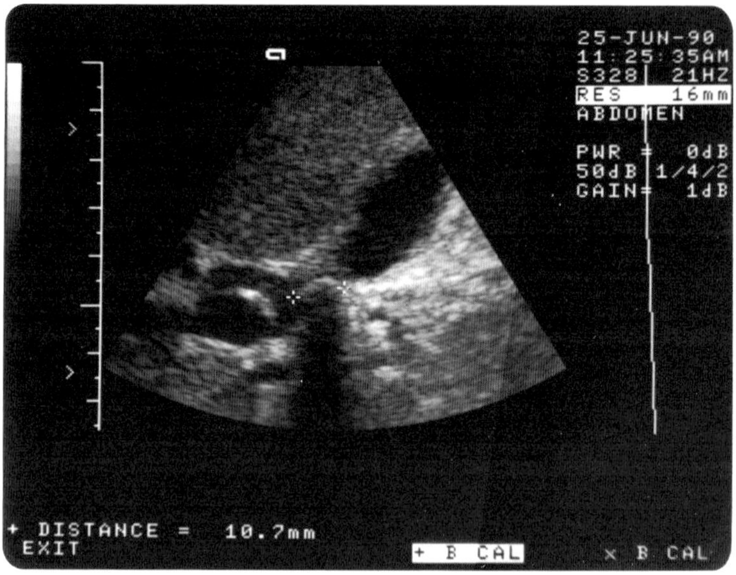

Abb. 23: Chronische Cholezystitis mit verdickter, echoreicher Wand und Konkrement im Infundibulum.

Andere Ursachen der verdickten Gallenblasenwand

Bei sonographisch nachweisbarer Gallenblasenwandverdickung gilt es, eine organische Veränderung von funktionellen Veränderungen ohne Krankheitswert zu unterscheiden (Tab. 3).

Die scheinbare Verdickung der postprandial kontrahierten Gallenblase muß durch eine Untersuchung im Nüchternzustand überprüft werden.

Schon bei Cholezystolithiasis ohne Komplikationen kann es durch Hypertrophie der Muskularis zu einer gewissen Wandverdickung kommen. Zum Aspekt der akuten und chronischen Cholezystitis s. o..

Weitere Krankheitsbilder, die mit einer "echten", wahrscheinlich hydropischen Gallenblasenwandverdickung einhergehen können, die sich nach Therapie der Grunderkrankung u. U. rasch normalisiert, sind Hypalbuminämie, Rechtsherz- und Niereninsuffizienz (Abb. 24). Besteht Aszites, so kann auf Grund des großen Impedanzunterschiedes zwischen Aszites / Wand / und Galle (Blooming Effekt) eine Verdickung der Gallenblasenwand vorgetäuscht werden (Abb. 25).

Auch inkrustierter wandadhärenter Sludge kann Anlaß zur Verwechslung mit einer echten Gallenblasenwandveränderung sein und muß ebenso abgegrenzt werden wie ein szirrhös wachsender Tumor. Die seltene Adenomyomatose ist durch eine konzentrische Verdickung der Wand erkennbar, in der häufig kleine Zysten (erweiterte Rokitansky-Aschoff' Sinus) oder starke Echos infolge von Cholesterineinlagerungen nachweisbar sind (Abb. 26).

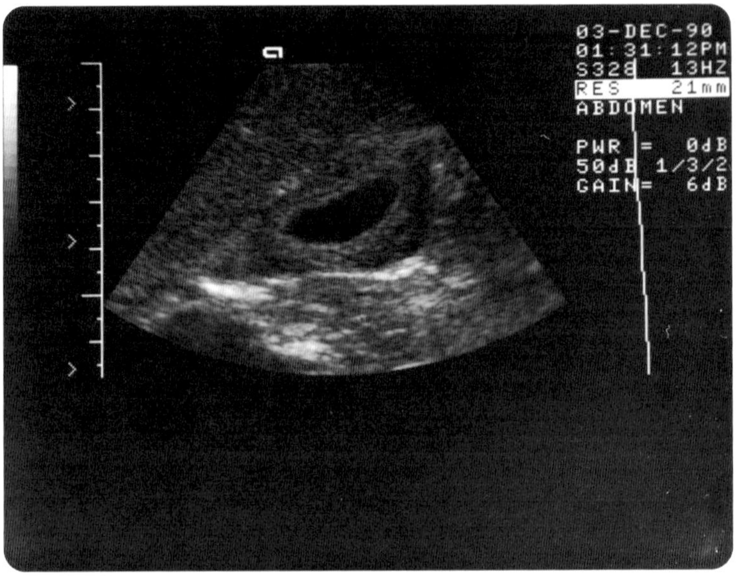

Abb. 24: Gallenblasenwandverdickung bei einer Intensivpatientin mit septischem Schock und DIC. Normalisierung des eindrucksvollen Gallenblasenbefundes innerhalb von 5 Tagen.

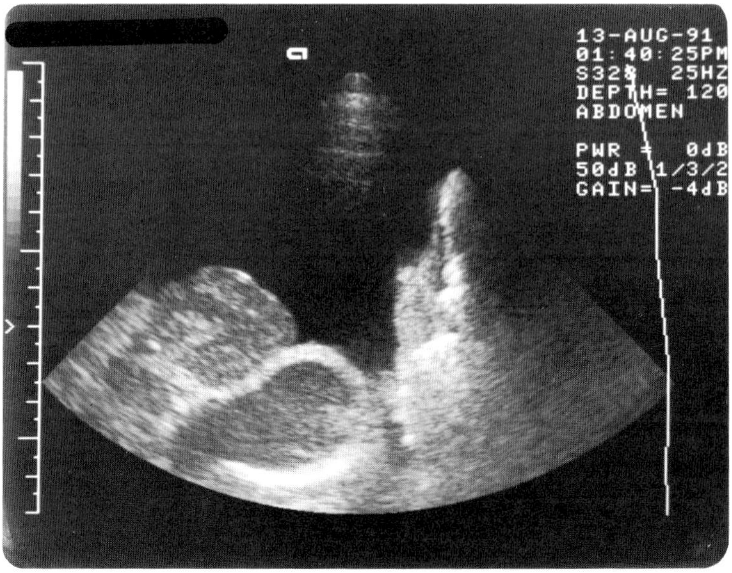

Abb. 25: Scheinbare Gallenblasenwandverdickung bei Aszites. Auf der Gallenblase "reitend" ein Regeneratknoten der zirrhotischen Leber. DD: HCC!

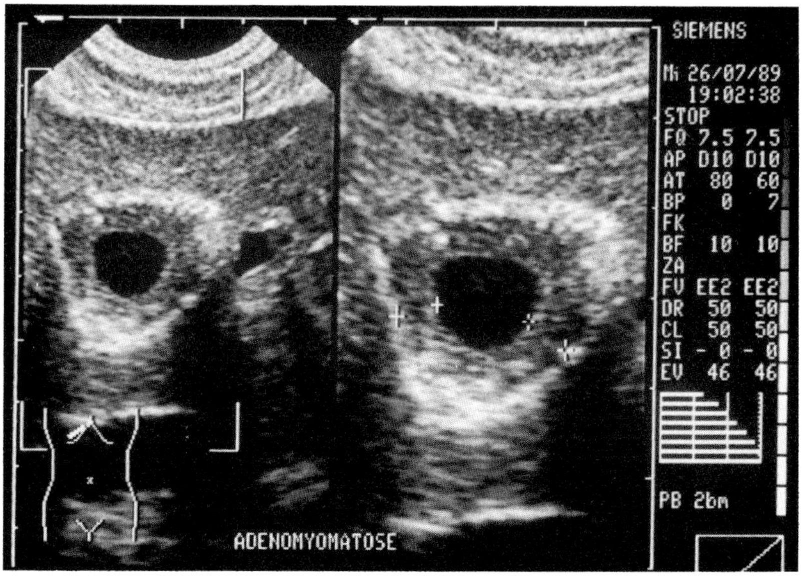

Abb. 26: Adenomyomatose der Gallenblase. Konzentrische Verdickung der Wand, in die einzelne starke Reflexe eingelagert sind (Cholesterinablagerungen).

Raumforderungen der Gallenblase

Die Sonographie hat auch in der Diagnostik von Raumforderungen der Gallenblase einen führenden Stellenwert, wobei sich die unter Umständen erst durch Verlaufsbeobachtungen zu beantwortende Frage nach der Dignität eines Prozesses stellt.

Cholesterinpolypen stellen sich sonographisch als kleine (< 5mm), meist multiple helle, wandständige Reflexe dar, die durch Beobachtung der Lagekonstanz bei Umlagerung des Patienten von kleinen Konkrementen abgegrenzt werden sollten (Abb. 27).

Die adenomatösen Polypen imponieren in der Regel als singuläre, glatt begrenzte, relativ homogene, echoreiche ins Gallenblasenlumen ragende Raumforderung, selten gestielt, eher breitbasig der Gallenblasenwand aufsitzend (Abb. 28a, b). Die Polypen sind klinisch fast immer stumm und sonographische Zufallsbefunde, bedürfen aber wegen der Adenom-Karzinom Sequenz der sonographischen Verlaufskontrolle, um eine Größenzunahme rechtzeitig erkennen zu können.

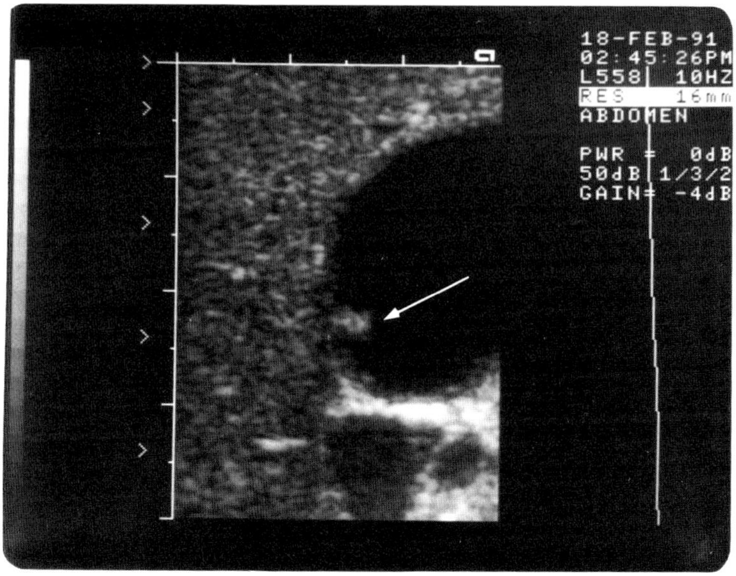

Abb. 27: Kleiner Cholesterolpolyp im Infundibulumbereich der Gallenblase (Pfeil; Ø ca. 2mm).

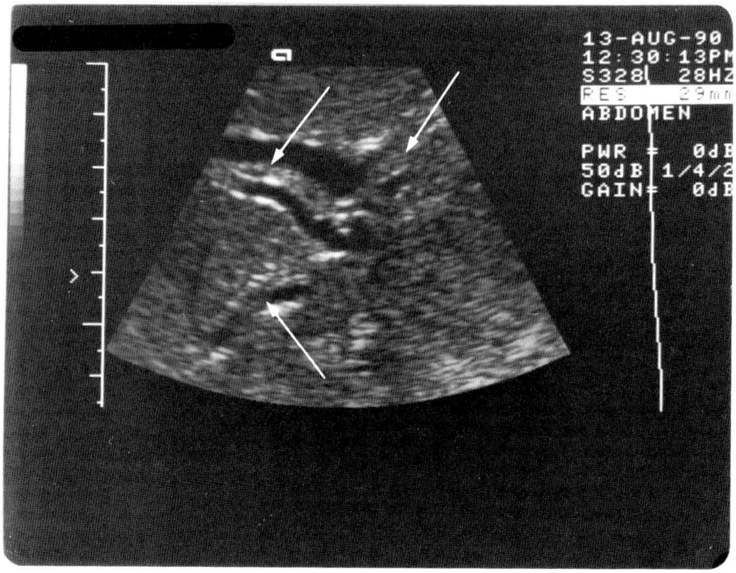

Abb. 30: Erweiterte intrahepatische Gallengänge (Pfeile) als sicheres Kriterium einer obstruktiv bedingten Cholestase.

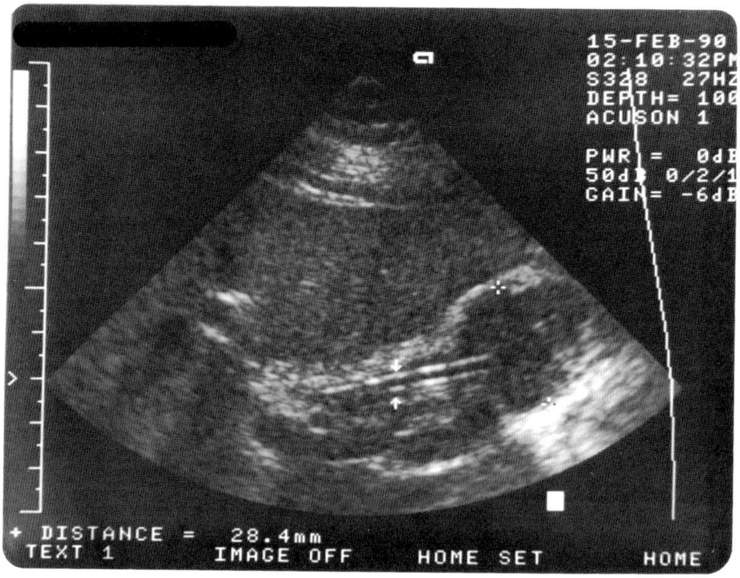

Abb. 31: Ca. 3cm großes Pankreaskopfkarzinom mit Stau des DHC. Die Pfeile markieren die eingelegte Endoprothese.

Tab. 4: Häufige Ursachen des Verschlußikterus

- proximal - intrahepatische Gallenwege

Lebermetastasen, prim. Lebertumoren

pyogene oder cholangitische Leberabszesse

Cholangiokarzinom
(Hepatikusgabel - Klatskin-Tumor)

Hepaticolithiasis

- **distal - extra-/intrahepatische Gallenwege**

Choledocholithiasis
(Steinmigration bei Cholezystolithiasis
oder primäre Choledochussteine)

Pankreaserkrankungen
(Pankreatitis, Pseudozyste, Karzinom)

Gangkompression bei Gallenblasenhydrops

Cholangiokarzinom
(Gallenblase, Choledochus)

Gallengangsstriktur
(iatrogen, postcholangitisch, nach Steinpassage)

Gangkompression durch Lymphknotenmetastasen

Papillenprozesse
(benigne Papillenstenose, - Karzinom)

Choledocholithiasis

Der Steinnachweis als eindeutiges Kriterium einer Choledocholithiasis gelingt bei weitem nicht so häufig und gut wie bei der Cholezystolithiasis. Ursachen hierfür sind die oft durch Luftüberlagerung erschwerte Darstellbarkeit des distalen DHC und die häufig nur inkomplett vorhandenen typischen Steinkriterien (Steinreflex, Schallschatten), selbst bei größeren Konkrementen (geringer Impedanzunterschied zwischen Gallengangswand und Steinoberfläche) als verläßliches Kriterium (Abb. 32). Kleinere, von Galle umspülte Konkremente im DHC sind leichter nachzuweisen (Abb. 33), können jedoch präpapillär gelegen ebenso wie Sludge oder kleine Tumoren in der Pankreaskopf- oder Papillenregion bei ungünstigen Untersuchungsbedingungen leicht dem sonographischen Nachweis entgehen. Indirektes sonographisches Zeichen ist dann lediglich der proximal des Hindernisses erweiterte DHC, der eine weitere Abklärung mittels ERC und/evtl. endoskopischem Ultraschall erfordert.

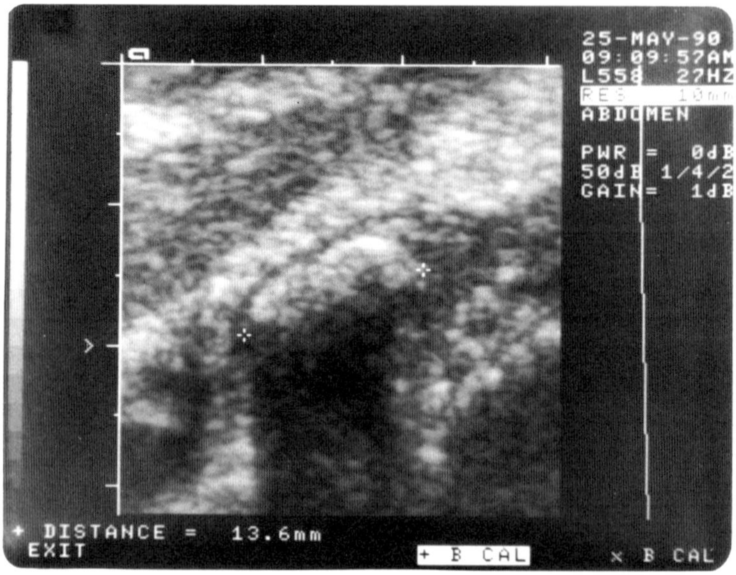

Abb. 32: Etwa 1,4 cm großes impaktiertes Choledochuskonkrement mit angedeutetem Steinreflex und gut erkennbarem Schallschatten.

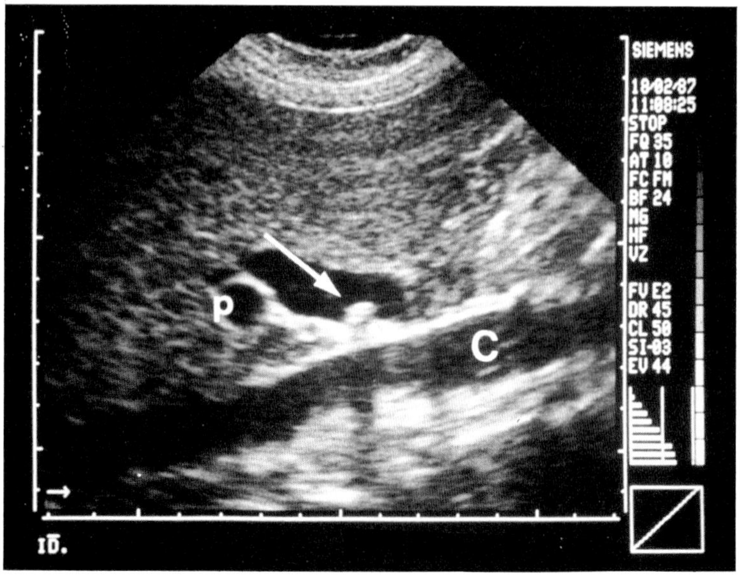

Abb. 33: Kleines Choledochuskonkrement (Pfeil). P = V. portae, C = V. cava.

Cholangiokarzinom

Das Choledochuskarzinom stellt sich sonographisch als eine im Vergleich zum Leberparenchym oft isoechogene oder echoärmere Raumforderung mit infiltrierendem Wachstum in die Umgebung dar (Abb. 34). Wie beim Gallenblasenkarzinom werden auch diese Tumoren häufig erst in symptomatischen Stadien diagnostiziert.

Kleinere Tumoren, insbesondere bei zentraler Lokalistaion im Leberhilus (Klatskin-Tumor) oder intrahepatisch lokalisierte Tumoren sind oft sehr schwierig abgrenzbar, so daß nur der erweiterte Gallengang auf eine Obstruktion hinweist. Bei sehr großen Tumoren kann im Einzelfall die sonographische Unterscheidung zwischen Gallengangs-, Pankreaskopf- oder Magenkarzinom unmöglich sein (Abb. 35).

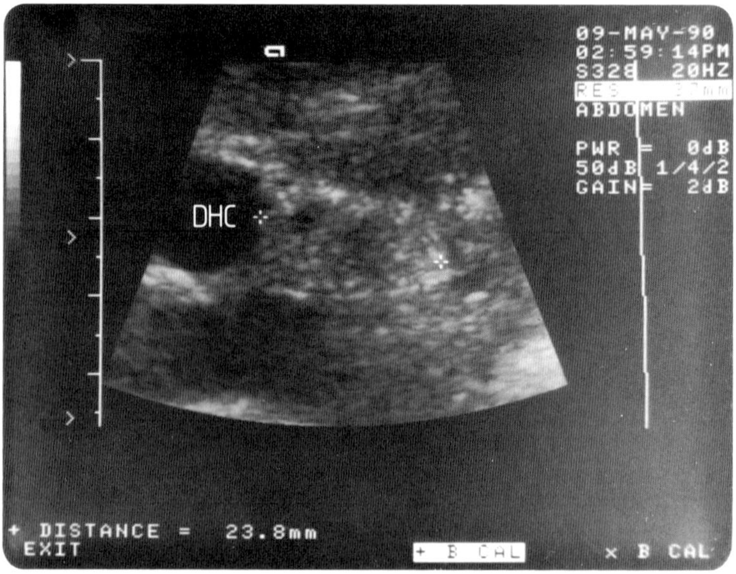

Abb. 34: Distales Cholangiokarzinom mit kompletter Obstruktion des DHC.

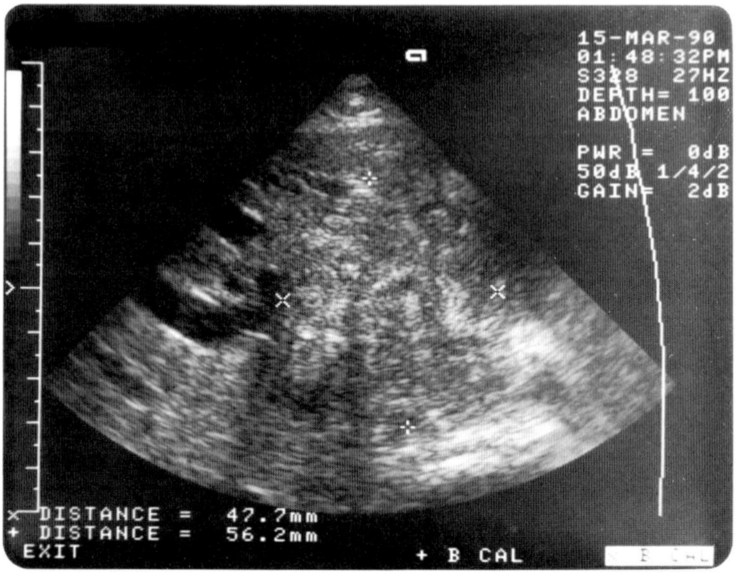

Abb. 35: Ausgedehntes und infiltrierendes Cholangiokarzinom im Bereich der Leberpforte (Markierung) mit Aufstau der intrahepatischen Gallenwege.

Cholangitis

Einen sonographisch sicheren oder beweisenden Befund für eine Cholangitis gibt es nicht. Lediglich die bei immuninsuffizienten Patienten zu beobachtende CMV-Cholangitis (Zytomegalie-Virus) zeigt eine fast pathognomonische Wandverdickung der Gallengänge und der Gallenblase (Abb. 36). Eine Cholestase mit Erweiterung des Gangsystems kann sowohl Ursache als auch Folge einer Cholangitis (Gangobstruktion durch entzündlich bedingten Sludge) sein. Sklerosierungen als Folge chronisch verlaufender Gallenwegserkrankungen (primär sklerosierende, nicht eitrige Cholangitis (PSC), eitrige Cholangitis, CMV-Cholangitis) sind gelegentlich sonographisch an verstärkten Wandreflexen der unregelmäßigen, teils zystisch veränderten Gallengänge und des periduktalen Gewebes darstellbar (Abb. 37).

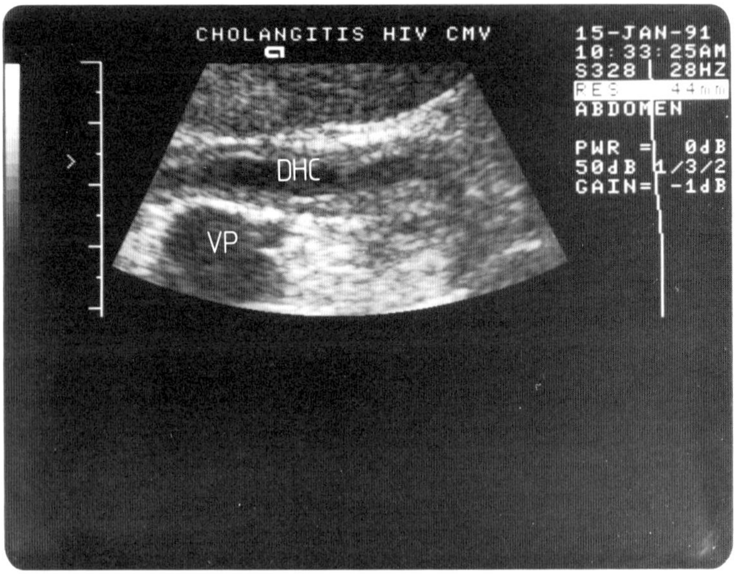

Abb. 36: CMV-Cholangitis bei einem HIV-Patienten mit charakteristischer ödematöser Wandverdickung des DHC.

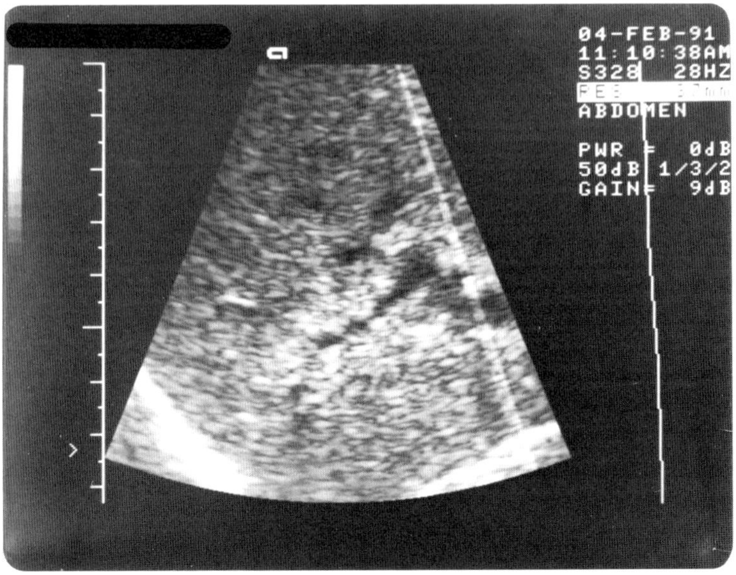

Abb. 37: Echoreiche Wandbegrenzung der peripheren Gallengänge und Veränderung des periduktulären Gewebes bei CMV-Cholangitis.

Aerobilie

Bei der Cholangitis mit gasbildenden Keimen kommt es zu perlschnurartig entlang der Portalgefäße angeordneten Gasansammlungen, die (infolge der Totalreflexion) zu starken Echos mit Wiederholungsartefakten (Reverbationen) führen (Abb. 38). Zum Beweis der Aerobilie kann bei Lagewechsel des Patienten die Wanderung der Echos in den Gallenwegen gezeigt werden.

Häufiger ist eine Aerobilie jedoch Ausdruck einer iatrogenen oder spontan entstehenden Verbindung von Darm und Gallenwegen, die ein Aszendieren der Luft begünstigen, z. B. nach Papillotomie sowie bei biliodigestiver Anastomose, nach spontaner Steinpassage oder bei Gallengangsperforation (z. B. in eine Dünndarmschlinge).

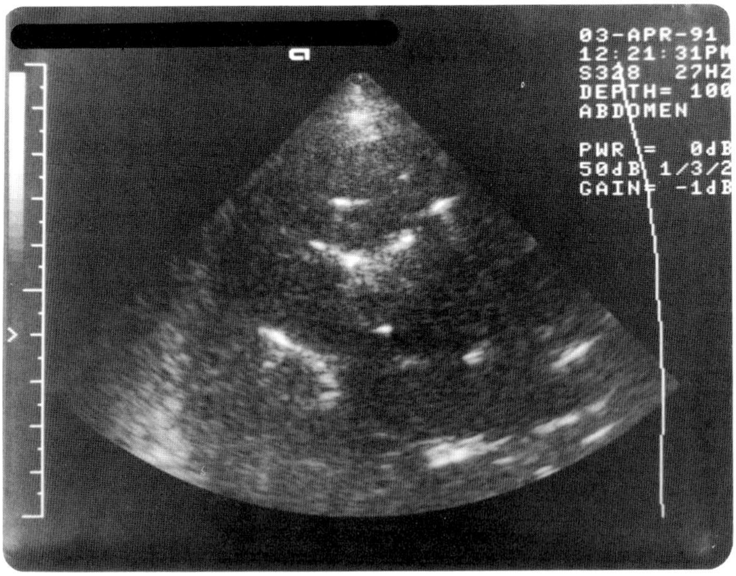

Abb. 38: Aerobilie. Entlang der Portalgefäßverläufe im gesamten rechten Leberlappen starke Echos mit Reverbationen. Bei Lagerung des Patienten wandern die Echos!

Caroli-Syndrom

Bei dieser seltenen kongenitalen Fehlbildung finden sich segmentale Erweiterungen der intrahepatischen Gallengänge, die infolge der beeinträchtigten Abflußverhältnisse zur Steinbildung und rezidivierenden Cholangitiden prädisponieren. Der sonographische Aspekt kann durch Nachweis multipler Konkremente von intraduktalem Sludge und Aërobilie eindrucksvoll sein (Abb. 39) die Diagnose bedarf jedoch der Sicherung mittels ERC.

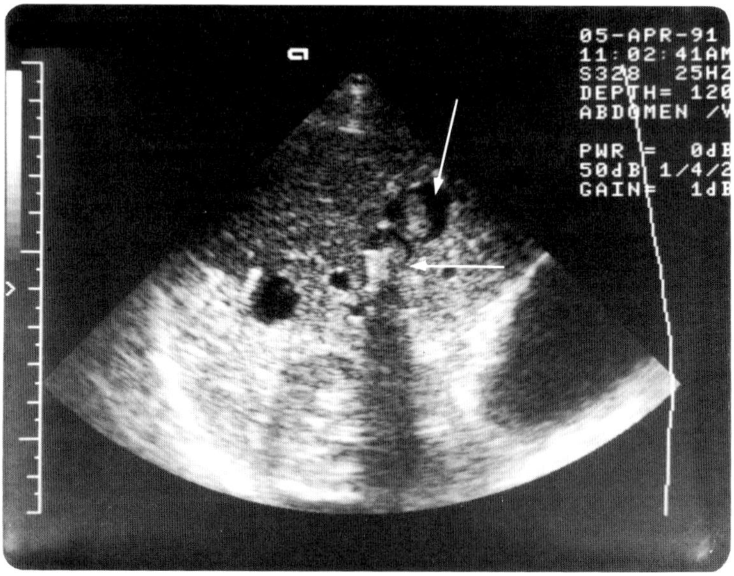

Abb. 39: Caroli-Syndrom. Sacculär erweiterte intrahepatische Gallengänge (Pfeile) mit Sludge und Konkrement.

Glossar: Biliäres System

Verdacht/ Diagnose	Sonographischer Befund	Wertung / klin. Bedeutung weiterführende Diagnostik
Gallenblase		
Sludge	echogene sedimentierende Galle, evtl. pseudopolypoide/ -tumoröse Organisation Zeichen der Grunderkrankung (z.B. akute Cholecystitis, Cholestase, Hydrops)	US beweisend, Verlaufskontrolle: Häufiger Befund unter parenteraler Ernährung und bei Nahrungskarenz. Ätiologie unklar: ERCP
Hydrops	große Gallenblase (Länge >l0cm, Breite > 5cm) fehlende Kontraktilität n. Reiz und Imprimierbarkeit Verschlußursache?	US ausreichend Ätiologie unklar: ERCP, Cholangiographie, Szintigraphie
Cholecysto-lithiasis	Steinkriterien (Oberflächenreflex, Schallschatten), lagevariabel, auch impaktiert, (Hinweise auf Steinzusammensetzung?)	asymtomatisch: Verlaufskontrolle symptomatisch: Kalksalzgehalt?: Röntgen-Leeraufnahme, CT. Kontraktilität der Gallenblase? Differentialtherapie (ESWL, orale Lyse, MTBE-Lyse,OP)
Cholecystitis		
akute Cholecystitis	Wandverdickung (> 5 mm), Separation der Wandschichten, Konkrementnachweis > 95%, dolente Einfingerpalpation, Pericholecystitis	US ausreichend - Therapie Situs unübersichtlich: ERC, CT

Verdacht / Diagnose	Sonographischer Befund	Wertung / klin. Bedeutung weiterführende Diagnostik
chron. Cholecystitis	echogene Wandverdickung fehlende Kontraktion n. Reiz Konkrementnachweis > 95%	US ausreichend asymptomatisch: Kontrolle symptomatisch: OP
Gallenblasen-Perforation	Perforationsstelle freie Perforation: intraperitoneale Flüssigkeit, gedeckte Perforation: z.B. Leberabszeß	US richtungsweisend Operation. Beim inoperablen Patienten US-gezielte Punktion oder Drainagetherapie möglich
Gallenblasenpolypen		
Cholesterin-polypen	meist multipel, < 0 5 cm wandständig, echoreich, evtl. Reverberationen	US ausreichend - Kontrolle
adenomatöse Polypen	solitär oder multipel glatt begrenzte intraluminale Raumforderung, evtl. inkompletter Schallschatten, Wand intakt	US ausreichend multiple Polypen <0.5 cm: Verlaufskontrolle * solitäre Polypen <1.0 cm: Verlaufskontrolle * Wachstumstendenz → OP solitäre Polypen >1.0 cm: → OP (*3, 6, 12 Monate, jährl.)
Cholesteatose	helle wandständige Reflexe Reverberationen	US beweisend, harmloser Nebenbefund
Gallenblasen-karzinom	abhängig von Tumortyp fokale oder diffuse Wandverdickung, polypoid-intraluminaler Tumor, Detruktion der Wand, häufig Steinnachweis, evtl. Lymphknotenfiliae, Cholestase	US richtungsweisend Diagnosesicherung: CT, US-gezielte FNP bei Cholestase: ERC

Verdacht / Diagnose	Sonographischer Befund	Wertung / klin. Bedeutung weiterführende Diagnostik
Gallenwege		
Cholestase		
segmentale Cholestase	entsprechend der Verschlußlokalisation dilatierte intrahepatische bzw. proximale Gallenwege, Nachweis der mech. Obstruktion (TU, Stein, Striktur)	US richtungsweisend Ursachenabklärung mittels ERC, US-gezielter FNP, CT)
globale Cholestase	dilatierte intra- und extrahepatische Gallenwege, Hydrops, Nachweis der Obstruktion, evtl. Cholangitis und Aerobilie	US richtungsweisend. Steinnachweis nur in etwa 40-60%. Zur Artdiagnose bei Tumor(verdacht): US-gezielte Feinnadelpunktion, ERC, Endosonographie
Cholangitis	keine pathognomonischen Befunde. Evtl. Cholestase, Aerobilie, verstärkte Wandreflexe, CMV-Cholangitis: typische Wandverdickung	US wenig sensitiv Klinik/Labor führend Endoskopische Cholangiographie erlaubt. Erregernachweis (Kultur), ggf. (CMV) auch im Biopsat.
Aerobilie	lagevariable perlschnurartige Echos ventral der Portalgefäße, Reverberationen	US beweisend. Bei unklarer Ätiologie und fehlender Vor-Operation: ERC (Erregerdiagnostik)

2. 3 Pankreas

B. Lembcke

Die Ultraschalluntersuchung der Bauchspeicheldrüse vermag alle Abschnitte des Organs darzustellen; die Beurteilung des Organs ist in praxi jedoch häufig durch eine adipöse Bauchdecke, Zwerchfell- und Darmgasüberlagerungen (Schallschatten) sowie im Alter durch regressive Veränderungen mit nur noch schmalem Parenchymsaum erschwert, sodaß eine vollständige Darstellung nur in etwa 80-90% gelingt. Probleme kann insbesondere die sorgfältige Beurteilung des Pankreaskopfes und Processus uncinatus sowie die Verfolgung des Pankreasschwanzes aufwerfen.

Die sonographische Untersuchung des Pankreas sollte am nüchternen Patienten erfolgen; erfahrungsgemäß sind überdies die Schallbedingungen morgens früh günstiger als im späteren Verlauf des Tages. Die Effizienz einer routinemäßigen Verabreichung entblähender Präparate (Dimethicon) hinsichtlich der Verbesserung der Schallbedingungen wird kontrovers beurteilt.

Untersuchungsgang und Normalbefund

Die Darstellung der Bauchspeicheldrüse im *Längsschnitt* (Abb. 1a) orientiert sich zunächst ventral am Unterrand des linken Leberlappens und dorsal an der Aorta mit dem Abgang des Tr. coeliacus sowie der A. mes. sup.. Ventral dieser großen Arterien stellt sich echofrei die V. lienalis im runden oder ovalen Querschnitt am Unterrand des Pankreas dar, oft auch in der gleichen Schnittebene ein Teil der V. mes. sup., der die Bauchspeicheldrüse (Proc. uncinatus) hier aufliegt. Die normale Bauchspeicheldrüse weist ein homogenes, feinkörniges Reflexmuster auf, das beim jüngeren Patienten der Echogenität der Leber entspricht und sich damit von dem umgebenden, stärker echogenen peripankreatischen Fettgewebe abhebt. Ventral der quer getroffenen V. lienalis, exzentrisch im Pankreas gelegen, stellt sich der D. Wirsungianus als heller echoreicher Doppelreflex dar (normale Weite: 2 mm).

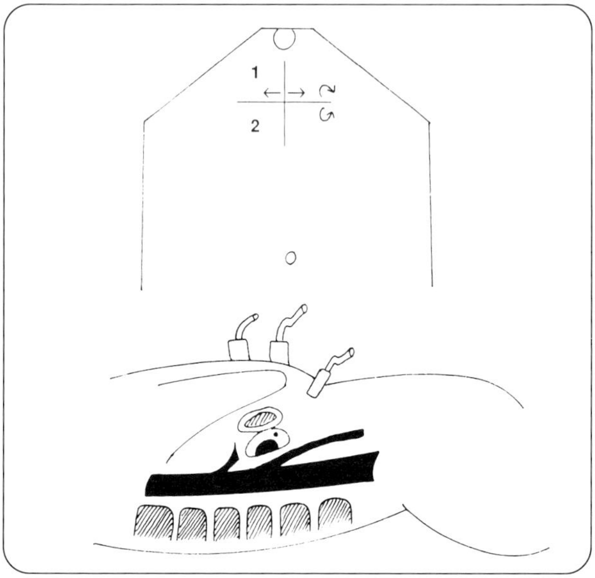

Abb. 1a: Schema-Längsschnittdarstellung in der Sagittalebene. Pankreaskorpus und V. lienalis sind medial des Konfluens (V. lienalis, V. mes. sup.) angeschnitten, ventral davon das Antrum und der linke Leberlappen. Eine Vergrößerung des Leberrand-Aorta-Abstandes auf > 4 cm wurde bei früheren sonographischen Untersuchungen mit gering auflösenden Geräten als indirekter Hinweis auf eine verdrängende Raumforderung des Pankreas angesehen.

Im Oberbauchquerschnitt (Abb. 1b) erfolgt die Darstellung des Pankreas mit dem im Epigastrium aufgesetzten Schallkopf in kaudaler Richtung bei leichter Rotation im Uhrzeigersinn. Durch Kippen des Schallkopfes in der Sagittalebene wird die Bauchspeicheldrüse zwischen der Magenhinterwand (oder dem Unterrand des linken Leberlappens) und der V. lienalis im Organlängsschnitt sichtbar. In diesem Abschnitt (Pankreaskorpus) ist der D. Wirsungianus wiederum - ähnlich einer Kugelschreibermine - als reflexreiches Doppelecho dargestellt (Abb. 2). Die Bauchspeicheldrüse liegt kranial der V. lienalis unmittelbar auf, die sich zur rechten Patientenseite hin kolbig erweitert (Konfluens mit der V. mes. sup.). Dorsal der V. lienalis finden sich im Querschnitt als echofreie Strukturen ventral der Wirbelsäule zunächst die A. mes. sup. und dahinter, links ventral der Wirbelsäule anliegend, die Aorta mit dem Abgang der Nierenarterien unterhalb der Pankreasregion. In Höhe der Aorta, kontralateral, stellt sich die V. cava inf.

dorsal des Konfluens bzw. des Pankreaskopfes queroval oder kommaförmig dar (in Abhängigkeit von der Kompression durch den Untersucher). Ventral des Pankreas wird die Hinterwand des Magenkorpus dargestellt. Zur vollständigen sonographischen Untersuchung der Bauchspeicheldrüse wird das Pankreas nun zwischen Magen und V. lienalis nach links verfolgt, wobei Luft und Ingesta im Magenkorpus bzw. Querkolon häufig die Darstellbarkeit behindern. Aufmerksamkeit verlangt auch die Orientierung an der Milzvene, da dieser hier die linke Nierenvene anliegt (anatomische Voraussetzung für den sog. Warren-Shunt beim Pfortaderhochdruck).

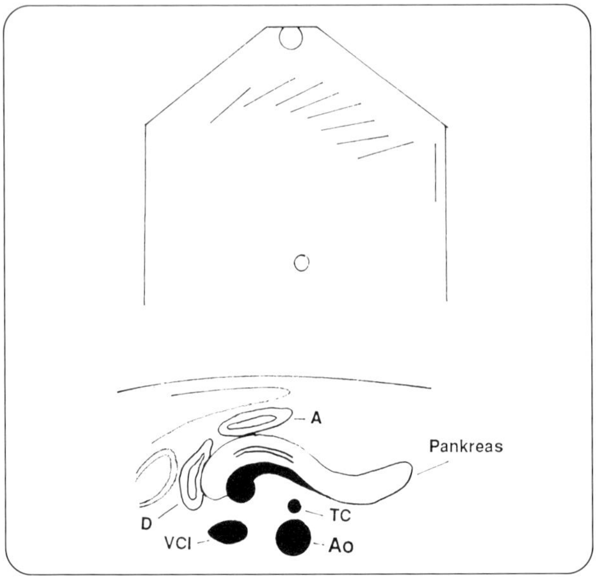

Abb. 1b: Untersuchungsgang und topographische Beziehungen bei der Pankreas-Sonographie im Schema. Dynamische Querschnittsdarstellung ("Türklinken-Form") des Pankreas und Lagebeziehung zu V. lienalis (Leitstruktur), Aorta und Tr. coeliacus, V. cava inf., Duodenum (D) und Antrum (A).

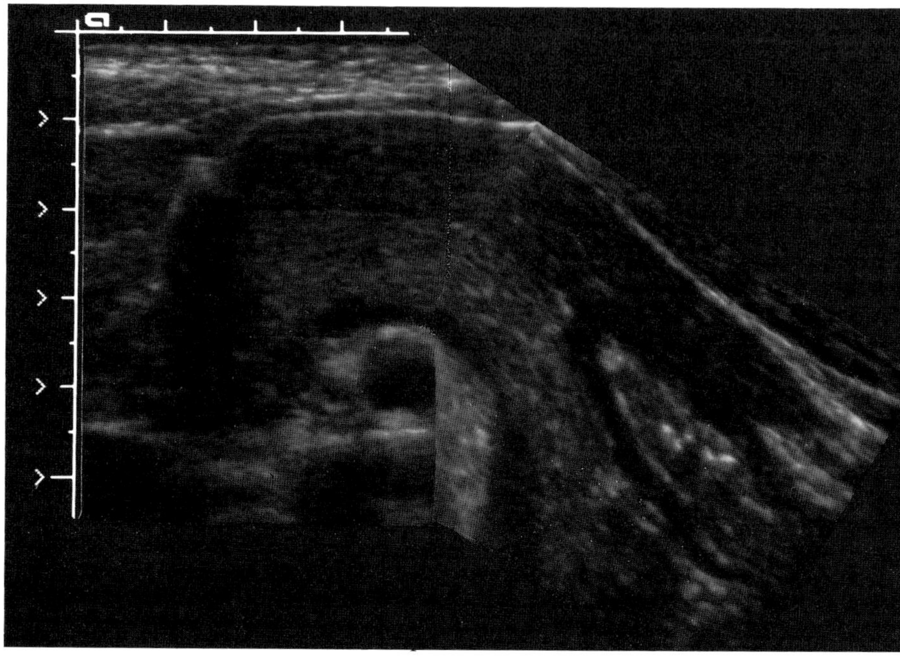

Abb. 2: Normales Pankreas im Querschnitt.

Die Schwierigkeit der sorgfältigen sonographischen Abbildung des gesamten Pankreas ist dabei sowohl durch die dorsale Lage im Retroperitonealraum als auch durch die organeigene Krümmung in ap-Richtung ("Türgriff-Form"; Abb. lb) und kraniokaudaler Richtung bedingt. Hilfreich ist gelegentlich die Untersuchung am stehenden Patienten in tiefer Inspiration oder eine Wasserfüllung des Magens.

In Ergänzung zur Darstellung des Pankreas von ventral sowie zur Umgehung der Magen- bzw. Darmgas-bedingten Nichtdarstellbarkeit der Kauda läßt sich das kaudale Pankreas durch die Milz hindurch von links lateral abbilden, wobei ein Sektorschallkopf besonders zweckmäßig ist (Abb. 3).

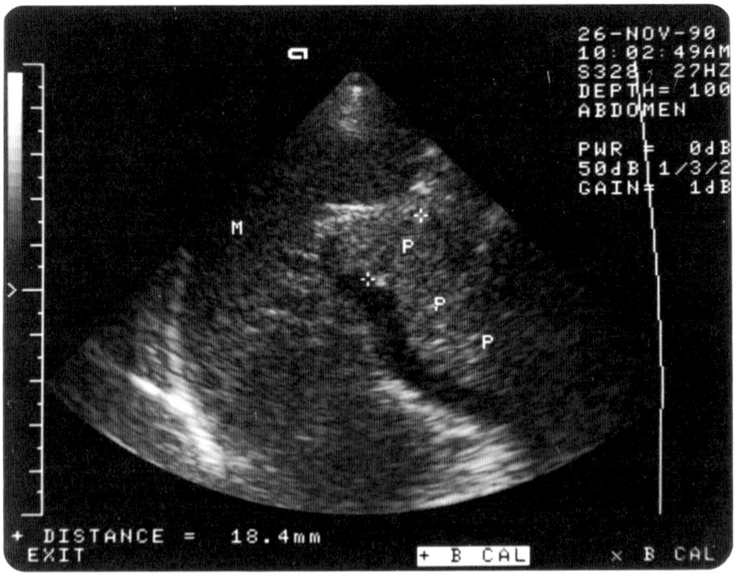

Abb. 3: Normale Cauda pancreatis, der Milzvene anliegend, bei Darstellung im linksseitigen hohen Flankenschnitt. Beachte die enge Lagebeziehung zur Milz und zum oberen Nierenpol (rechter Bildrand); sog. Dreiländereck: Milz, Pankreasschwanz, li. Niere.

Das ursprünglich der Echogenität der Leber ähnliche Echomuster der Bauchspeicheldrüse wird im Alter durch regresssive Veränderungen mit Vernarbung und Fetteinlagerung (sog. Lipomatose) reflexreicher bis hin zum sog. "weißen Pankreas". Das Organ wird dabei schmaler, der D. Wirsungianus durch Retraktion des ihn begrenzenden Parenchyms unter Umständen weiter (bis 2,5 mm). Diese Verhältnisse sind bei der Beurteilung der Organgröße (anterio-posteriorer Durchmesser bei orthograder Schnittebene zum Organlängsschnitt) zu berücksichtigen, die überdies im Pankreaskopf (bis 3 cm), Corpus (bis 2, max. 2,5 cm) und Pankreasschwanz (-2,5 cm) unterschiedlich ist. Die interindividuelle Variabilität zwischen Patienten mit kräftigem und zartem Pankreas ist entsprechend groß.

Von besonderer diagnostischer Bedeutung sind daher intraindividuelle, segmentäre Formveränderungen, eine glatte Organkontur und homogene Binnenstruktur, da kleine Tumoren in einem schmalen Pankreas durchaus die genannten "Obergrenzen" noch nicht überschreiten müssen (s. Abb. 16) und der Nachweis derart kleiner Tumoren besondere prognostische Bedeutung hat.

Dementsprechend sind nicht nur die in Tabelle 1 genannten Indikationen zur Ultraschalluntersuchung des Pankreas ein Anlaß für die sorgfältige Darstellung des gesamten Organs, sondern es sollte bei jeder abdominellen Sonographie im Detail auf klinisch asymptomatische Pankreastumoren geachtet werden.

Tab. 1

Indikationen zur Ultraschalluntersuchung des Pankreas

- Akuter und rezidivierender Oberbauchschmerz, Ikterus
- Unerklärte tiefe Rückenschmerzen, Gewichtsverlust (Tumorsuche)
- Palpable Resistenz im Oberbauch
- V. a. alle entzündlichen und neoplastischen Erkrankungen des exokrinen Pankreas (Klinik, Labor)
- Verlaufskontrolle bei akuter und chronischer Pankreatitis sowie ihrer Komplikationen
- Routinemäßig (obligat) vor ERCP
- Routinemäßig vor und nach Lithotripsie von Pankreasgangsteinen
- Neu aufgetretener Diabetes; V. a. endokrin aktive Pankreastumoren

Formvarianten

Ein *Pankreas divisum* als häufigste Formvariante der Bauchspeicheldrüse, ist charakterisiert durch die unvollständige oder fehlende Verschmelzung der ventralen (Pankreaskopf, proximales Drittel des D. Wirsungianus) und der dorsalen Pankreasanlage (D. Santorini, Pankreaskorpus und -kauda), wobei der D. Santorini nicht zum akzessorischen Pankreasgang wird, sondern den Hauptausführungsgang darstellt und der D. Wirsungianus nur die ventrale Pankreasanlage drainiert. Ein Pankreas divisum findet sich bei 25% der Patienten mit "idiopathischer" akuter Pankreatitis (normale Prävalenz bei der ERCP: 4%). Sonographisch stellt sich ein Pankreas divisum im Querschnitt oft als umschriebene Expansion des Pankreaskopfes mit Betonung des kaudal der V. lienalis gelegenen Organanteils im Längsschnitt dar. In der Regel wird dieser Befund als prinzipiell tumorverdächtig eingestuft und der Patient der weiteren Abklärung (beweisend: ERCP) zugeführt. Die Sonographie kann mithin Hinweise auf ein Pankreas divisum geben, vermag die Diagnose aber nicht zu beweisen; die Häufigkeit falsch positiver und negativer Befunde beim Pankreas divisum ist nicht bekannt.

In gleicher Weise hat die Sonographie auch beim selteneren *Pankreas anulare* nur hinweisenden Charakter. Das Pankreas anulare ist durch eine manschettenförmige Ummauerung des Duodenums durch Pankreasgewebe charakterisiert, die unter Umständen zu einer mehr oder weniger ausgeprägten Lumeneinengung des Duodenums führt. Sonographisch läßt sich das Pankreas anulare durch den Nachweis von Pankreasgewebe ventral, kaudal und rechts lateral des Duodenums nachweisen; die Diagnose sollte jedoch durch eine endoskopische Gangdarstellung bewiesen werden.

Beweisenden Charakter hat die Ultraschalluntersuchung demgegenüber für den Nachweis von *Pankreaszysten*, die (als echte Zysten) sehr selten solitär auftreten. Häufiger, aber insgesamt auch selten sind *multiple Pankreaszysten* (meist im Zusammenhang mit multiplen Nieren-, Leber- und evtl. auch Milzzysten). Dabei ist die Zuordnung einzelner Zysten zum Pankreas durchaus nicht einfach, da die raumfordernden Nieren- und Leberzysten das Bild dominieren, so daß das tief gelegene Pankreas nur schwer darstellbar ist.

Entzündliche Pankreaserkrankungen

Akute Pankreatitis

Die ödematöse Schwellung des Pankreas führt bei der akuten Pankreatitis sonographisch nicht nur zu einer allseitigen oder fokalen Größenzunahme des Organs, sondern auch zu einer deutlichen Abnahme der Echogenität (d. h. das Organ erscheint echoärmer als die Leber). Dabei spricht ein auch im Verlauf homogenes (wenngleich gegenüber dem Normalbefund vergröbertes) Reflexmuster der Pankreastextur für eine ödematöse Pankreatitis (Abb. 4), eine stärkere Inhomogenität für die Ausbildung von Nekrosen (Pankreaskopf in Abb. 5).

Die Randkontur der vergrößerten Bauchspeicheldrüse ist bei akuter Pankreatitis als Ausdruck des Ödems und des Übergreifens der Entzündung auf das peripankreatische Gewebe unscharf bis verwaschen (Abb. 4, 5); bei der gezielten Palpation mit der Fingerspitze ist eine Verformbarkeit des Organs erkennbar, dabei besteht jedoch eine ausgeprägte Schmerzhaftigkeit des Pankreas.

Leichte Formen der akuten Pankreatitis ("Enzymentgleisung") führen häufig nicht zu sonographisch sichtbaren Veränderungen der Pankreasgröße oder Struktur, die umschriebene Druckdolenz des Organs ist dabei jedoch zumeist nachweisbar und stellt damit ein besonders empfindliches Zeichen der akuten Pankreatitis dar (Abb. 6). Hinzuweisen ist auf die umschriebene, fokale akute Pankreatitis, die durch eine segmentäre Echoarmut und Organvergrößerung gekennzeichnet ist. Ähnlich wie bei der fokalen chronischen Pankreatitis ist hier die Differentialdiagnose zum Pankreaskarzinom zu beachten.

Schwere Formen der akuten nekrotisierenden Pankreatitis, bei denen bereits bei der Erstuntersuchung eine reflektorische Magen-Darm-Atonie über längere Zeit bestanden hat, führen nahezu regelhaft zu einer Beeinträchtigung der sonographischen Darstellung der Pankreasregion infolge ausgeprägter Darmgasüberlagerung und Ileus. Der sonographische Befund der Nichtdarstellbarkeit des Pankreas ist dabei diagnostisch durchaus bedeutsam. Eine starke Größenzunahme des Pankreas ist sonographisch jedoch bei frühzeitiger Untersuchung (!) in aller Regel darstellbar; ist dies nicht der Fall, empfiehlt sich die Wiederholung der Sonographie nach suffizienter Drainage über eine Levin-Sonde, d. h. am folgenden Tag.

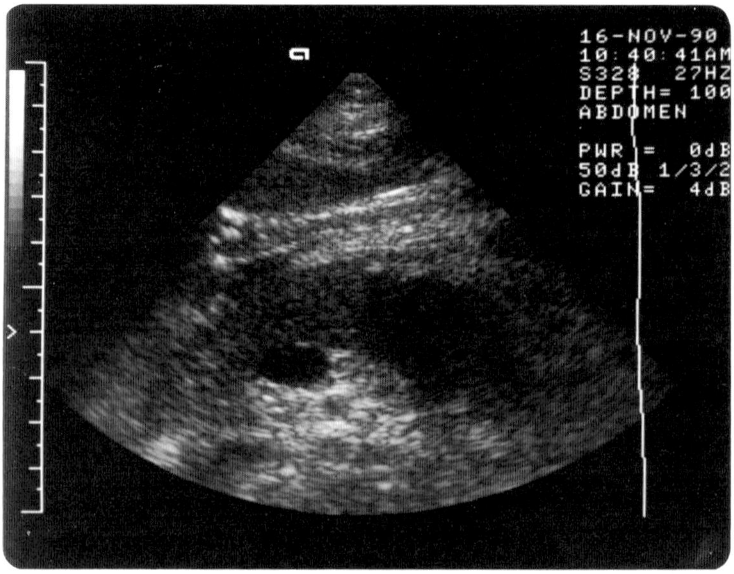

Abb. 4: Akute Pankreatitis mit unregelmäßiger, diffuser Organvergrößerung, unscharfer Randbegrenzung und echoarmem Strukturmuster der Bauchspeicheldrüse.

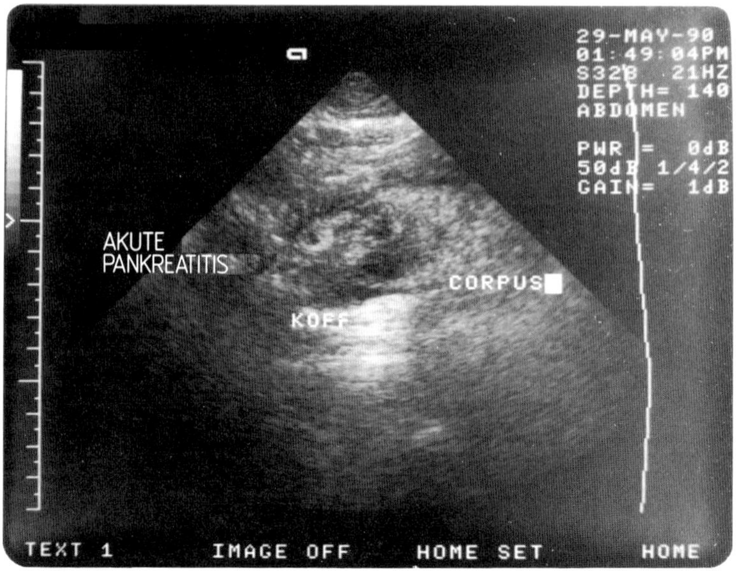

Abb. 5: Akute Pankreatitis mit starker Vergrößerung des Organs, im linksseitigen Pankreaskorpus auf die Umgebung übergreifender Entzündung und echoarmen Inhomogenitäten im Pankreaskopfbereich (Nekrose) mit dorsaler Schallverstärkung. Die V. lienalis als Leitstruktur des Pankreas ist nur im Konfluensbereich sichtbar und dort kommaförmig komprimiert.

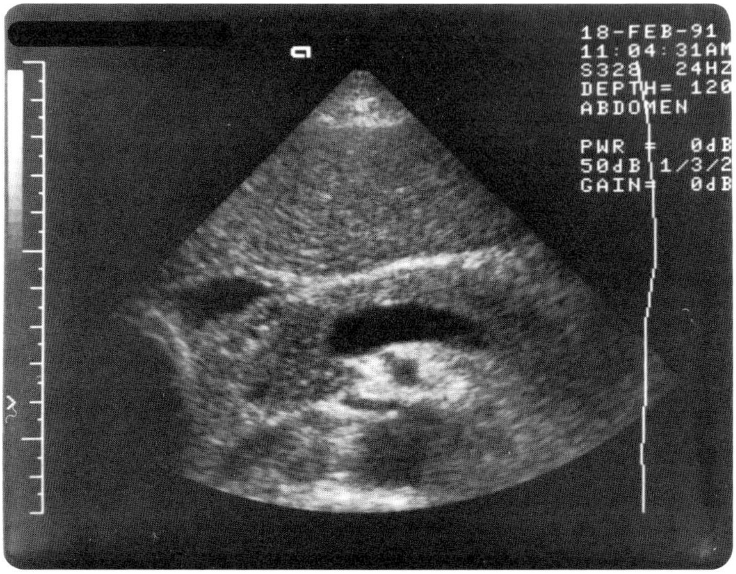

Abb. 6: Schmales Pankreas, das die angeführten Normbereiche für die Organgröße nicht überschreitet. Echoärmere, grobgranuläre Struktur im Pankreaskopf, bei gezielter Palpation deutlich druckschmerzhaft. Befund einer akuten Pankreaskopfpankreatitis.

Wenngleich die Schwere der akuten Pankreatitis in der Regel mit dem Ausmaß der sonographischen Veränderungen zu korrelieren scheint, hat die Sonographie bei akuter Pankreatitis in der Erstuntersuchung ihre erstrangige Bedeutung in der Früherkennung behandelbarer Ursachen, d. h. der Cholezystolithiasis bzw. einer Choledocholithiasis. Der Nachweis von Gallengangssteinen, Gallenblasensteinen oder eines erweiterten (> 7 mm) Ductus hepatocholedochus ohne direkten Steinnachweis bei akuter Pankreatitis stellt heute eine notfallmäßige Indikation zur ERCP und - zumindest bei duktalem Steinnachweis - zur endoskopischen Papillotomie dar.

Sowohl im Rahmen der Erstuntersuchung als auch bei den zunächst täglich indizierten Kontrolluntersuchungen ist dem Auftreten von Komplikationen besondere Aufmerksamkeit zu widmen, um den Krankheitsverlauf zutreffend einschätzen zu können. Dazu zählt das Auftreten einer Flüssigkeitsretention (pankreatogener Aszites) in der Bursa omentalis, am Unterrand der Leber (Abb. 7), perilienal bzw. im kleinen Becken oder eines (meist linksseitigen) Pleuraergusses, von inhomogenen echoarmen peripankreatischen Nekrosestraßen (typisch: echoarme Ausläufer, teils mit verstärkten irregulären Binnenechos, nach ventral zur Bursa omentalis, mesokolisch nach kaudal, parakolisch [pararenal] nach lateral) und gemischt echogenen Sequestern im entzündeten Pankreas selbst (Nekrosen, Hämorrhagien, Exsudat), eines Ileus und - gute Darstellbarkeit vorausgesetzt - einer Thrombose der V. lienalis bzw. der Pfortader (s. Kap. 2.6, Abb. 32). Im weiteren Verlauf muß auf die Ausbildung von Pankreaspseudozysten und ihre Entwicklung ebenso geachtet werden wie auf die Darstellung eines Pankreastumors, der in etwa 3% zur Symptomatik einer akuten Pankreatitis führt.

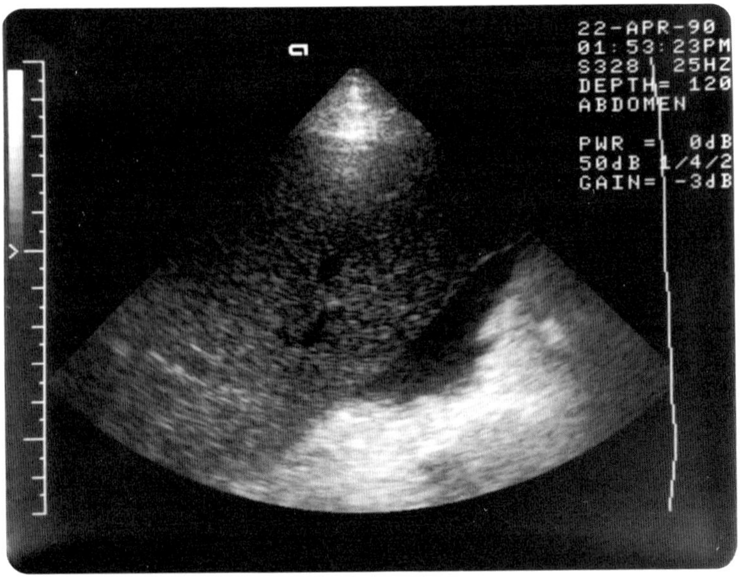

Abb. 7: Freie Flüssigkeit am Unterrand des rechten Leberlappens (Morisonsche Tasche). Der Befund ist unspezifisch und kann nur im Zusammenhang mit anderen Zeichen der Pankreatitis (oder z.B. Pankreaspseudozystennachweis) bzw. hohem Pankreasenzymgehalt bei der diagnostischen Punktion als pankreatogener Aszites identifiziert werden.

Im Vergleich zur Computertomographie ist die Sonographie bei akuter Pankreatitis weniger aussagefähig, da keine Angaben über die Vitalität des entzündeten bzw. nekrotischen Gewebes möglich sind und die für eine u. U. indizierte chirurgische Ausräumung von Nekrosen bedeutsame topographische Darstellung des Pankreas einschließlich der umgebenden betroffenen Organe oder Gewebe insgesamt bei der durch den Meteorismus und Ileus beeinträchtigten, zudem meist schmerzhaften sonographischen Untersuchung in der Regel unvollständig ist. Hervorzuheben ist demgegenüber die Bedeutung der Sonographie für die Erstuntersuchung (biliäre Ursachen der akuten Pankreatitis) und für den Nachweis von Pseudozysten im Verlauf.

Komplikationen der akuten (und chronischen) Pankreatitis

Pseudozysten

Die Entstehung von Pankreaspseudozysten kommt sowohl nach einer akuten Pankreatitis wie auch im Rahmen entzündlicher Schübe einer chronischen Pankreatitis vor. Pseudozysten unterscheiden sich primär sonomorphologisch nicht von echten Zysten, d. h. sie sind als echofreie, rundliche, glatt begrenzte Bezirke im Pankreas (Abb. 8) oder - häufiger - am Rand der Bauchspeicheldrüse darstellbar (Abb. 9a, b). Die Größe (nicht selten > 10 cm Durchmesser) und die Lokalisation dieser Pseudozysten (unter Umständen bis retroösophageal-mediastinal) sind ausgesprochen variabel; andere Organe können dabei komprimiert oder verdrängt werden. Mit zunehmendem Alter einer Pankreaspseudozyste wird ihre Wand fester, entsprechend nimmt deren Stärke und Echogenität zu.

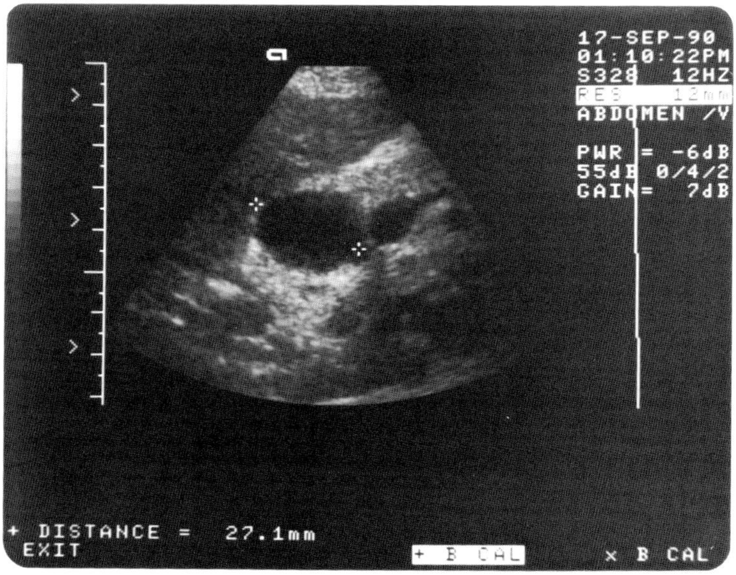

Abb. 8: 2,7 cm große Pseudozyste im Pankreaskopf. Charakteristika: glatte Randkontur, echofreie Binnenstruktur und dorsale Schallverstärkung.

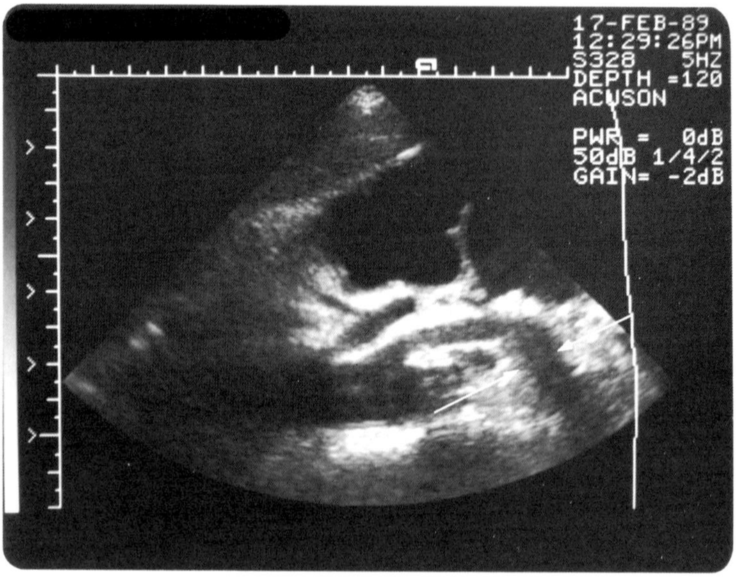

Abb. 9a: Mehrkammerige, ausgedehnte Pseudozystenbildung bei chronischer, alkoholinduzierter Pankreatitis. Längsschnitt in der Sagittalebene mit Anschnitt von zwei großen Zystenkammern, die das Antrum verdrängt haben. In der kaudal gelegenen Zyste stellen sich dorsal, unmittelbar an der A. mes. sup. etliche kalkhaltige Konkremente mit typischer Schallauslöschung dar (Pfeile). Die kraniale Zyste reicht vom Abgang der A. hepatica aus dem Tr. coeliacus bis zum Unterrand der Leber.

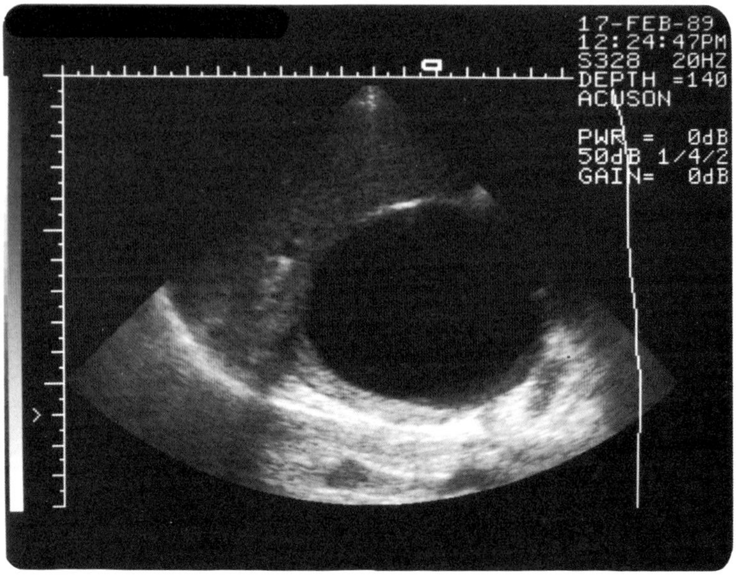

Abb. 9b: Kugelige Pankreasschwanzzyste (9,7 x 7 cm) mit kräftiger Wand in der Milzkonkavität bei demselben Patienten.

Pankreaspseudozysten sind prinzipiell echofrei; bei akuter Pankreatitis oder nach einem akuten Schmerzereignis läßt sich jedoch gelegentlich am Boden der Zyste eine etwas echodichtere "schlammartige" Sediment-Struktur darstellen, die zumeist einer spontanen Einblutung entspricht. Eine stärkere Echodichte kann dabei in Abhängigkeit von der klinischen Situation (progredientes Fieber, Verbrauchskoagulopathie, toxische Schocksymptomatik) auch für eine Infektion mit Abszedierung sprechen. Der Nachweis von Luft in einer echoarmen, zystischen Pankreasstruktur ist für den Abszeß beweisend, in praxi aber eine Rarität.

Bei der Ausbildung von Pankreaspseudozysten infolge chronischer Pankreatitis finden sich in der Zyste selbst häufig kalkhaltige Protein-Präzipitationen (Pankreatikozystolithen), die über 1 cm Größe erreichen können (Abb. 9a, kaudale Zyste). Bei großen, sich nicht spontan rückbildenden Pankreaszysten kann eine - meist mehrfach zu wiederholende - Feinnadelpunktion eine Entlastung bewirken: bei hohem Gehalt an Pankreasenzymen ist eine Größenabnahme jedoch oft nur kurzfristiger Natur (s. Kap. 4).

Verschlußikterus

Während weite Gallenwege bei der Erstuntersuchung im Rahmen einer akuten Pankreatitis auf eine biliäre Genese hinweisen oder durch ein ausgedehntes Pankreaskarzinom bedingt sind, zeigt eine progrediente Erweiterung der Gallenwege im frühen Verlauf der akuten Pankreatitis eine Kompression des Ductus choledochus durch die Schwellung des Pankreaskopfes an.

Milzvenenthrombose, Portalvenenthrombose

Ein Übergreifen der autodigestiven Entzündung und Nekrose auf die dem Pankreas unmittelbar anliegenden Gefäßstrukturen führt nicht selten zu einer Thrombosierung der venösen Gefäße oder auch zur Aneurysmabildung (A. lienalis). Ein Aneurysma der A. lienalis kann differentialdiagnostisch u.U. mit einer Pankreaspseudozyste verwechselt werden. Die gezielte Verfolgung der Gefäß- und Pankreasstruktur ermöglicht jedoch in der Regel eine Abgrenzung; in Zweifelsfällen ist die Duplex-Sonographie beweisend.

Eine Thrombosierung der V. lienalis oder der Pfortader stellt sich im B-Bild als zunächst echoarme Formation innerhalb des Gefäßes dar, die die Vene vollständig oder partiell okkludiert. Im Verlauf nimmt die Echodichte zu. Bei partiellem Verschluß ist die Oberfläche des Thrombus meist unregelmäßig, seine Struktur oft auch inhomogen. Die Duplex-Dopplersonographie eignet sich dabei hervorragend, Klarheit über die Perfusionsverhältnisse zu schaffen (siehe dort). Spätfolge eines Milzvenenverschlusses sind die Ausbildung von Kollateralen und eine Splenomegalie.

Chronische Pankreatitis

Als chronische Pankreatitis werden irreversible funktionelle oder morphologische Veränderungen des exokrinen Bauchspeicheldrüsengewebes bezeichnet, bei denen fokale Nekrosen oder eine segmentäre oder diffuse Fibrose mit oder ohne Verkalkungen vorliegen. Als Folge der fibrosierenden Veränderungen sind Unregelmäßigkeiten und eine Erweiterung des D. Wirsungianus häufig, gelegentlich bestehen ausgeprägte Strikturen und Pankreasgangsteine.

Das sonographische Korrelat dieser Veränderungen besteht in einer diffusen oder segmentären Organvergrößerung mit unregelmäßiger Randbegrenzung und einem vergröberten und echodichteren Reflexmuster (Abb. 10). Die Veränderungen des Strukturmusters sind dabei durch die Fibrosierung bedingt; besonders helle Echoreflexe mit dorsaler Schallauslöschung sprechen für Verkalkungen (Abb. 11). Derartige Pankreasverkalkungen kommen sowohl im Drüsengewebe selbst (Abb. 11, Pankreaskopf; Abb. 15a, b, Pankreaskorpus und -kauda), im D. Wirsungianus, innerhalb von Pseudozysten (Abb. 9a) und im peripankreatischen Gewebe vor. Beim Vorliegen ausgedehnter Verkalkungen sind die Organgrenzen oft nicht mehr exakt zu bestimmen. Eine Erweiterung des D. Wirsungianus (> 2 mm) läßt sich sonographisch nachweisen; das Ausbleiben einer Zunahme der Gangbreite nach Stimulation mit Sekretin ist darüber hinaus als diagnostisches Zeichen der chron. Pankreatitis beschrieben worden (s. Kap. 5.4). Patienten mit einer Mukoviszidose weisen eine stark fibrosierte, d. h. echoreiche und oft schlecht vom peripankreatischen Gewebe abgrenzbare Bauchspeicheldrüse auf (die definitionsgemäß nicht der chronischen Pankreatitis zugeordnet wird).

Bei einer umschriebenen Verbreiterung des Pankreas bei chronischer Pankreatitis (s. Abb. 10) ist eine Differenzierung gegenüber dem Pankreaskarzinom oft allein durch die Sonographie nicht möglich; hier sind neben dem klinischen Erscheinungsbild zusätzliche Untersuchungen wie CA 19-9 und CEA, CT, ERCP, die sonographisch gezielte Feinnadelpunktion und - dennoch - nicht selten die explorative Laparotomie indiziert.

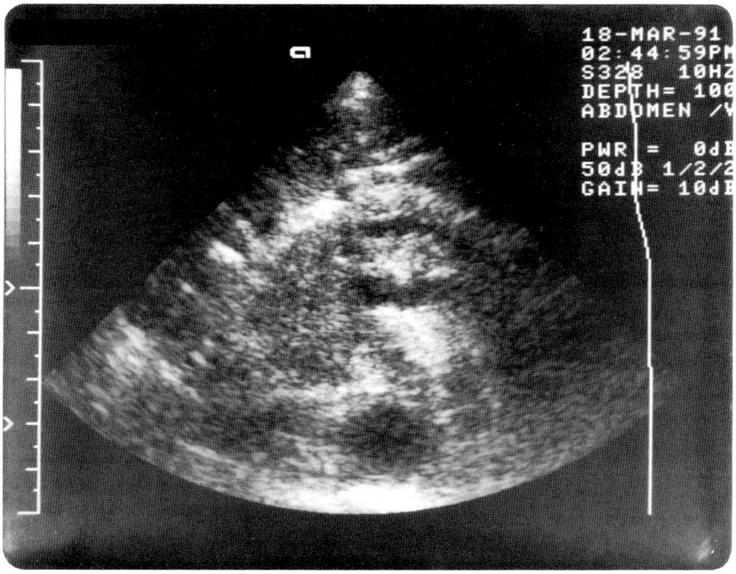

Abb. 10: Chronische Pankreatitis mit verdicktem Pankreaskopf, unscharfer Randbegrenzung, vergröbertem Echomuster im Korpus und dilatiertem D. Wirsungianus infolge der Pankreaskopfschwellung. DD: Pankreaskopfpankreatitis vs. Pankreaskopfkarzinom bei chronischer Pankreatitis.

Komplikationen

Neben der Ausbildung von Pseudozysten (Abb. 9a, b) ist bei der chronischen Pankreatitis - ähnlich dem o. g. Vorgehen bei Zustand nach akuter Pankreatitis - auf Veränderungen benachbarter Organstrukturen zu achten (D. choledochus, V. portae, V. lienalis, V. mes. sup.; Verdrängungs- und Kompressionserscheinungen).

Abb. 11 zeigt eine vollständige Kompression der V. mes. sup. durch einen vergrößerten, unregelmäßig begrenzten Pankreaskopf mit groben Verkalkungen, die zu einer prästenotischen Erweiterung des Gefäßes und - bei gleichzeitig vollständiger Obliteration der V. lienalis und einer breiten, operativ nicht zu beseitigenden Verwachsung mit dem Magen - zur Ausbildung ungewöhnlicher Kollateralen in Form von isolierten Magen*korpus*varizen geführt hat (Abb. 12a, b), die Ursache reiterativer, schwerer Blutungen wurden. Abb. 13 weist ebenfalls ungewöhnliche Kollateralen in Form von Gallenblasenvarizen bei einem Patienten mit Pfortaderthrombose und kavernöser Transformation bei chronischer Pankreaskopf-Pankreatitis mit Röhrenstenose des D. choledochus (nicht dargestellt) nach.

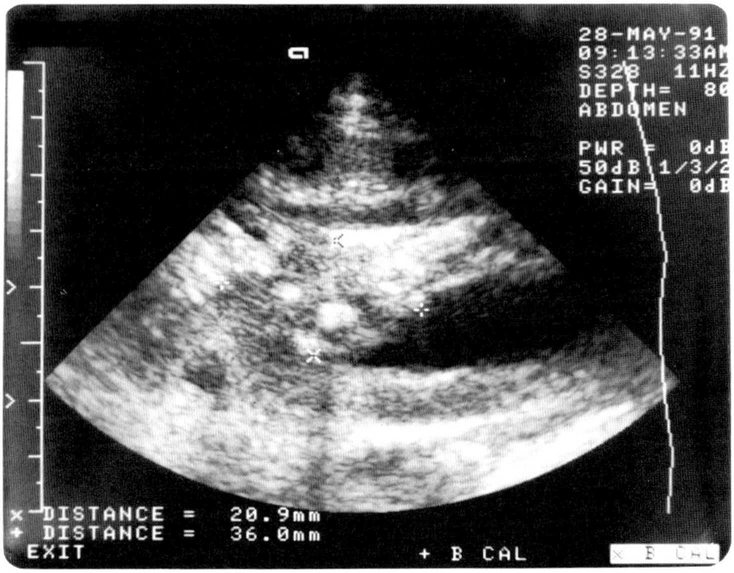

Abb. 11: Chronisch kalzifizierende Pankreatitis; Längsschnitt über der V. mes. sup., die von dem klobigen, polyzyklischen, unscharf begrenzten Pankreas komprimiert wird und prästenotisch auf 15 mm erweitert ist.

Pankreaskarzinome

Sonographische Hinweise auf ein Pankreaskarzinom sind Echoarmut sowie eine irreguläre oder bogige (meist polyzyklische) Begrenzung einer umschriebenen, oft bereits die Organgrenze überschreitenden Raumforderung (Abb. 14). Da Pankreastumoren durchaus auch beim Vorliegen einer chronischen Pankreatitis vorkommen, stellt der Nachweis sonographischer Veränderungen im Sinne einer chronischen Pankreatitis im übrigen Organ nur einen differentialdiagnostischen Anhaltspunkt, aber kein differentialdiagnostisch zuverlässiges Merkmal gegenüber der umschriebenen chronischen Pankreatitis dar (Abb. 15a, b).

Der - schwierige - Nachweis kleiner Pankreastumoren (< 3 cm), d. h. solcher Malignome, bei denen eine Chance zur intendiert kurativen Resektion gegeben ist, hat vor dem Hintergrund der außerordentlich schlechten Prognose des Pankreaskarzinoms (5-JÜR < 1%) besondere Bedeutung.

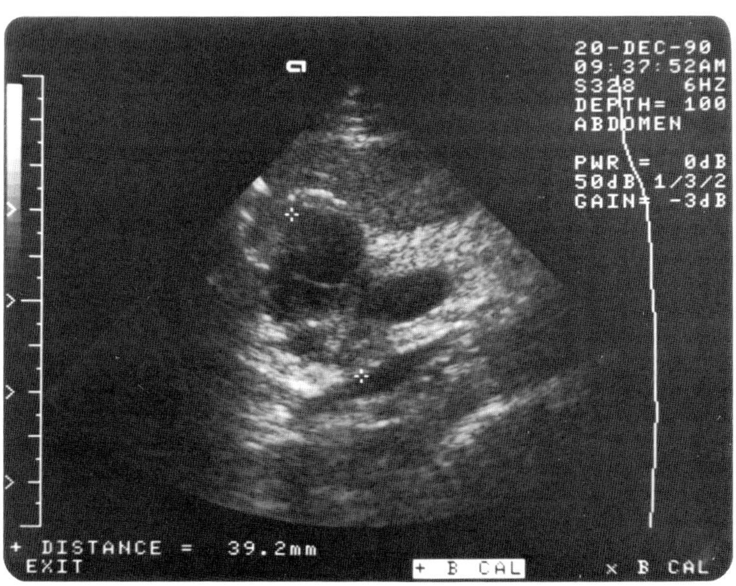

Abb. 14: Stark nach ventral expandierender, echoarmer Tumor im Pankreaskopfbereich (4 x 2 cm).

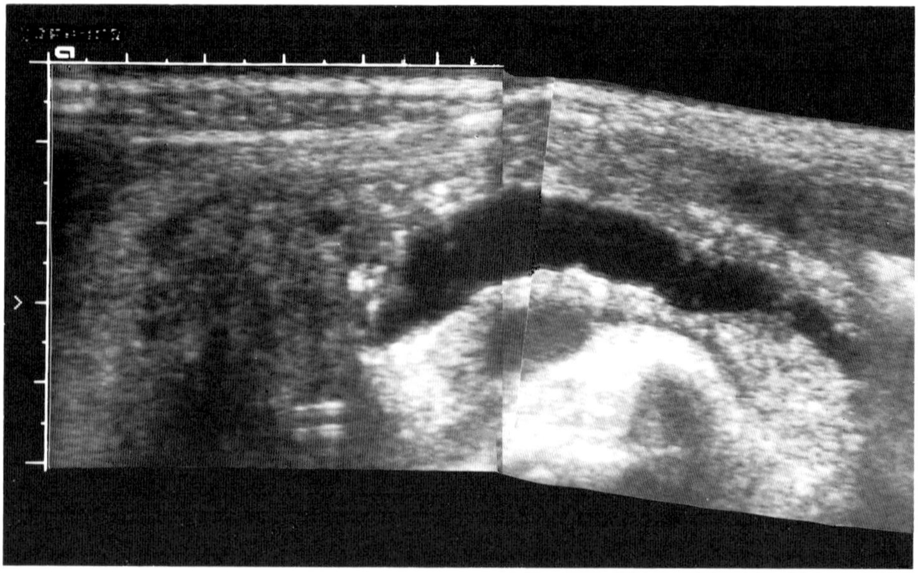

Abb. 15a: Chronische Pankreatitis mit kleinsten Verkalkungen, Pankreasgangkonkrement und (nichttumoröser) Pankreaskopfschwellung. Querschnitt mit großem (3 x 4,5 cm), nicht vollständig abgebildetem, echoarmem, grob strukturiertem, aber glatt berandetem (narbig-entzündlichem) Pankreaskopftumor (links), der durch eine 10 F-Endoprothese überbrückt wurde (Doppelreflex am unteren Bildrand). Die Schwellung hat zu einem Aufstau des D. Wirsungianus auf 10 mm Durchmesser geführt, der bis in den Pankreasschwanz verfolgt werden kann. Dieser - ausgeprägte - Befund darf nicht mit der V. lienalis verwechselt werden, die sich praktisch nie so gleichmäßig breit bis zum Pankreasschwanz darstellt und im vorliegenden Fall in typischer Weise mit kolbigem Konfluens und einer ausgezogenen, Augenbrauen-artigen Streifenstruktur abgebildet ist. Die Pankreasparenchymstruktur zeigt eine geringe Randkonturunschärfe; sie ist grobkörnig, echoverdichtet (partiell durch eine dorsale Schallverstärkung) und weist insbesondere im Pankreasschwanz kleinste Verkalkungen auf.

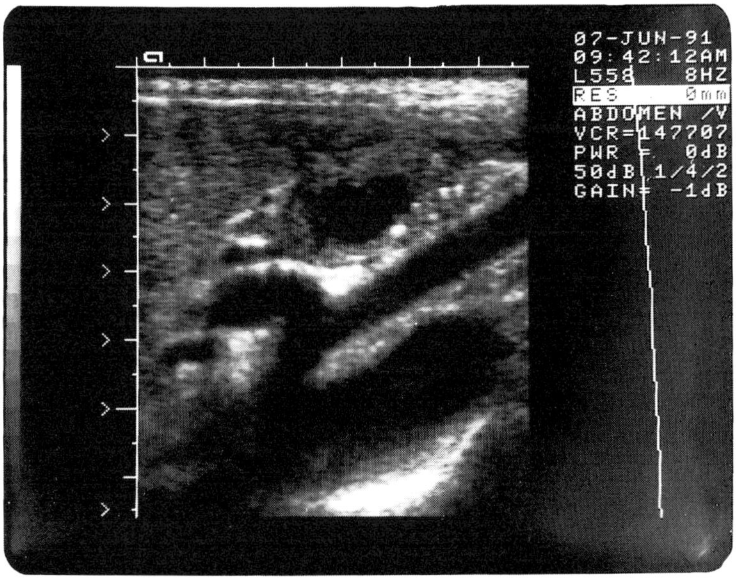

Abb. 15b: Längsschnitt in der Sagittalebene beim selben Patienten. Ventral der Aufzweigung von A. mes. sup. und Tr. coeliacus, die einen gemeinsamen Stamm aufweisen (Formvariante), stellt sich das Pankreas im Korpus annähernd echonormal dar. Dorso-kaudal sind kleine (ca. 2 mm Ø), dichte Echoreflexe mit dorsaler Schallauslöschung erkennbar, die Verkalkungen entsprechen. Der massiv erweiterte D. Wirsungianus weist hier keine Konkremente auf.

Abb. 16 zeigt einen Pankreaskopftumor von 2,2 x 2 cm Größe, der durch die Echoarmut und eine Verlegung des Pankreasganges sowie eine gegenüber dem Pankreaskorpus inkohärente Randkontur und die Ausbildung von charakteristischen Tumorzapfen in die Umgebung auffällt, ohne zu einem Überschreiten der o. g. Normwerte der Organgröße geführt zu haben. Die Echoarmut der Raumforderung könnte differentialdiagnostisch an ein Lymphom denken lassen; dabei fehlt aber in der Regel die dargestellte zapfenförmige Tumorinvasion in die Umgebung. Ein zystischer Prozeß läßt sich durch die unregelmäßige Kontur, den Nachweis der Binnenstruktur und das Fehlen einer dorsalen Schallverstärkung ausschließen. Die Diagnose eines Adenokarzinoms des Pankreas wurde im vorliegenden Fall durch die sonographisch gezielte Feinnadelpunktion *histologisch* gesichert. Prinzipiell lassen sich Pankreastumoren bereits bei noch geringerer Größe sonographisch darstellen und durch die Feinnadelpunktion erreichen; daß dies klinisch nicht häufiger geschieht, liegt wohl weniger an den technischen Möglichkeiten als daran, daß die Patienten zu diesem Zeitpunkt meistens noch keinerlei Beschwerden aufweisen und erst im fortgeschrittenen Erkrankungsstadium zur Untersuchung gelangen.

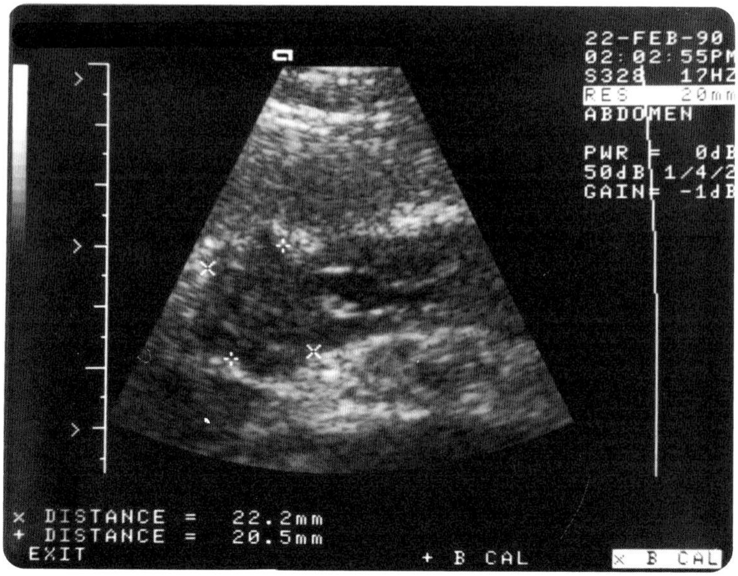

Abb. 16: 2,2 x 2 cm großer, echoarmer Pankreaskopftumor (Adenokarzinom), der infiltrativ in die Umgebung wächst und zu einem Aufstau des D. Wirsungianus geführt hat. Tumoren dieser Größe sind bei entsprechender Darstellbarkeit mittels sonographisch geleiteter Feinnadelpunktion sicher gezielt zu punktieren (Histologie oder Zytologie).

Komplikationen

Häufig erfolgt der Nachweis eines Pankreaskarzinoms erst durch Komplikationen infolge Einbeziehung benachbarter Strukturen. Abb. 17 stellt den Verschluß des Ductus hepatocholedochus durch ein Pankreaskopfkarzinom dar, bei dem bereits eine palliative Drainage des Gallengangs durch eine endoskopisch plazierte 11F-Endoprothese (Pfeile) erfolgt ist.

Demgegenüber zeigt Abb. 18 einen tumorbedingten Gallengangsverschluß durch einen 16 x 28 mm großen Knoten eines ausgedehnten Pankreaskopfkarzinoms vor endoskopisch-endoprothetischer Überbrückung, der zu einer Erweiterung des Ductus hepatocholedochus auf 10 mm geführt hat. Der klassische Palpationsbefund des Courvoisier-Zeichens, d. h. einer schmerzlos prall gestauten Gallenblase bei Verdinikterus, ist sonographisch auf Anhieb zu erkennen, heute aber eher eine Ausnahmeerscheinung, da die meisten Patienten doch bereits nach kurzer Ikterusanamnese sonographisch untersucht und einer interventionellen endoskopischen Therapie zugeführt werden.

Nach ventral expandierende Pankreaskopf- und -korpuskarzinome führen zu einer Verdrängung und Infiltration des Magens; in diesen Fällen kann die Differentialdiagnose gegenüber einem nach dorsal wachsenden Magenkarzinom durch die direkte Punktion unterstützt werden, wenn die gastroskopisch entnommenen Biopsien das Tumorgewebe nicht erreichen.

Der sonographische Nachweis einer derartigen Invasion in Nachbarschaftsorgane, eines Tumoreinbruchs bzw. einer Tumorummauerung der Mesenterialgefäße oder von Lymphknoten- und Lebermetastasen belegt präoperativ, daß eine kurative Operation nicht möglich ist und erspart dem Patienten damit einen unnötigen Eingriff, wenn endoskopische Palliationsmöglichkeiten bestehen.

Die Darstellbarkeit von Pankreaskarzinomen bei der abdominellen Ultraschalluntersuchung hängt in erheblichem Maße von den Untersuchungsbedingungen ab. Schwierige Untersuchungsbedingungen können leicht den Nachweis auch größerer Raumforderungen behindern. Die exakte Beschreibung der visualisierbaren und damit beurteilbaren Abschnitte des Pankreas und etwaiger überlagerter Organabschnitte ist daher bedeutsam. Gute Darstellbarkeit vorausgesetzt, ist die Ultraschalluntersuchung des Pankreas ausreichend; bei unzureichender sonographischer Darstellbarkeit ist eine komplementäre Computertomographie in jedem Fall indiziert.

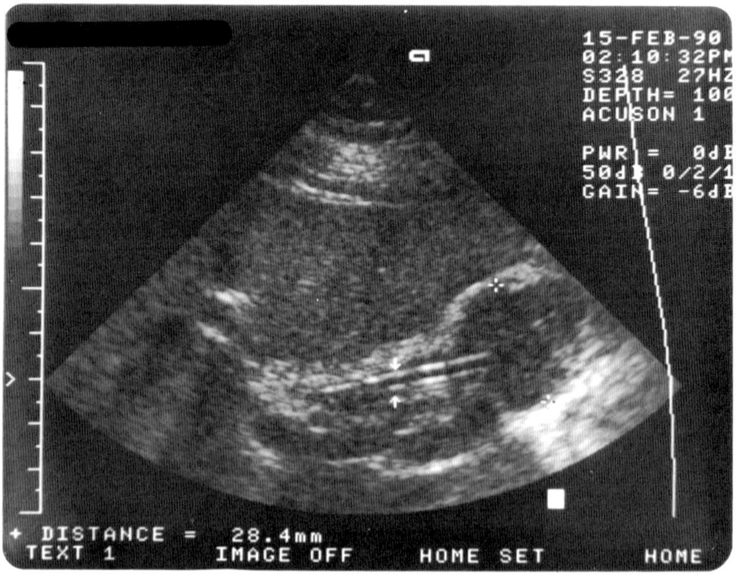

Abb. 17: Pankreaskopfkarzinom (Ø 2,8 cm) mit Ausbreitung entlang des D. choledochus und Verschlußikterus. Sonographische Kontrolle der Huibregtse-Endoprothese (Pfeile).

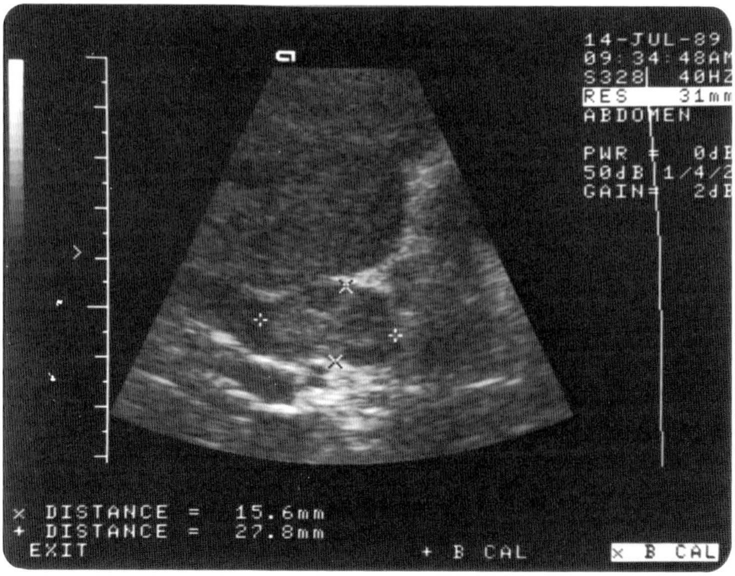

Abb. 18: In den Gallengang eingewachsener, okkludierender Tumorzapfen (1,6 x 2,8 cm) eines Adenokarzinoms des Pankreaskopfes als Ursache eines Verschlußikterus; Verbreiterung des D. choledochus auf 10 mm.

Bezogen auf alle Indikationen zur morphologischen Pankreasdarstellung ist die Computertomographie der Sonographie überlegen; Gründe für den primären Einsatz der Sonographie bei gleicher Indikation sind die rasche, patientennahe Verfügbarkeit, die geringeren Kosten, das Fehlen jedweder Strahlenbelastung und die hohe Aussagekraft der Untersuchung bei regelrechter Darstellung der Bauchspeicheldrüse.

Sonographie und Computertomographie werden hinsichtlich ihrer Indikationen häufig als konkurrierende Verfahren betrachtet; faktisch, d. h. für den Patienten, stellen sie jedoch komplementäre Untersuchungen im Bemühen um eine sachgerechte und zuverlässige Diagnostik dar. Bei allen Indikationen zur ERCP ist eine vorherige sonographische Untersuchung vorauszusetzen, um eine möglichst umfangreiche Information über den lokalen pankreatikobiliären Status und mögliche Ursachen für Komplikationen bei der ERCP (z. B. Pankreaspseudozysten) zu gewährleisten.

Hinsichtlich der Differentialdiagnose gegenüber der chronischen Pankreatitis, der Ausdehnungs- und Resektionsbeurteilung von Pankreastumoren haben sich durch die Endosonographie neue, verbesserte diagnostische Möglichkeiten der Detaildarstellung ergeben. Dieses Verfahren wird in Kap. 6 näher dargestellt.

Glossar: Pankreas

Verdacht / Diagnose	Sonographischer Befund	Wertung / klin. Bedeutung weiterführende Diagnostik
Fehlbildungen		
P. divisum	Pankreaskopfvergrößerung (> 3cm) ohne Strukturveränderungen	Beweis durch ERP
P. anulare	uncharakteristisch; Einscheidung des Duodenums durch Pankreasgewebe; Magenentleerungsstörung	Rarität; Beweis durch ERP nur bei Duodenalpassage möglich (Ringpankreas als Zufallsbefund). Abdomenübersicht: double-bubble-Phänomen; Duodenographie (Ringstenose) vor geplanter operativer Therapie
P.-Zysten, Zystenpankreas	Charakteristischer Befund. Glatt begrenzte, echofreie Struktur(en) mit dorsaler Schallverstärkung Häufig Nieren-/Leberzysten	Bei Zysten in anderen Organen weitere Diagnostik nicht erforderlich; bei Einzelzyste diagn. Punktion mit Zytologie (Cave: Zystadenom/ -adenokarzinome). Bei Beschwerden: therap. Punktion.
Entzündungen und ihre Komplikationen		
Akute Pankreatitis - ödematöse Pankreatitis	allseitige oder umschriebene Größenzunahme mit allseitiger oder fokaler Abnahme der Echogenität bei homogener Struktur; verwaschene Randkontur; Druckdolenz bei gezielter Palpation	Hinweise für biliäre Genese: ERCP, Beurteilung des Schweregrades (Ranson-Kriterien u.a. Scores) Verlaufsbeurteilung durch US (Entwicklung von Komplikationen); CT bei V.a. Sequestrierung

Verdacht / Diagnose	Sonographischer Befund	Wertung / klin. Bedeutung weiterführende Diagnostik
Akute Pankreatitis - nekrotisierende Pankreatitis	irreguläre, inhomogene Pankreasstruktur mit umschriebener oder allseitiger Organvergrößerung und sehr unscharfer Kontur; Sequestrierung (typ. Nekrosestraßen); Ileusbild; gestaute Gallenwege durch Pankreaskopfschwellung Pleuraerguß?	Positiver Befund der Sonographie hat hohen Aussagewert, aber CT (Angio-CT) eindeutig überlegen. Diagn. ERCP (Ursachenklärung); Verlaufsbeobachtung mittels US, bei Sepsis ggfs. Feinnadelpunktion von Nekrosematerial (Gramfärbung und Kultur).
Chronische Pankreatitis	Diffuse oder segmentäre Organvergrößerung mit unregelmäßiger Randkontur, Zunahme der Echogenität (Fibrose); Verkalkungen, Erweiterung des Ductus Wirsungianus ($\geq$ 3 mm)	Bei typ. US-Befund (mit Klinik) ist die Sonographie ausreichend; Nachweis des Schweregrades der Insuffizienz durch Pankreolauryltest, ß-Carotin i.S. oder Fettbilanz vor Enzymsubstitution. Bei mehrdeutigem US-Befund: ERCP, ggfs. Sekretin-Caerulein-Test. Bei DD Pankreaskarzinom, erweiterten Gallenwegen, V.a. Pankreasgangsteine und im Zweifelsfall: immer ERCP, ggfs. mit Sekretzytologie, und sonographisch gezielte Feinnadelpunktion sowie CA 19-9

Verdacht / Diagnose	Sonographischer Befund	Wertung/klin. Bedeutung weiterführende Diagnostik
P.-Pseudozyste	Echofreie, glatt begrenzte Raumforderung mit dorsaler Schallverstärkung, fakultativ Kalk-Proteinpräzipitaten (CP); Einblutung: echogener Inhalt	Entwicklung aus akuter oder chron. Pankreatitis; US-Verlaufskontrolle. Punktion bei diagnostischem Zweifel (Zystadenom bzw.-adenokarzinom) und Größenzunahme mlt Beschwerden. Therapeut. Punktionen bei Zysten > 5 cm, elektive OP bei Ineffektivität und längerer Beobachtung
Verschluß-ikterus	Erweiterung des DHC (> 7mm) gestaute Gallenblase	ERCP-Indikation (ggfs. PTC). (Ausschluß biliärer Pankreatitis, Pankreaskopftumor)
pankreatogener Aszites	freie Flüssigkeit mit hohem Amylasegehalt (Bursa omentalis, Morison' Tasche, perilienal)	Nachweis bereits kleiner Mengen (50 ml) durch US möglich; Beweis durch Punktion
Milzvenen-thrombose, Pfortader-thrombose	Thrombusdarstellung, Nachweis partieller Rekanalisation und von Kollateralen mittels B-Bild und Doppler (Duplex-Sonographie), Splenomegalie	US-Befund ersetzt heute vielfach die indirekte Splenoportographie; in unklaren Fällen: KM-CT, ggfs. Endosonographie

Verdacht / Diagnose	Sonographischer Befund	Wertung/klin. Bedeutung weiterführende Diagnostik
Pankreastumoren		
Pankreas-karzinom	Irreguläre, umschriebene, bogig begrenzte bis infiltrative, echoarme Struktur, die die Organgrenzen überschreitet. Wichtig: Beurteilung der Nachbarschaftsbeziehungen (V. lienalis, DHC, V. mes. sup.; regionäre LK)	Diagnosesicherung durch US-gezielte Feinnadelpunktion (Histologie) und ERCP. Bei fragl. Befund: CA 19-9, CEA. Bei Operationsmöglichkeit: komplementär CT und ggfs. Angiographie, ggfs. Endosonographie
Pankreas-metastasen	entspricht Pankreas-karzinom	bevorzugte Primärtumoren: Bronchialkarzinom; Hypernephrom
Retroperitoneale Metastasen (Lymphome)	hinter der A. mes. sup. gelegen; meist auffallend echoarm	DD durch CT / Feinnadel-punktion
Zystadenom / -adenokarzinom	Inhomogener Tumor mit zystischen und soliden Anteilen	Klärung durch Punktion, ERCP und ggfs. Pankreatikoskopie möglich aber weniger verläßlich als operative Klärung/Therapie
Endokrine Tumoren	Umschriebene, meist echoarme, homogene Raumforderung, glatt berandet	Punktion bei wegweisender klinischer Symptomatik und vorliegender Hormonanalyse (Gastrinom, Insulinom, Glukagonom) nicht erforderlich; Therapie

2. 4 Magen-Darm-Trakt

B. Lembcke

Erkrankungen des Magens und Duodenums werden zuverlässig durch die endoskopische Untersuchung diagnostiziert. Die abdominelle Ultraschalluntersuchung zeigt hier nur in Ausnahmefällen einen richtungsweisenden Befund; in der Regel handelt es sich dabei um fortgeschrittene Krankheitsstadien mit ausgeprägten morphologischen Veränderungen.

Demgegenüber ist die Sonographie bei Erkrankungen des Darmes zu einem wesentlichen Element der gastroenterologischen Diagnostik gereift und besitzt für den Erfahrenen bereits heute eine hervorragende Bedeutung bei der Erstdiagnostik, Differentialdiagnose und Verlaufsbeurteilung akuter und chronischer Darmerkrankungen.

Magen

Die Sonographie des Magens ist geeignet, den Füllungszustand in Verbindung mit Motilitätsphänomenen (s. Kap. 5.2), eine distale Obstruktion (Pylorusstenose) sowie - abschnittsweise - Veränderungen der Magenwand selbst darzustellen.

Darüber hinaus können Gefäßveränderungen im Rahmen der Ausbildung eines Umgehungskreislaufes am ösophagokardialen Übergang, im Fundus sowie im Korpusbereich diagnostiziert werden. Die beste Darstellbarkeit ist in der Regel für das Antrum, ventrale Teile des Korpus und den linkslateralen Abschnitt des Fundus (translienale Darstellung) gegeben.

Abb. 1 zeigt die normale Magenwand im Antrum im Längs- bzw. Querschnitt.

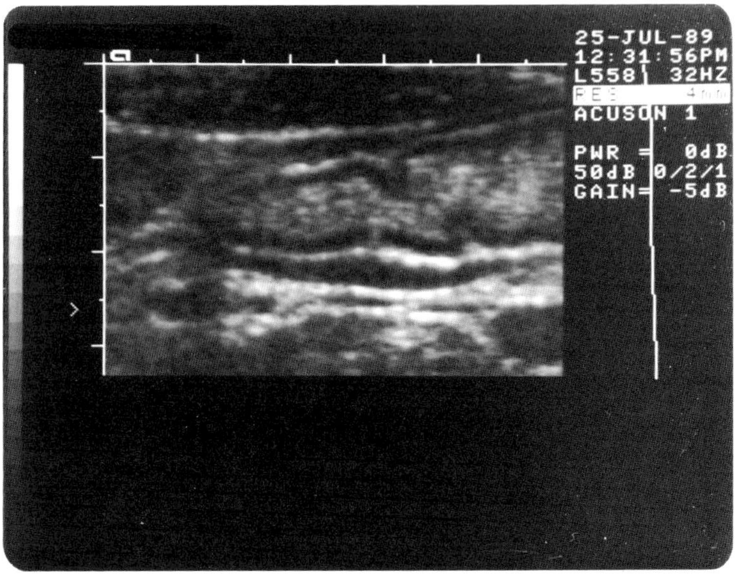

Abb. 1a

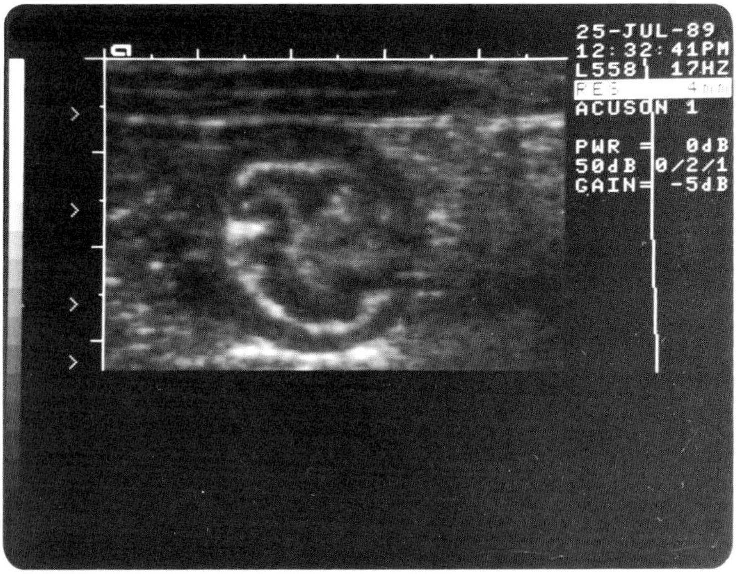

Abb. 1b

Abb. 1a und 1b: Normales Schichtenbild der Magenwand bei echoreichem Mageninhalt. Hierdurch fehlt die für den Eintrittsreflex beim Übergang von echofreier Flüssigkeit in die Mukosa charakteristische innere echoreiche Schicht. Die innere echoarme Schicht, die echoreiche Mittelschicht und die äußere echoarme Schicht geben der Magenwand eine typische "Sandwich"-Struktur. a) Längsschnitt; b) Querschnitt.

Pylorusstenose

Die sonographische Diagnostik der kindlichen Pylorusstenose ist - wenngleich nicht unumstritten - inzwischen zur Methode der Wahl geworden. Beim Neugeborenen läßt sich der Pylorus vollständig abbilden. Charakteristikum der Pylorusstenose ist eine echoarme (muskuläre) Verbreiterung des beidseitigen Wanddurchmessers auf (zusammen) > 1 cm.

Eine Magenausgangsstenose beim Erwachsenen ist zumeist durch eine entzündliche Schwellung bei intra- oder juxtapylorischen Ulzerationen bedingt, seltener durch ein Antrumkarzinom, ein Magenlymphom oder eine vom Pankreas ausgehende Raumforderung.

Entzündliche Magenwandveränderungen

Die normale Magenwand stellt sich sonographisch als kräftige (- 6 mm) mehrschichtige Struktur dar. Auf die Zuordnung des typischen Fünfschichtenbildes zu einzelnen Gewebsstrukturen wird ausführlich an anderer Stelle (Dünndarm) eingegangen. Schwere entzündliche Veränderungen bei der akuten Gastritis, insbesondere die ausgeprägte Infiltration der Mukosa bei der Riesenfaltengastritis sowie das sonographische Äquivalent einer Stauungsgastritis stellen sich durch eine Verbreiterung der inneren echoarmen Schicht in Verbindung mit einer Zunahme des gesamten Wanddurchmessers auf > 7 mm dar.

Gelegentlich läßt sich ein penetrierendes Ulcus im Bulbus duodeni als transmurale Luftsichel (heller Echoreflex), umgeben von einer echoarmen (hyperämisches bzw. entzündlichen) Infiltration, darstellen.

Tumoren

Sonographisch darstellbare gutartige Tumoren sind zumeist Neurinome (Abb. 2) oder Leiomyome. Sie sind durch eine glatte Randkontur sowie ein echoarmes Strukturmuster gekennzeichnet und lassen sich mitunter bis in die Darmwandschicht verfolgen, aus der sie entstanden sind.

Eine exaktere Aussage über die erhaltene Schichtung der Darmwand ist jedoch mittels der Endosonographie (s. Kap. 6) möglich, die u.a. für das präoperative Staging maligner Raumforderungen große Bedeutung erlangt hat. Sie kann dann als entbehrlich angesehen werden, wenn die konventionelle Sonographie bereits eine Infiltration und Penetration der T. muscularis propria (Abb. 3a, b) oder eine Beteiligung adhärenter Lymphknoten nachweist.

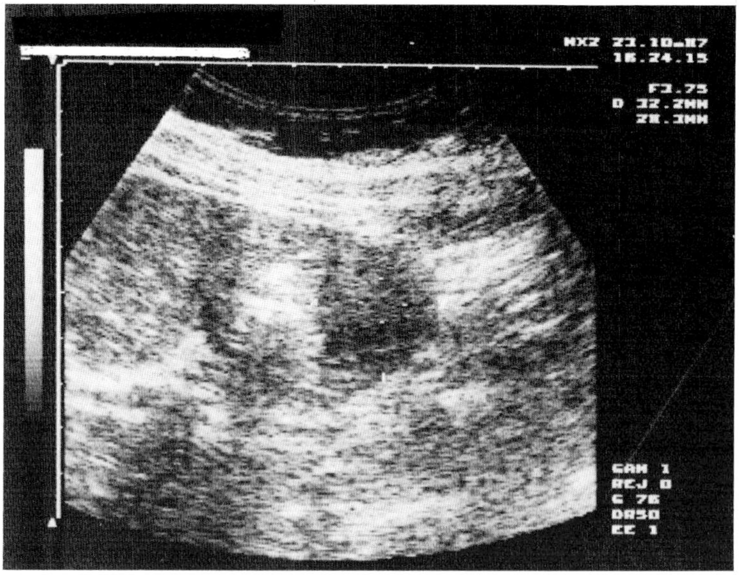

Abb. 2: Glatt begrenzte, homogene, wenig echogene Raumforderung an der großen Kurvatur im Magenkorpus bei einer 45jährigen Patientin. Eine Differenzierung der Magenwandschichten ist bei dieser Darstellung (3,5 MHz-Schallkopf, Curved array) nicht möglich. Endoskopisch glatt begrenzte, tischtennisballartige Raumforderung mit unauffälliger Mukosa. Klinische Verdachtsdiagnose, Operations- und pathologisch-anatomischer Befund: Neurinom.

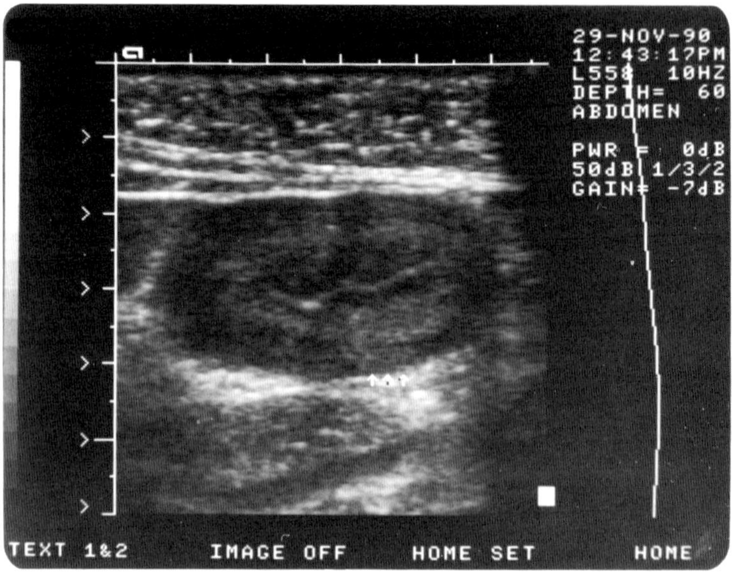

Abb. 3a: Ausgeprägte echoarme, zirkuläre Verbreiterung des gesamten Magen-Korpus mit nur partiell erhaltener Schichtung. Histologisch Adenokarzinom des gesamten Korpus und Antrums. Primär sonographisch festgestellter Tumor bei einem Patienten mit Zustand nach Herztransplantation und Einsatz von Anti-OKT3-Antikörpern zur Immunsuppression. Die Pfeile zeigen die Penetration des Tumors durch die T. muscularis propria an.

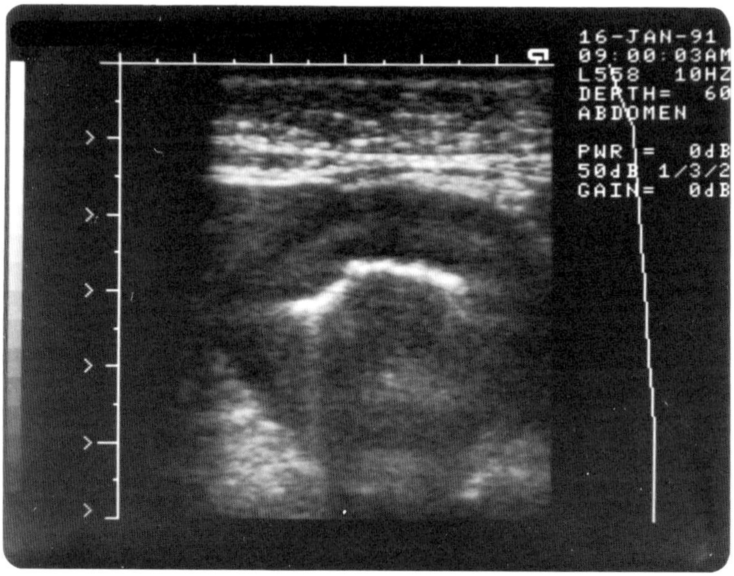

Abb. 3b: Exzentrisches, organüberschreitendes Tumorwachstum nach dorsal. Schlitzförmige Einengung des Magenlumens (Luftsichel). Derselbe Patient, 2 Monate später.

Sonographische Merkmale des Magenkarzinoms sind eine umschriebene oder ausgedehnte Verdickung der Magenwand mit mäßig bis deutlich echoarmer Struktur, die unregelmäßige Begrenzung und eine destruierende Infiltration der Darmwand, die zu einer Aufhebung des Fünfschichtenbildes führt.

Magenlymphome stellen sich in ähnlicher Weise dar, zeigen aber zumeist eine ausgeprägte Hypoechogenität (Abb. 4).

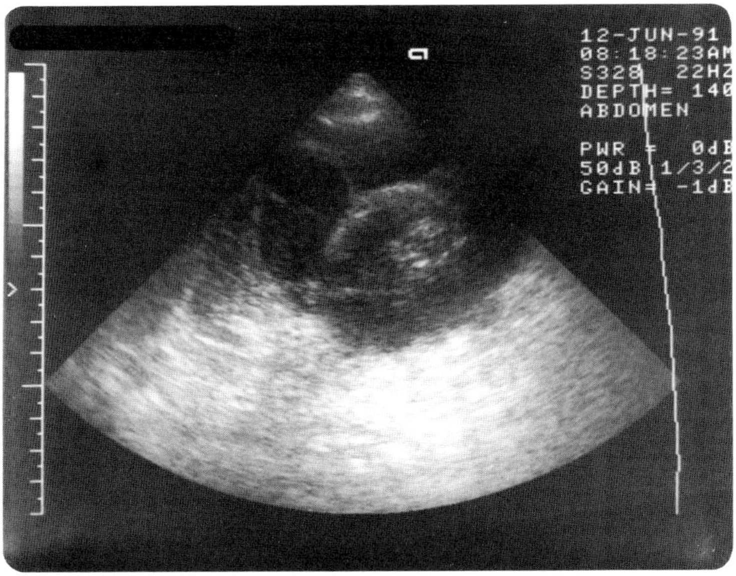

Abb. 4: Lymphominfiltration des distalen Magens mit stark echoarmer Wandverdickung und aufgehobener Schichtung. Histologie: B-Zell-Lymphom, Stad. II_E

Darm

Infolge der Luft im Darmlumen (Abb. 5a) wurde der Verdauungskanal noch vor 10 Jahren nahezu ausschließlich als Hindernis bei der abdominellen Sonographie betrachtet. Die Darstellbarkeit pathologischer Darmwandbefunde beschränkte sich dabei zumeist auf eine ausgeprägte segmentäre echoarme Verbreiterung der Darmwand als "Kokarde" bzw. "pseudo kidney" (aufgrund der morphologischen Ähnlichkeit mit der Nierenparenchymdarstellung; Abb. 5b) bei Morbus Crohn oder Einblutung oder aber, seltener, eine Tumor-bedingte Wandverdickung.

Demgegenüber lassen sich mit den heute verfügbaren, hochwertigen Sonographiegeräten nicht nur weite Abschnitte des Dünn- und Dickdarms, sondern insbesondere auch die einzelnen Schichten der Darmwand darstellen. Qualifizierende Voraussetzungen für die Darstellung und diagnostische Verwertbarkeit normaler bzw. pathologischer Befunde bei der Sonographie des Darmtraktes sind dabei nicht nur technischer Natur. Neben hochauflösenden Schallfrequenzen (5MHz-, 7,5MHz- oder 10 MHz-Schallkopf), ROI-(region of interest)Vergrößerung (z.B. RES-Mode) und einem adäquaten Schallkopftyp (vorzugsweise Linear- oder Curved Array) sind dosierte Kompression bei der Untersuchung (zur Verdrängung von Luft), langsame Schallkopfführung, große individuelle Erfahrung des Untersuchers (sowohl in der Methode der Ultraschalluntersuchung als auch hinsichtlich der zugrundeliegenden Krankheitsbilder und ihrer Variabilität) sowie der Faktor Zeit (!) als wesentliche Einflußgrößen zu nennen.

Eine spezielle Vorbereitung des Patienten ist in der Regel nicht erforderlich, zumeist ist der Patient jedoch aufgrund der klinischen Symptomatik nüchtern. Für Motilitätsbeobachtungen kann ein postprandialer Zustand sogar besonders aufschlußreich sein. Die Blase sollte möglichst gefüllt sein, da dadurch die Darstellung tiefer Darmabschnitte erleichtert wird.

Je nach Darmabschnitt lassen sich 85-100% des diagnostisch interessierenden Darmes sonographisch beurteilen, wobei insbesondere das Duodenum und das Rektum nur partiell zu erfassen sind, der ileokolische Übergang, das terminale Ileum und das rechts- sowie linksseitige Kolon hingegen besonders gut.

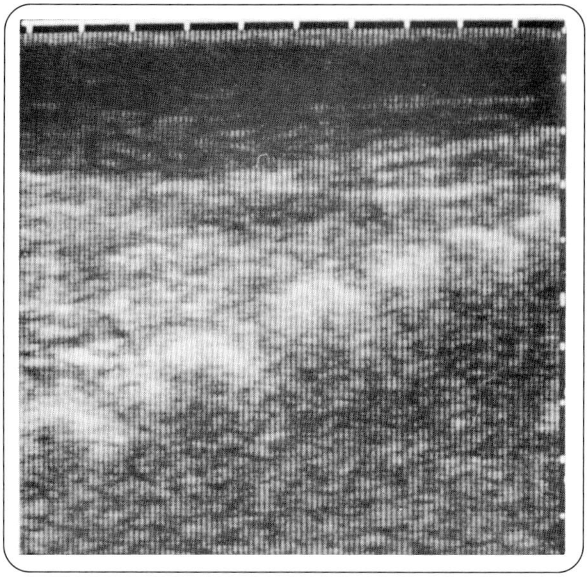

Abb. 5a: Luftsicheln in den Haustrierungen des Colons; Schallauslöschung infolge Totalreflexion.

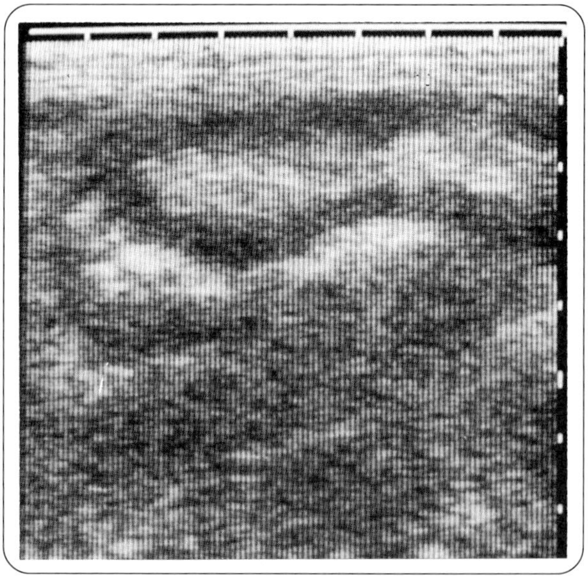

Abb. 5b: Segmentäre, sich im 3,5-MHz-Bild bei geringer Zeilenauflösung homogen darstellende, echoarme Wandverdickung des Dünndarms (Ileum) bei M. Crohn. Charakteristisches Bild, das aufgrund der Ähnlichkeit mit dem Nierenparenchym zum Begriff "pseudo kidney"-Zeichen geführt hat.

Indikationen

Im weiteren Sinne sind alle mit einer morphologischen Veränderung der Darmwand einhergehenden Erkrankungen ein hinreichender Anlaß zur abdominellen Ultraschalluntersuchung des Darmes; da die Sonographie überdies Bewegungsabläufe dokumentieren kann, sind künftig auch weiterreichende Aufschlüsse über Motilitätsveränderungen zu erwarten. Dieser Aspekt wird gegenwärtig nur für die beiden Extreme des möglichen Spektrums diagnostisch genutzt: die Darstellung des mechanischen und des paralytischen Ileus. Die heute sicher akzeptierten Indikationen für die gezielte sonographische Untersuchung des Magen-Darm-Trakts sind in Tabelle 1 aufgeführt.

Tab. 1: Indikationen zur Sonographie des Magen-Darm-Trakts

- Akutes Abdomen / unklares Abdomen
- Palpable Resistenzen
- Divertikulitis, Divertikulose
- Erstdiagnostik und Verlaufskontrolle bei chronisch entzündlichen Darmerkrankungen und akut-inflammatorischen Prozessen mit Allgemeinreaktion
- (Sub)-Ileus
- Abklärung rezidivierender abdomineller Schmerzen, von Diarrhoe, Obstipation, anhaltendem Erbrechen
- Appendizitisverdacht
- Verdacht auf Darmeinblutung (Antikoagulantien, Haemophilie) und Verdacht auf akute bzw. chron. intestinale Ischämie
- Abdominelle Beschwerden bei AIDS (Schmerzen, Diarrhoe, Subileus)

Normalbefund

Wenn vorstehend von einer pathologischen Verbreiterung der Darmwand die Rede war, bezieht sich dies auf Normalwerte, die in der Regel mit 3-MHz-Schallköpfen ermittelt wurden, d.h. unter Bedingungen, die keine klare Darstellung der normalen Darmwandschichten gewährleisten. Die Angabe von Normalwerten für die Darmwanddicke ist auch nicht besonders zweckmäßig, da sie unter physiologischen Bedingungen (Peristaltik) variiert, eine pathologische Darmwand durchaus eine "normale" Gesamtstärke aufweisen kann (terminales Ileum in Abb. 6) und der M. Crohn beispielsweise eben gerade durch eine dysproportionierte Entzündung, d. h. eine ungleichmäßige Wanddicke charakterisiert ist. Der Untersucher sollte jedoch mit den oberen Grenzwerten des Darmwanddurchmessers vertraut sein, ohne den Wert einer solchen metrischen Angabe überzubewerten (Tabelle 2); in praxi steht in der Regel, ähnlich wie bei der Betrachtung eines Kunstwerkes, der bildliche Eindruck im Vordergrund, d.h. die Erkennung von Strukturmustern.

Tab. 2: Anhaltswerte für normale Wandstärken im Magen-Darm-Trakt

Magen	4-6 mm (einseitig)
Pylorus (beim Säugling)	< 10 mm (Gesamtdurchmesser)
Dünndarm	2-4 mm (einseitig)
Dickdarm	2-4 mm (einseitig)
Appendix	nicht darstellbar oder < 6 mm (Gesamtdurchmesser)

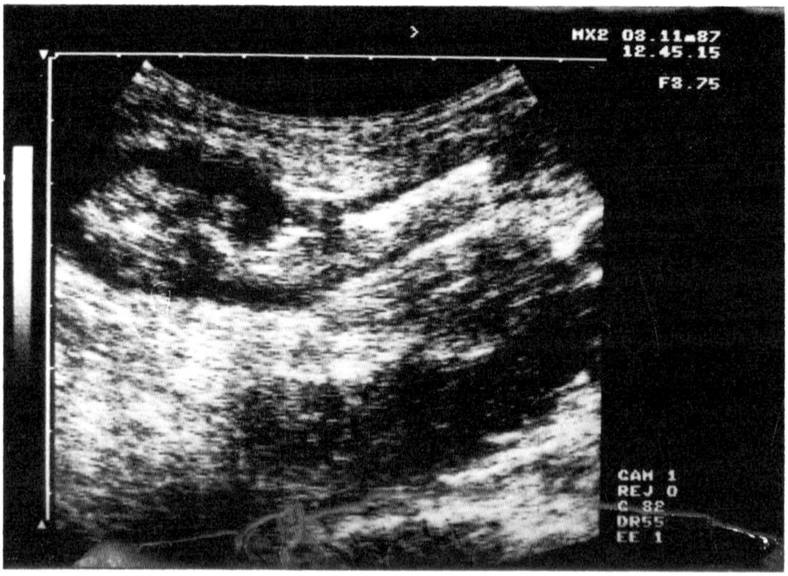

Abb. 6: M. Crohn des ileozoekalen Übergangs (Curved array, 5-MHz) mit echoarmer, unregelmäßiger Verbreiterung des Coekums, verplumpter, starr klaffender Valvula Bauhini und röhrenförmiger, bei der sonographisch kontrollierten Einfingerpalpation rigider Beteiligung des terminalen Ileums. Die Ileumwand ist nicht verdickt; die Wandstärke läßt sich durch den starken Luftreflex im Lumen des Ileums gut darstellen.

Sonographische Schichten im Magen-Darm-Trakt

Die Darstellbarkeit einzelner Darmwandschichten war primär nur bei der Endosonographie möglich; sie ist heute jedoch auch mit der konventionellen, transabdominellen Ultraschalluntersuchung gewährleistet, dies umso besser, je ausgeprägter sich pathologische Strukturveränderungen manifestieren, letztlich aber auch beim normalen Darm.

Die Zuordnung der pathologisch-anatomischen Darmwandstrukturen zu sonographisch faßbaren Schichten hat bis heute Anlaß zu spekulativer und vieldeutiger Interpretation gegeben. Dabei lassen sich rein visuell, anhand vergleichender Untersuchungen mit dem histopathologischen Bild (vorwiegend im Zusammenhang mit der Endosonographie), Beobachtungen ausgeprägter Veränderungen bei einzelnen Patienten, bei denen das Resektat individuell untersucht werden konnte sowie basierend auf Verlaufsbeobachtungen im Zusammenhang mit der Kenntnis histologischer Veränderungen eindeutig 5 Schichten der Darmwand differenzieren (Abb. 7).

Inwieweit die gewebsbezogene Zuordnung dieser Schichten unter variablen inflammatorischen Bedingungen (M. Crohn, Cytomegalievirus [CMV]-Infektion, Mycobacterium avium intracellulare [MAI-Infektion] u. a.) ihre Gültigkeit behält, ist nicht geklärt. Bei destruierenden Prozessen (Intestinales Lymphom vom Western-Typ, Darmtuberkulose, Tumoren) ist die Schichtung der Darmwand aufgehoben.

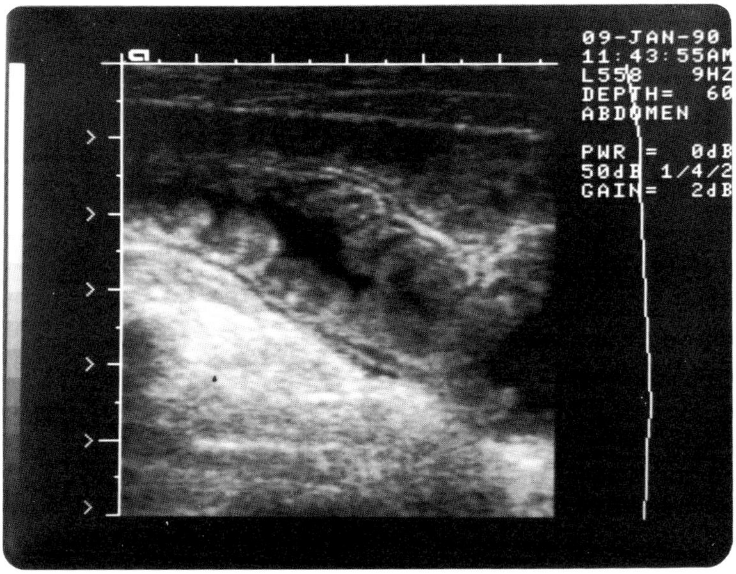

Abb. 7a: Normale Darmwandstrukturen (Jejunum) nach Flüssigkeitsaufnahme (Linear-Schallkopf, 5 MHz, Acouson 128). Unscharfe Zeichnung der Kerckring' Falten infolge der Bewegung bei langsamem Bildaufbau zur Erhöhung der Tiefenschärfe. Flüssigkeit im Darmlumen (echofrei); echoreicher Eintrittsreflex an der Oberfläche der Kerckring' Falten, echoarme Binnenstruktur der Falten, die sich in eine echoarme Longitudinalschicht weiterverfolgen läßt (Mukosa). Sandwich-Struktur der Darmwand durch die anschließende echoreiche Mittelschicht (Submukosa) und die äußere echoarme Schicht (Muscularis). Echoreicher Austrittsreflex.

Beachte
a) den geringen Abstand der Dreierschichtung (Mukosa-Submukosa-Muskularis) und
b) die Schwierigkeit, die wirkliche Darmwanddicke unter Einschluß der Kerckring-Falten und der Serosa abzugrenzen.

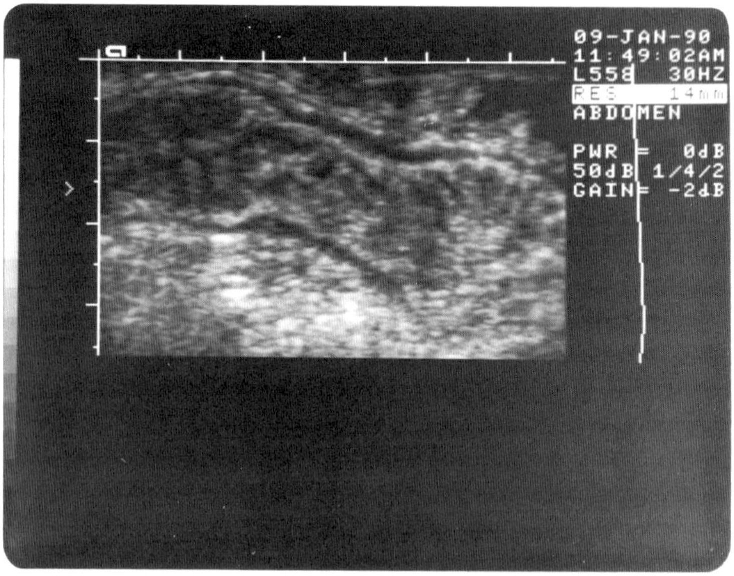

Abb. 7b: Dünndarmwandstrukturen bei normaler Peristaltik. Im kontrahierten Segment stellt sich die äußere echoarme Schicht (T. muscularis) verdickt, in den dilatierten Abschnitten dagegen als zarte Linie dar.

Bei der Orientierung vom Darmlumen nach außen (serosal) lassen sich folgende 5 Schichten strukturell darstellen (Tabelle 3).

Tab. 3: Fünfschichtenbild der Wand des Gastrointestinaltraktes: Korrelation von Sonographie und Histologie

1. Innere echoreiche Schicht	Eintrittsecho an der Grenze von Lumen und Mukosaoberfläche (Grenzzonenreflexion)
2. Innere echoarme Schicht	Mukosa
3. Echoreiche Mittelschicht	Submukosa
4. Äußere echoarme Schicht	Muscularis propria
5. Äußere echoreiche Schicht	Austrittsecho an der Serosa (Grenzflächenreflexion)

1. Ein echoreiches Band wechselnder Breite und Intensität *(innere echoreiche Schicht).*
   Dieser Reflex entspricht bei ganz zarter Darstellung ("Silberstift-artig gezeichnet") der luminal-mukosalen Grenzfläche (Abb. 7; vgl. Abb. 32), bei breiterer Darstellung zumeist zusätzlich einem Luftreflex im Darmlumen. Dieser ist daran erkennbar, daß die dorsale Darmwand kaum oder nicht mehr zur Darstellung gelangt, dosierte, längere Kompression die Luft verdrängen kann (Änderung auch unter Lagewechsel) und bei protrahierter Beobachtung ein Durchperlen durch das (unter Kompression eingeengten) Darmlumen sichtbar wird. Der Eintrittsreflex ist in seiner Darstellbarkeit abhängig vom Magen- bzw. Darminhalt (echoarm, echoreich) (vgl. Abb. 37).

2. Eine *innere echoarme Schicht.*
   Diese Schicht entspricht der eigentlichen T. mucosae; ihre Dicke unterliegt beim normalen Dünndarm in Abhängigkeit von der Peristaltik Schwankungen. Bei Erkrankungen, die zu einer zellulären Infiltration der Mukosa führen, ist neben einer Verbreiterung dieser Schicht auch das Fehlen dieser Funktionsveränderungen auffallend.

3. Die dritte Schicht, als *echoreiche Mittelschicht* bezeichnet, stellt im wesentlichen die T. submucosa dar.
   Sie ist im gesunden Darm und bei rein mukosaler Entzündung, (z. B. Colitis ulcerosa) zart und unterliegt bei chronischer Entzündung, z. B. im Rahmen eines M. Crohn, besonders vielgestaltigen Veränderungen.

4. Die Tunica muscularis propria stellt sich sonomorphologisch als *(äußere) echoarme Schicht* dar, wobei sich die Längs- und Quermuskulatur nicht getrennt darstellen.
   Unter ausgeprägter peristaltischer Bewegung wird jedoch deutlich, daß diese Schicht im Dünndarm unter Distension hauchdünn ist, während sie bei Kontraktion die Leitstruktur der Orientierung darstellt (Abb. 7b).

5. Als 5. Schicht wird der *Austrittsreflex*, bedingt durch die unterschiedliche Echogenität an der Grenzfläche der T. serosa und der sie umgebenden mesenterialen Strukturen bezeichnet.
   Wie alle Schallphänomene, ist die Darstellung dieser Schicht auch abhängig von der Schallreflexion im umgebenden Medium. Bei Aszites entsteht durch den Eintrittsreflex an dieser Schicht eine kräftige Darstellung (Abb. 8), wobei die einzelnen Darmwandschichten in der Übersicht als Folge der dorsalen Schallverstärkung hinter einer Flüssigkeitsstruktur oft nicht mehr differenzierbar sind.

Für das Verständnis der sonographischen Schichten unter krankhaften Bedingungen ist eine funktions- und krankheitsorientierte Sichtweise zweckmäßig; Veränderungen im Krankheitsverlauf sind entsprechend zu berücksichtigen.

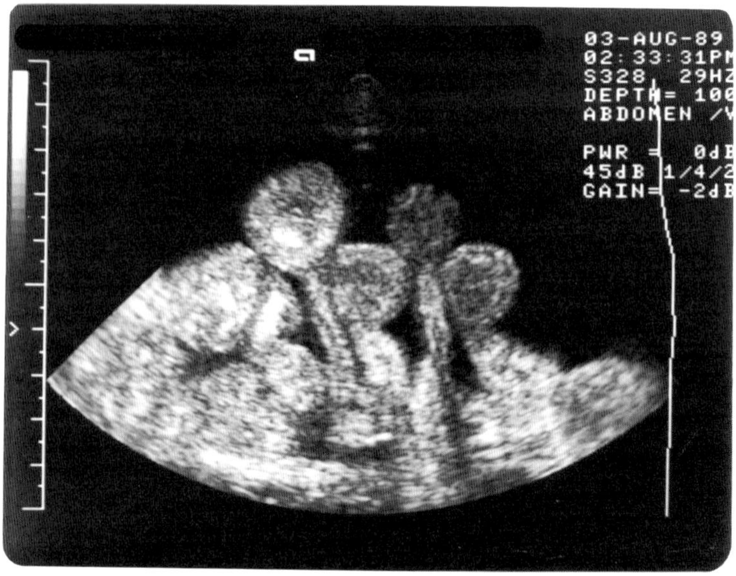

Abb. 8: Dünndarmschlingen und Mesenterium bei Aszites (Sektorschallkopf, 3,5 MHz). Verbreiterter Eintrittsreflex beim Auftreffen der Schallimpulse von der echofreien Aszitesflüssigkeit auf die Serosa der Darmwand. Die Breite dieser "Schicht" wird infolge der dorsalen Schallverstärkung hinter der Flüssigkeit imaginär verstärkt; beim Vorliegen eines Aszites erscheint die Darmwand daher auch insgesamt verdickt.

Kriterien der sonographischen Beurteilung des Magen-Darm-Traktes

Die Ultraschalluntersuchung soll eine umfassende Information über Ausdehnung, Art und Schweregrad pathologischer Veränderungen am Magen-Darm-Trakt sowie möglicher Komplikationen beinhalten. Neben einer Angabe der Lokalisation auffälliger Befunde soll ein aussagefähiger Ultraschallbefund daher Angaben über die Weite des Darmlumens und den Darminhalt (echofrei, 'sludge', Luft), die Breite der Darmwand und die Darstellung der Schichten (Destruktion, erhalten, Veränderungen einzelner Schichten), zu den Kerckring-Falten bzw. Haustren, der Motilität (Atonie, Pendelbewegungen, forcierte Propulsion) und dem Verhalten bei Palpation enthalten. Nach einer Einbeziehung benachbarter Strukturen (z. B. Mesenterium, Lymphknoten, freie Flüssigkeit, Bauchdecken) sollte aufmerksam gesucht werden.

Veränderungen bei chronisch entzündlichen Darmerkrankungen

M. Crohn

Darmwandveränderungen

Für den Gastroenterologen eröffnet die Hochfrequenzsonographie heute eine neue Dimension in der Beurteilung der entzündlichen, narbigen, reaktiven und komplizierenden Veränderungen beim M. Crohn, da neben der Endoskopie bzw. Röntgendarstellung der mukosalen Oberfläche nunmehr auch eine Real-time-Darstellung der transversalen Darmstrukturen möglich ist. Die Unmittelbarkeit der Darstellung bei der internistischen Untersuchung beinhaltet gegenüber der Computertomographie den Vorteil, daß klinischer Befund, Veränderungen unter der Palpation und Motilitätsphänomene in die Beurteilung eingehen.

Gleichartig den Befunden bei der pathologisch-anatomischen Beurteilung, der Röntgenuntersuchung und der Endoskopie sind die sonographischen Veränderungen der Darmwand bei M. Crohn als diskontinuierlich, disproportioniert und transmural zu charakterisieren (Tabelle 4).

Tab. 4: Sonographische Veränderungen bei Morbus Crohn

Charakteristika der Entzündung bei M. Crohn
- diskontinuierlich
- disproportioniert
- transmural

Intestinale Komplikationen
Darmwandverdickung,
Stenosen, Fisteln, Ileus
interenterische Abszesse,
Konglomeratbildung, freie Flüssigkeit

Extraintestinale Komplikationen
Nephrolithiasis,
Hydronephrose,
Cholezystolithiasis,
Leberabszeß,
Blasen-, Haut- und Vaginal-Fisteln,
Beckenvenenthrombose

Dabei kommt es in den betroffenen Segmenten zu einer Verdickung der Darmwand, die im floriden Stadium durch eine mukosale Entzündung inkonstanter Breite und verwaschenen Übergang zur echoreichen Mittelschicht, evtl. streifige echoarme Brücken durch die (normale oder verbreiterte) Mittelschicht hindurch und irreguläre Beet- oder Haufen-artige echoarme Verbreiterungen an der T. muscularis hervorgerufen ist (Abb. 9-11).

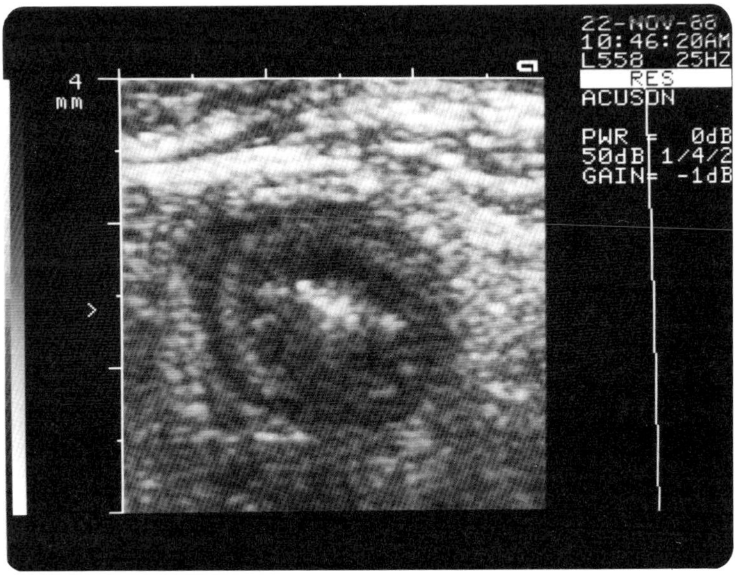

Abb. 9: Hochflorider M. Crohn des terminalen Ileums. Dysproportionierte Verbreiterung (Akzentuierung) der echoarmen Mukosa, gegen die Submukosa unscharf abgegrenzt. Echoarmes Durchdringen der Mukosa im dorsalen Bildabschnitt (histologisches Korrelat ungeklärt), echoarme, beetartige Verdickung der T. muscularis bei 10 Uhr. (5 MHz).

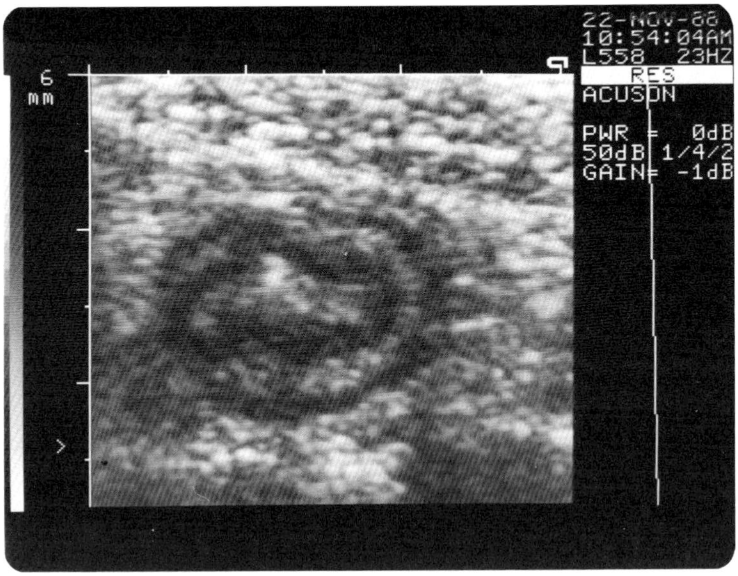

Abb. 10: Dreischichtenbild der Ileumwand bei der gleichen Patientin wie in Abb. 9, jetzt klinisch Remissionszustand. Gut abgrenzbare, weiterhin ungleichmäßige T. mucosa mit relativ scharfer Grenze zur variabel verbreiterten, echoreichen Mittelschicht. Fissurale, von Mukosa ausgekleidete Kerbe bei 11 Uhr; breite echoreiche Mesenterialmanschette.

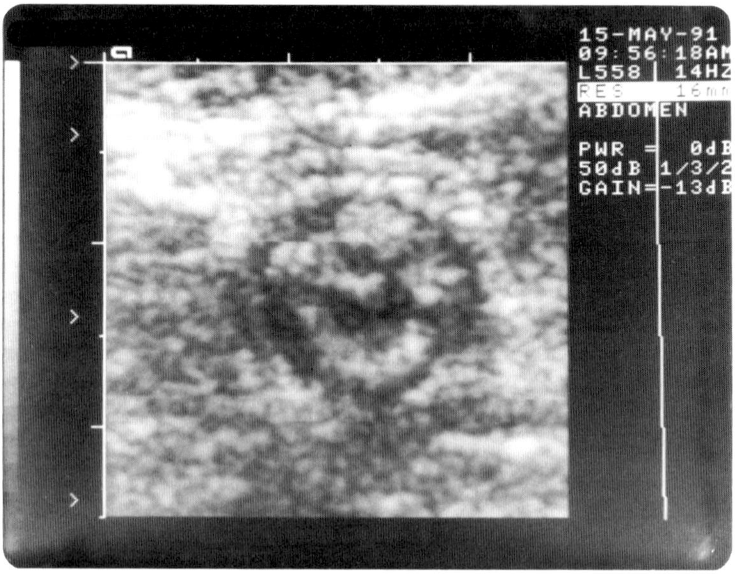

Abb. 11: Fortgeschrittene Destruktion der Ileumwand bei der gleichen Patientin (Abb. 9, 10) bei chronisch rezidivierendem Krankheitsverlauf, 18 Monate nach Abb. 9. Ausbildung von submukosalen, echoreichen "Kissen" durch echoarme Verbindungen von der Mukosa zur T. muscularis. Weiterhin dysproportionierte Verbreiterung der T. mucosa und unregelmäßige, beetartige Verbreiterung der T. muscularis. Die mukosalen und submukosalen Veränderungen stellen das sonographische Korrelat zum radiologischen Befund des Pflastersteinreliefs dar (vgl. Abb. 12).

Ob diese fokalen Verbreiterungen an der äußeren echoarmen Schicht der T. muscularis selbst (im Sinne einer Proliferation) zuzuordnen ist, ist zweifelhaft, wahrscheinlich handelt es sich dabei auch um Lymphfollikel, Mikroabszesse bzw. Leukozenteninfiltrate oder vaskulär bedingte Veränderungen.

Eine segmentäre Veränderung der Darmwand (im dargestellten Beispiel mit verminderter Verformbarkeit bei gezielter Palpation) kann auch dann Ausdruck eines M. Crohn sein, wenn die Darmwand insgesamt nicht verdickt ist (Abb. 6).

Bei dem charakteristischen chronischen Verlauf des M. Crohn nimmt die Unregelmäßigkeit der sonographischen Befunde meist zu (Polymorphie). Nahezu regelmäßig findet sich jetzt eine ungleichmäßige Verbreiterung der echoreichen Mittelschicht (Abb. 11; "Submukosa"), deren Pflasterstein-artiges Relief in der Aufsicht zu einem Charakteristikum bei der Röntgenuntersuchung geworden ist. Die transmurale Darstellung eines solchen Befundes am ileokoekalen Übergang ist in Abb. 12a, b dargestellt.

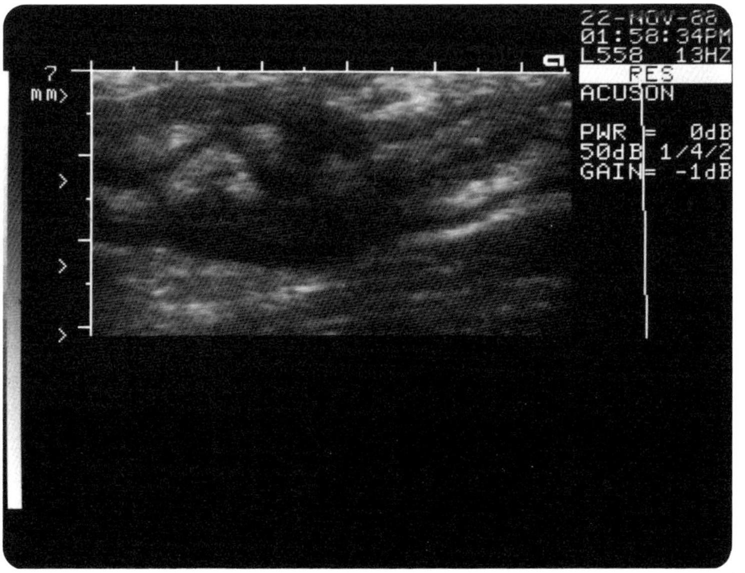

Abb. 12a: Ileozoekale Manifestation eines M. Crohn mit ausgeprägter kissenartiger Verbreiterung der Submukosa bei langjährigem Verlauf mit progress. Vernarbung. Filiforme Einengung des Lumens im terminalen Ileum. Klinisch: chron. Schmerzzustand bei Nahrungspassage. Operationsbedürftiger Befund infolge vorwiegend narbiger Stenosierung.

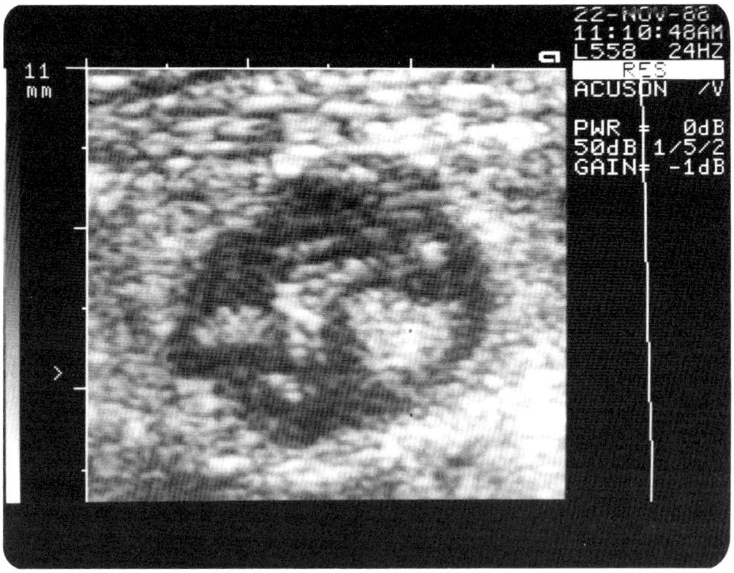

Abb. 12b: Ileum-Querschnitt bei einer Patientin mit langjährigem M. Crohn. Partielle Destruktion der Darmwandschichtung mit ausgeprägter Asymmetrie. Kissenartige Verdikkung der Submukosa, teils scharf abgrenzbare, schmale T. mucosa, teils irreguläre echoarme Infiltration der Darmwand in ihrer ganzen Breite.

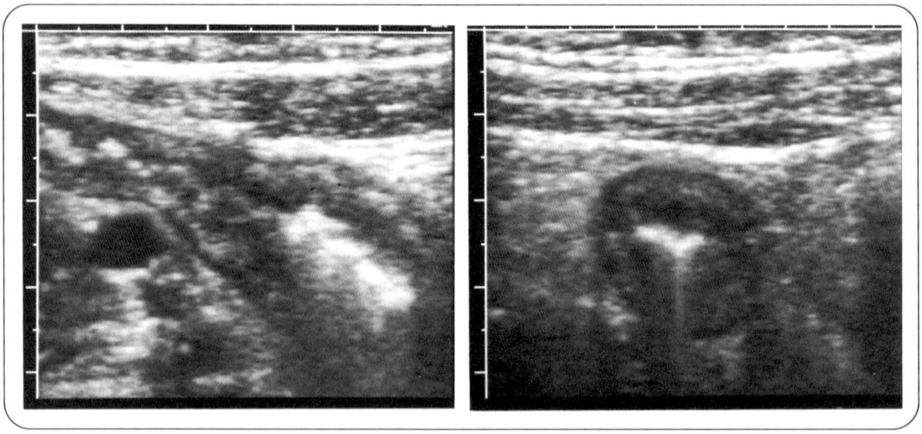

Abb. 13a: Unscharfe Abgrenzung der sonographischen Mukosa- und Submukosa-Schicht im terminalen Ileum bei floridem M. Crohn. Links: Längsschnitt; rechts: Querschnitt.

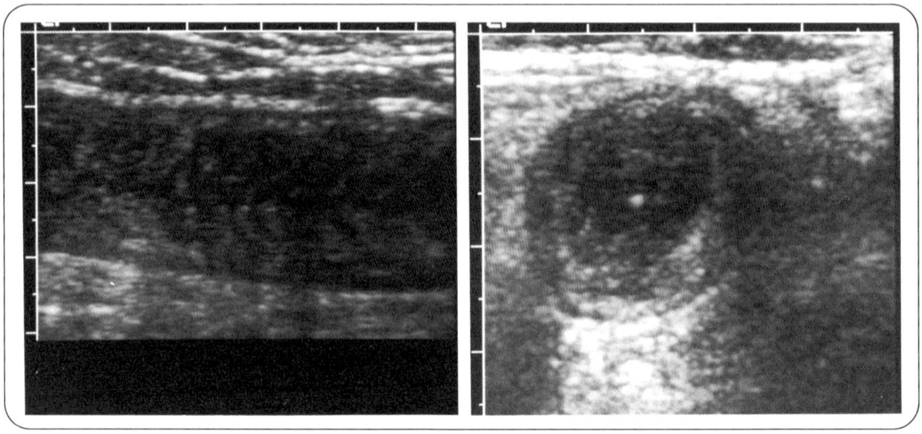

Abb. 13b: Derselbe Patient; 1 Woche später, Entzündungssymptomatik progredient. Stärker ausgeprägte Unschärfe des Übergangs von der T. mucosa zur Submukosa; partielle Aufhebung des Schichtenbildes durch dysproportioniertes Übergreifen des echoarmen mukosalen Strukturmusters auf tiefergelegene Wandschichten. Links: Längsschnitt; rechts: Querschnitt.

Dabei können ausgeprägte Unschärfe der inneren echoarmen Schicht und stark echoarme Reaktionen im Bereich der äußeren echoarmen Schicht für floride entzündliche Veränderungen sprechen (Abb. 13a, b; 14a-c), während stabile, narbige Verhältnisse eine scharfe Grenze zwischen der Mukosa und Submukosa zeigen (Abb. 10, 12b).

Die Variabilität dieser Veränderungen ist jedoch groß, so daß valide sonographische Parameter für eine Aktivitätsbeurteilung bisher nicht erarbeitet sind.

Als eine charakteristische Veränderung beim M. Crohn ist oft das pannusartige Übergreifen des Mesenteriums auf der Serosaseite als breite, relativ homogene, echoreiche, amorphe Struktur darstellbar.

Echoarme Entzündungsstraßen weisen dabei häufig konvergent auf einen interenterischen Abszeß. Kleine echoreiche Reflexe in diesen streifigen Veränderungen sind als Luft anzusprechen und beweisen eine Fistel (Abb. 15a, b).

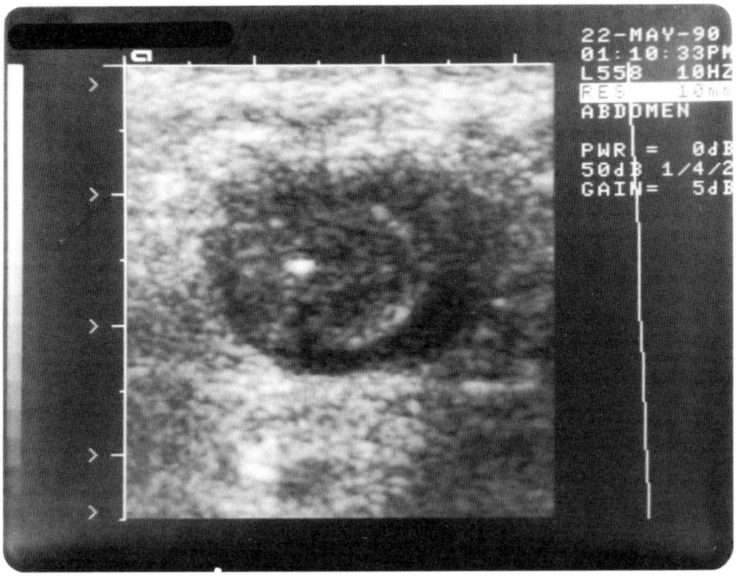

Abb. 14a: Stark dysproportionierte echoarme Verbreiterung der T. mucosa mit unscharfer Begrenzung zur T. submucosa. Übergreifen der Entzündungsreaktion auf das Mesenterium und stark echoarme Halbmondbildung (entzündl. Exsudat?).

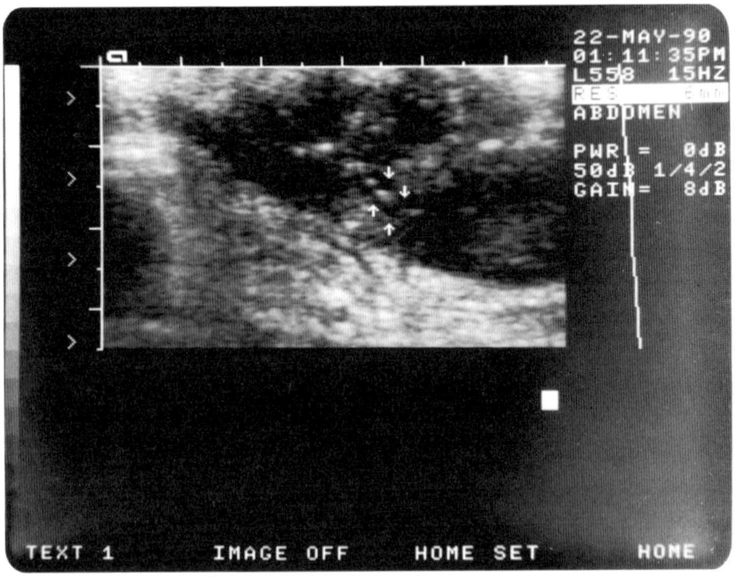

Abb. 14b: Breit durch das echoreiche Mesenterium abgedeckter Entzündungsprozeß bei M. Crohn mit perlschnurartigen Luftreflexen in einem den entzündeten Dünndarm und einen Abszeß verbindenden Fistelgang (Pfeile) bei demselben Patienten.

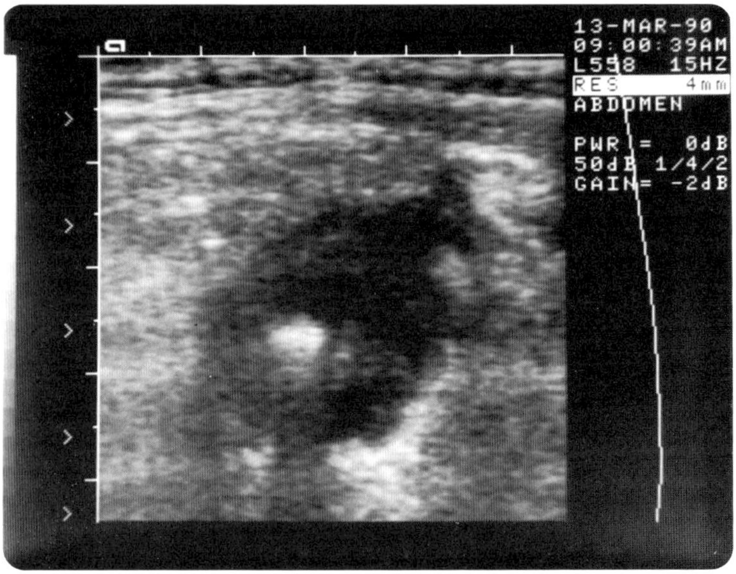

Abb. 14c: Fast homogene, echoarme asymmetrische Darmwandverbreiterung bei einem anderen Patienten, zirkuläre Einengung des Lumens und breites, straßenförmiges Übergreifen der Entzündung über die Darmwand hinaus nach ventral.

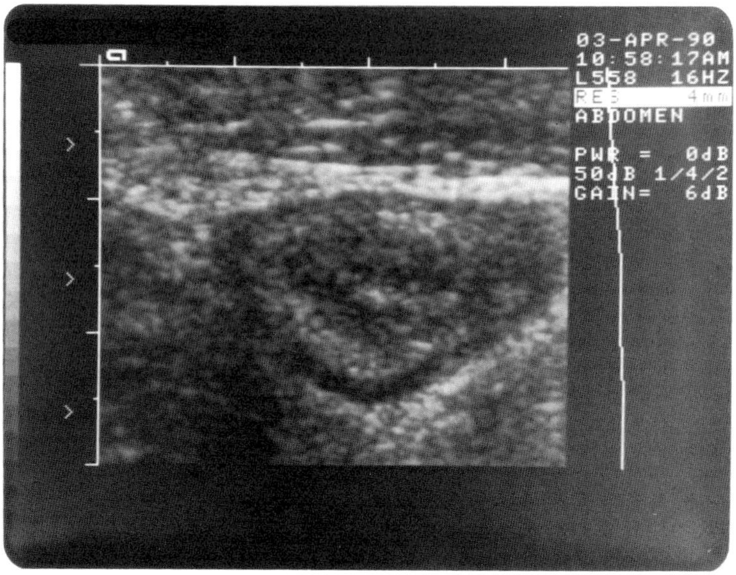

Abb. 15a

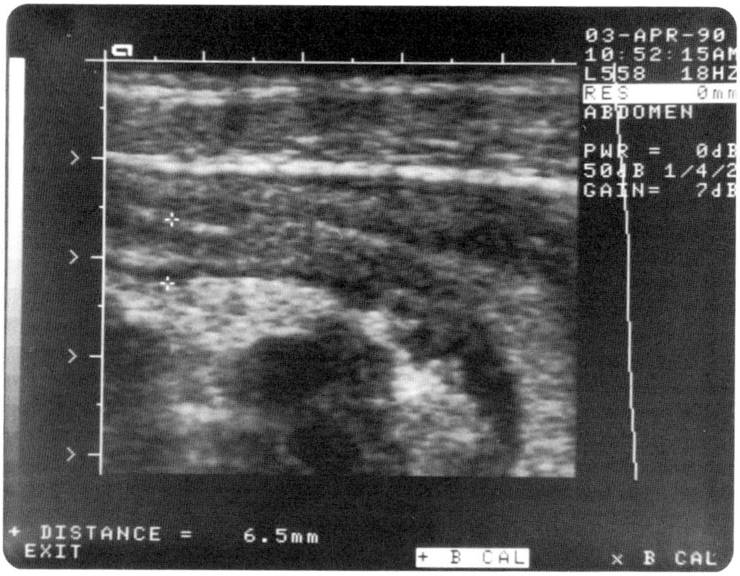

Abb. 15b

Abb. 15a-c: Ileitis terminalis Crohn mit Zeichen der floriden Entzündung. Breite echoarme Entzündungsstraße in das mesenteriale Gewebe ziehend: flußmündungsartige Verbreiterung an der V. iliaca. Befund einer Fistelstraße ohne Nachweis eines Lumens ("Mesenteriitis").

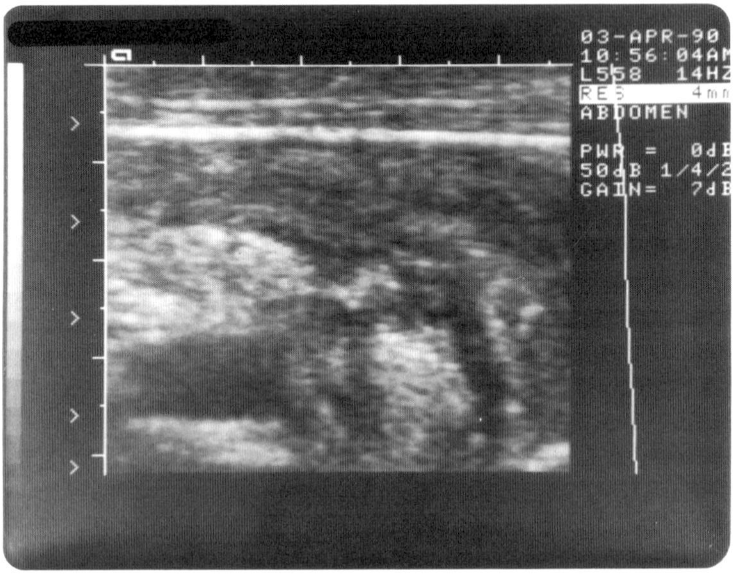

Abb. 15c

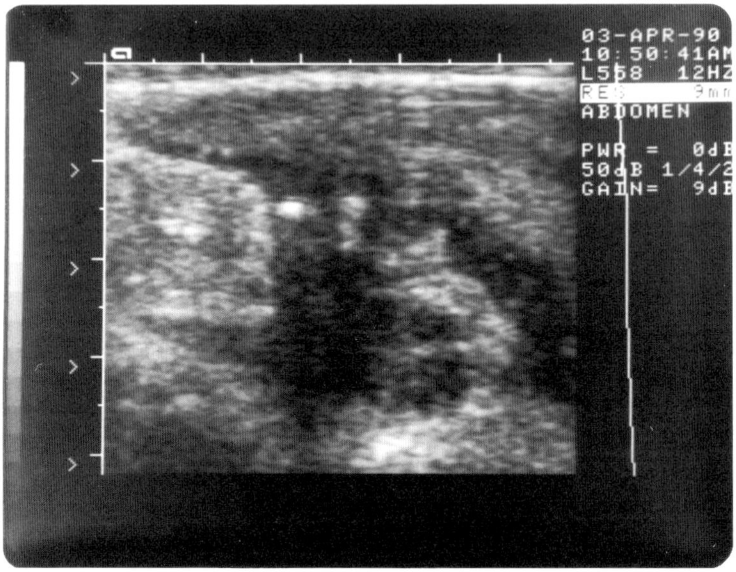

Abb. 15d: Darstellung weiterer echoarmer Straßen in Konvergenz auf den o. g. Befund; hier: Nachweis von Luft (echoreiche Reflexe) als Beweis des offenen Fistelganges bzw. Abszesses.

Komplikationen

Als nicht belastende Untersuchung stellt die Sonographie die Methode der Wahl dar, intestinale (Stenose, Fisteln, Konglomeratbildung, Ileus) und extraintestinale (freie Flüssigkeit, Abszeß) sowie die organfernen Komplikationen (Stauungsniere, Nierensteine, Gallensteine, Leberabszeß) darzustellen. Der Nachweis intestinaler *Stenosen* ist durch die Darmwandverdickung, Lumeneinengung und eine prästenotische Dilatation, meist mit einer Luftansammlung, gekennzeichnet. Die Realtime-Untersuchung und gezielte Palpation erlaubt dabei eine sorgfältige diagnostische Zuordnung atypischer Schmerzen, z.B. bei gleichzeitig bestehenden Gallensteinen und einer Stenose im Bereich der rechten Kolonflexur.

Der sonographische Nachweis von *Fisteln* (Abb. 15) als echoarme Straßen mit zentralem hellem Echoreflex (Luft) stellt eine sehr dankbare, aber auch sehr anspruchsvolle Aufgabe dar. Derartige Untersuchungen benötigen mitunter nicht nur viel Zeit, sondern auch ein erhebliches Maß an Kooperation seitens des Patienten. Insbesondere bei perianalen Fisteln läßt sich eine suffiziente Darstellung mit exakter Lokalisation in Bezug auf die Sphinktermuskulatur nur durch zusätzliche paraanale bzw. paravaginale Schallebenen (Untersuchung in Linksseitenlage oder Steinschnittlage; Latexprotektion des Schallkopfes) sichern. Diese Art der Darstellung macht in vielen Fällen eine transanale oder transvaginale Endosonographie entbehrlich. Beide Untersuchungen stellen jedoch eine wichtige Ergänzung der sonographischen Möglichkeiten beim M. Crohn dar.

Etwas einfacher als die Darstellung interenterischer, rektovaginaler oder gar blinder Fisteln im Retroperitoneum (KM-Röntgenuntersuchung und CT) ist der sonographische Nachweis von offenen Fisteln zwischen Darm und Harnblase, da in diesen Fällen ein heller Luftreflex in der ventralen Kuppel der (gefüllten) Blase auftritt und Detritus (Stuhl) am Blasenboden nachweisbar ist. Der ventrale Luftreflex kann dem weniger erfahrenen Untersucher, der nicht an diese Komplikation denkt, insbesondere beim Einsatz eines Sektor-Schallkopfes leicht entgehen. Bei entsprechender Kompression und etwas Geduld läßt sich jedoch sehr eindrucksvoll ein Hochperlen von Luft in der Harnblase darstellen ("Champagnerurin") und die Lokalisation der Fistel präzisieren.

Eine besonders unübersichtliche Situation der Darmstrukturen ist bei der *Konglomeratbildung* gegeben. Dabei ist insbesondere darauf zu achten, ob interenterische Fisteln oder Abszesse bestehen und ob Nachbarorgane in Mitleidenschaft gezogen sind (Ureterkompression [vorwiegend rechts], Kompression oder Thrombophlebitis der V. iliaca rechts). Umgekehrt ist bei einer rechtsseitigen Beinvenen*thrombose* bei M. Crohn sonographisch rasch eine Aussage über eine Kompressionsgenese möglich. Zudem kann neben einer Thrombusdarstellung im Bild der venöse Blutstrom direkt (unter Sicht) dopplersonographisch nachgewiesen werden.

Freie Flüssigkeit in der Bauchhöhle läßt bei Patienten mit M. Crohn in erster Linie an eine Perforation oder schwere exsudative Veränderungen im Rahmen der Entzündung denken (Abb. 16). In beiden Fällen kann ein hochfieberhaftes Krankheitsbild mit uncharakteristischen Schmerzen bestehen. In dieser Situation ist die Genese der freien Flüssigkeit durch eine sonographisch gezielte, diagnostische Feinnadelpunktion (1 mm-Kanüle) zu klären (s. Kapitel 4; Punktionen).

Die Darstellung interenterischer (Abb. 17) bzw. paraintestinaler *Abszesse* (Abb. 18, 19) ist in praxi oft nicht einfach. Sonographische Leitstrukturen sind echofreie oder (schwieriger) ungleichmäßig echogene Strukturen mit oft zunächst nur diskreter echoreicher Randwallbildung.

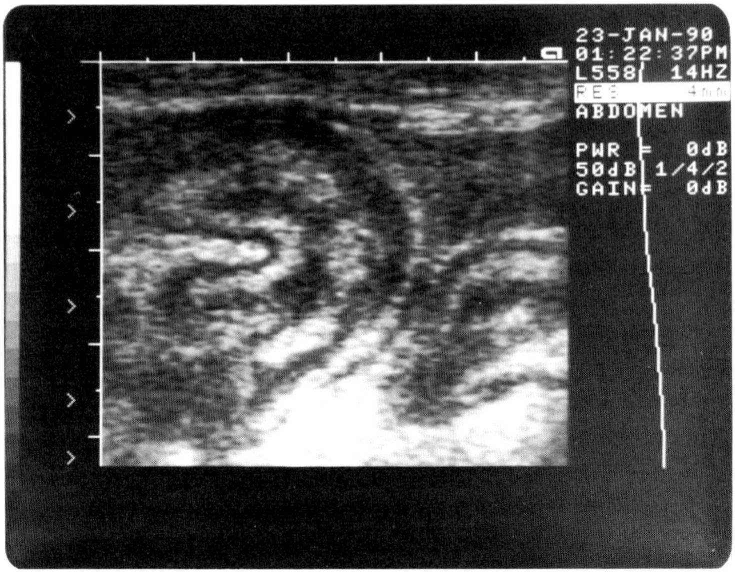

Abb. 16: Freie Flüssigkeit (rechts oben) zwischen zwei entzündlich verbackenen Dünndarmschlingen bei hochaktivem M. Crohn (entzündliches Exsudat). Schwere entzündliche Veränderungen in allen dargestellten Darmabschnitten.

Luft (starke Echoreflexe) in interenterischen Arealen erleichtert das Auffinden von Abszessen beträchtlich (Abb. 18, 19). Im Vergleich zur Computertomographie ist die Sonographie in der Übersicht und damit auch hinsichtlich des Ausschlusses von Abszessen in der Regel unterlegen; umgekehrt lassen sich sonographisch oft kleine Abszesse sichern (Verlaufsbeobachtung und Punktion), die der Computertomographie entgehen.

Auf die *organfernen Komplikationen* soll hier nicht im Detail eingegangen werden, da die Darstellung einer Harnstauungsniere, von Gallen- oder Nierensteinen bei M. Crohn keine krankheitsspezifischen sonographischen Besonderheiten aufweist. Auf die Möglichkeit dieser Komplikationen soll jedoch hingewiesen werden (25% der Ileum-resezierten Patienten entwickeln langfristig eine Oxalatnephrolithiasis), da nur die vollständige Untersuchung der Abdominalorgane - auch bei gezielter Fragestellung nach Veränderungen des Darmes - gewährleistet, daß seltene, aber wichtige Komplikationen (z.B. ein Leberabszeß) nicht übersehen werden.

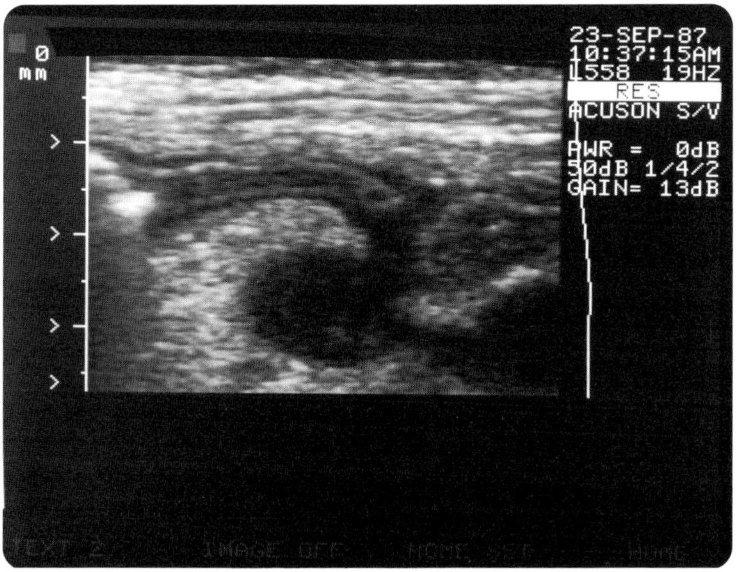

Abb. 17: Fingerhutgroßer, interenterischer Schlingenabszeß bei M. Crohn. Fistelartige Brückenbildung nach rechts zu einer weiteren Abszeßkammer (abgekapselte freie Flüssigkeit; Einbettung in eine breite mesenteriale Verdichtungsstruktur).

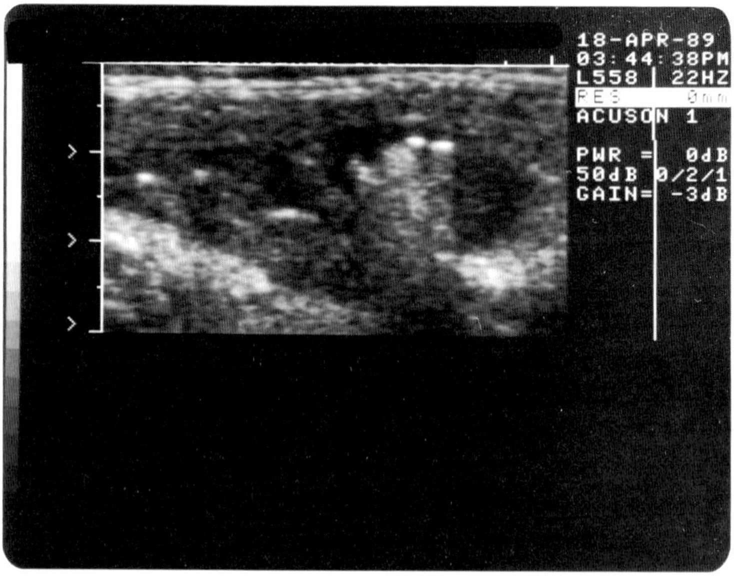

Abb. 18: Unter der Bauchdecke gelegene Abszeßhöhle (1,5 x 2,5 cm) im linken Unterbauch bei aktiver Crohn-Colitis. Breite Verbindung des Abszesses zum Sigma mit nach ventral aufgestiegenen Luftblasen.

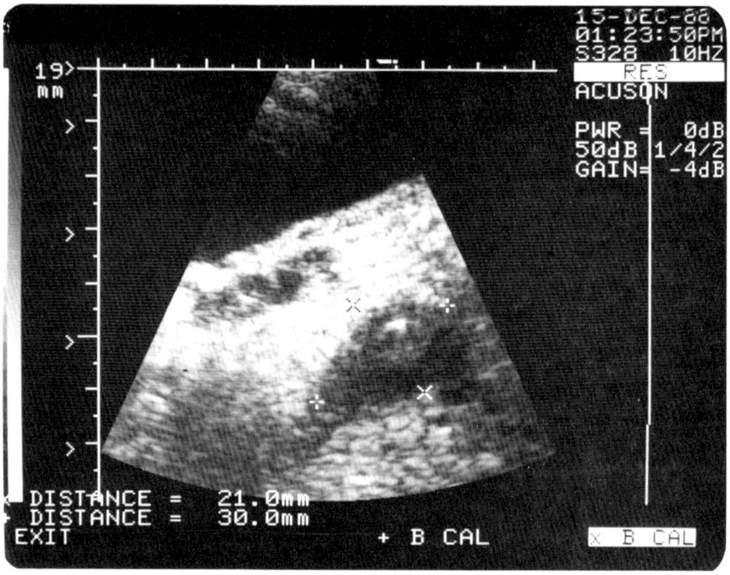

Abb. 19: Pararektaler Abszeß (2,1 x 3,0 cm) mit Lufteinschluß bei M. Crohn des Colons und terminalen Ileums. Ventral Anschnitt der Harnblase, darunter des linken Samenbläschens. Schräge Schallkopfposition im linken Unterbauch mit nach links gekipptem und im Uhrzeigersinn gedrehtem Sektor-Array (Bildausschnitt).

Differentialdiagnose

Die Sonographie ist für die Diagnose eines M. Crohn ebensowenig beweisend wie z. B. für die Diagnose einer Fettleber. Die sonographische Beurteilung soll (generell) in erster Linie deskriptiv sein. Leider - und das gilt auch für die Endoskopie - wird im praktischen Umgang oft ein bildlicher Eindruck mit einer wahrscheinlichen Diagnose gleichgesetzt. Diese Sichtweise hat z. B. in einer Phase, als noch kaum Erfahrungen mit der Manifestation von intestinalen Krankheitserscheinungen beim erworbenen Immunmangelsyndrom vorlagen, Anlaß zur endoskopischen Fehldeutung opportunistischer entzündlicher Veränderungen des Kolons als M. Crohn gegeben. Die gleiche Ausgangssituation findet sich heute bei der Beurteilung entzündlicher Veränderungen des Darmtraktes in der Sonographie. Bei einer Befundkonstellation, die - klinisch - andere Differentialdiagnosen weitgehend ausschließt, ist dabei der diagnostische Wert des Sonographiebefundes höher als zu einem Zeitpunkt, wenn keinerlei Vorinformationen vorliegen. D.h., die sonographische Diagnose kann ebensowenig unabhängig vom Untersucher sein wie dieser von der Kenntnis des Krankheitsverlaufes ist.

Praktisch unmöglich ist die sonographische Differenzierung ileokolischer Läsionen bei M. Crohn von Veränderungen, wie wir sie bei der CMV-Infektion bei AIDS finden (Abb. 20). Interessanterweise scheint für die Pathogenese der Darmwandveränderungen bei der CMV-Infektion eine Ischämiereaktion durch okklusive Vaskulitis - ähnlich wie für den M. Crohn diskutiert - eine Rolle zu spielen.

Im Dickdarm, insbesondere beim älteren Menschen und der typischen Lokalisation zwischen li. Flexur und unterem Sigma stellt die ischämische Colitis eine weitere sonographisch bildlich primär nicht abgrenzbare Differentialdia-gnose dar. Entsprechend dem o. g. Verhaltensmuster wird man aber - in Analogie zur Endoskopie - eine segmental auf den genannten Abschnitt begrenzte Colitis mit transmuraler Darmwandverbreiterung beim alten Menschen mit entsprechender Klinik in erster Linie als (chronische) ischämische Colitis ansprechen und bei einem HIV-positiven Patienten den o. g. pathologischen Darmbefund einer opportunistischen Infektion zuordnen.

Die sorgfältig differenzierte Übermittlung des Befundes als solchen und einer derartigen Wertung stellt ein Qualitätsmerkmal der sonographischen Beurteilung dar, dem nur wenige nichtstandardisierte Befunde genügen.

Ein weiteres wichtiges - klinisches - Kriterium der differentialdiagnostischen Beurteilung Crohn-ähnlicher Sonographiebefunde ist der Faktor Zeit. Das Ultraschallbild bei akuter Infektion mit Yersinia enterocolitica ist in ähnlicher Weise wie bei der Erstmanifestation eines floriden M. Crohn durch eine Verbreiterung der Darmwand (meist Ileokolon), vorwiegend durch eine Expansion der inneren echoarmen Schicht, gekennzeichnet. Eine regelmäßige Ausbildung breiter Mukosapolster ("Burgturm-Zinnen") spricht dabei für eine bakterielle Genese, ist aber oft nicht darstellbar.

Auch der Nachweis von Lymphknotenvergrößerungen läßt eher an eine infektiöse Genese denken, ist aber keinesfalls pathognomonisch. Für eine Yersiniose oder andere infektiöse Genese (z. B. Salmonellose) spricht eine rasche Veränderung und Rückbildung der genannten Darmwandveränderungen, in der Regel parallel zum klinischen Bild.

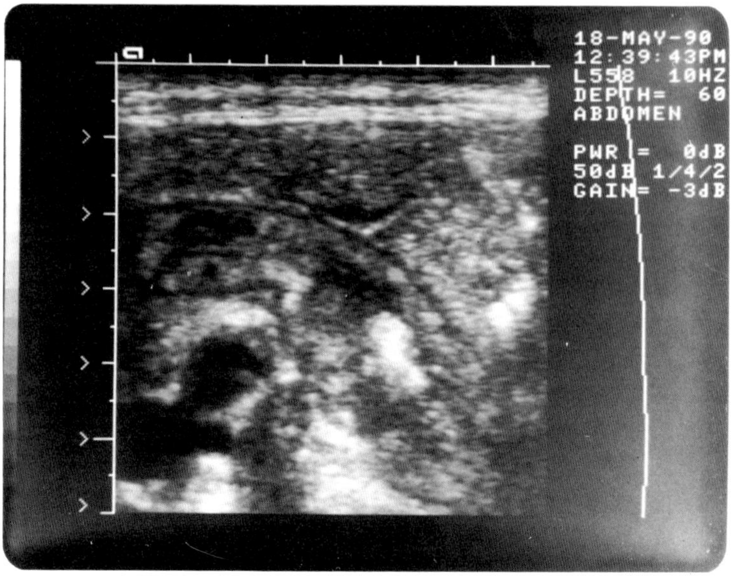

Abb. 20: Entzündliche Ileumveränderungen bei einem Patienten mit AIDS und CMV-Infektion des Dünndarms. Bei zarter T. muscularis propria besteht eine deutliche Verbreiterung der echoreichen Mittelschicht mit echoarmen Inseln bzw. Flecken sowie eine völlig irreguläre, fokale Verbreiterung der inneren echoarmen Schicht (Mukosa). Extramuraler Lymphknoten neben der A. und V. iliaca (vgl. M. Crohn, Abb. 15a).

Colitis ulcerosa, pseudomembranöse Colitis, bakterielle Colitis

Das sonomorphologische Bild der Colitis ulcerosa ist bestimmt durch die proportionierte, nicht-transmurale und kontinuierliche Entzündungsreaktion; das typische sonographische Erscheinungsbild weist dementsprechend deutliche Unterschiede zum M. Crohn auf. Es ist allerdings darauf hinzuweisen, daß leichte Formen der C. ulcerosa (endoskopisch Grad I) einen normalen Ultraschallaspekt bieten.

Schwere Entzündungen gehen mit einer bisweilen sehr starken Verbreiterung der T. mucosa einher (Abb. 21), die sich in ähnlicher Weise bei bakteriellen Infektionen, insbesondere auch der fortgeschrittenen, durch Cl. difficile-Toxin hervorgerufenen pseudomembranösen (Antibiotica-assoziierten) Colitis findet (Abb. 22). Die Submukosa ist in beiden Fällen oft zart, z.T. nur abschnittsweise erkennbar. Die Darstellung von Lymphknoten (selten > 1 cm) schließt eine C. ulcerosa nicht aus.

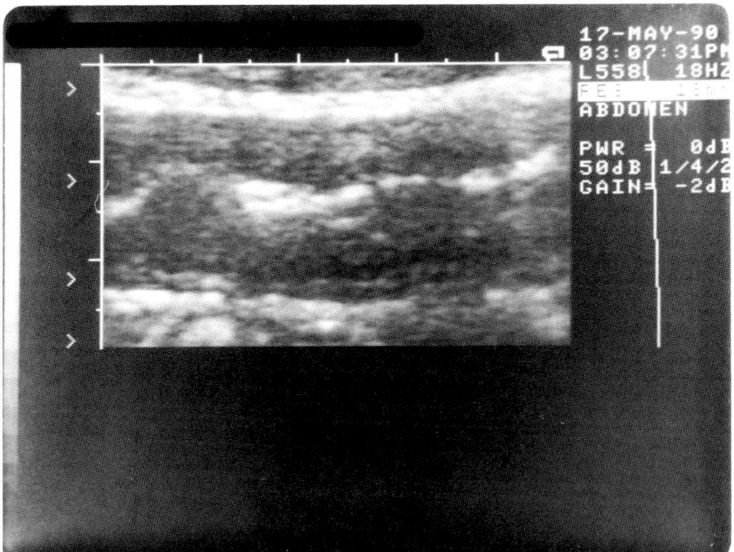

Abb. 21a: Ausgeprägte Verbreiterung der T. mucosa (bis 1cm) mit undulierender, aber glatter luminaler Oberfläche bei sehr schmaler Submukosa und unauffälliger T. muscularis propria. Längsschnitt im Colon descendens. Patient mit akutem schwerem, fieberhaftem Schub einer Colitis ulcerosa.

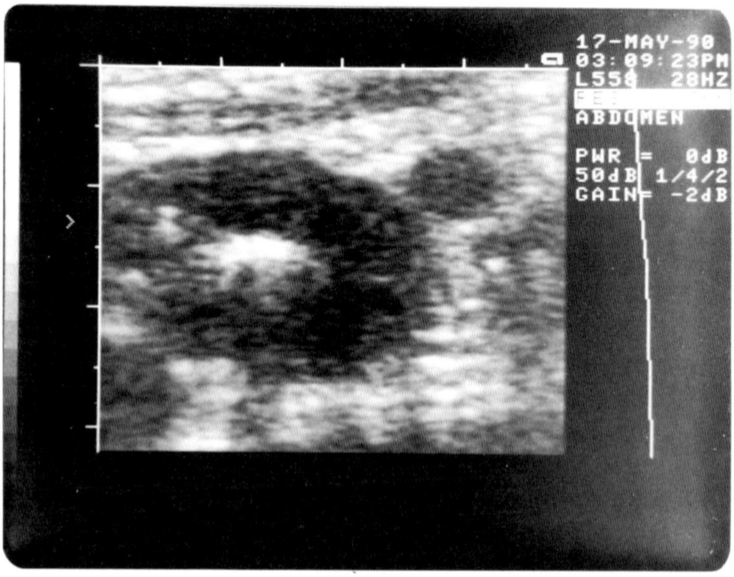

Abb. 21b: Querschnitt des Colon descendens beim gleichen Patienten. Nachweis eines anliegenden Lymphknotens von 0,5 x 0,7 cm Größe.

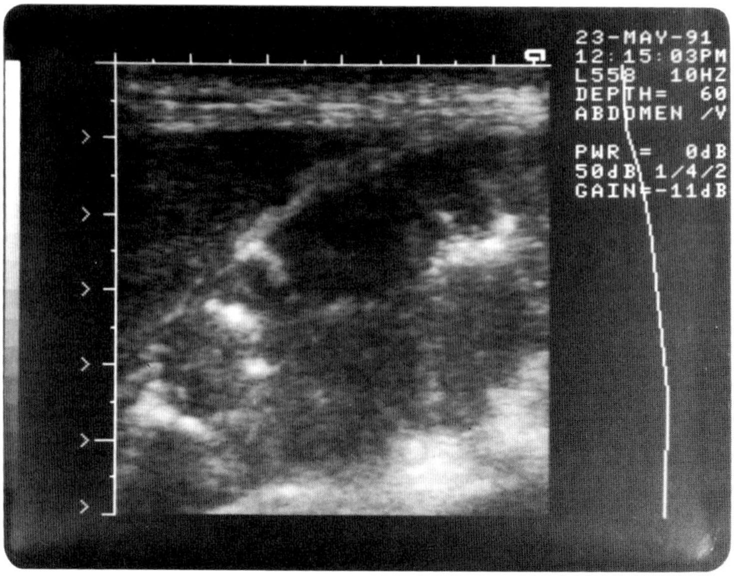

Abb. 22: Fast tumorös wirkende, zirkuläre echoarme Darmwandverdickung im rechten Querkolon bei pseudomembranöser Colitis durch Clostridium difficile. Die Darmwandverdickung beruht preferentiell auf einer Mukosaverbreiterung; das Lumen des Colons ist deutlich eingeengt. Frühzeitig entdeckte Cl.-difficile-Colitiden weisen nur geringgradige mukosale Veränderungen auf.

AIDS-assoziierte Enteritis

Als typische opportunistische Infektionen des Dünn- und Dickdarmes bei AIDS-Patienten finden sich die Zytomegalievirus- (CMV)-Infektion und atypische Mykobakteriosen sowie die Cryptosporidiose. Auf die Ähnlichkeit des sonomorphologischen Bildes bei der CMV-Infektion mit Veränderungen bei M. Crohn ist bereits hingewiesen worden. Abb. 23a-c zeigt demgegenüber eine Serie sonographischer Veränderungen bei einem Patienten mit ausgeprägt symptomatischer, nachgewiesener intestinaler CMV-Infektion, die in diesem bunten Erscheinungsbild beim M. Crohn nicht auftritt.

Die ausgeprägten sonographischen Läsionen bei CMV-Infektion des Dünn- bzw. Dickdarms gehen zumeist mit einer deutlichen lokalen Schmerzreaktion bei Palpation einher. Patienten mit atypischer Mykobakteriose können ebenfalls ein M. Crohn-ähnliches Bild der Darmwand aufweisen, zumeist stehen jedoch hier mesenteriale Lymphknotenschwellungen im Vordergrund.

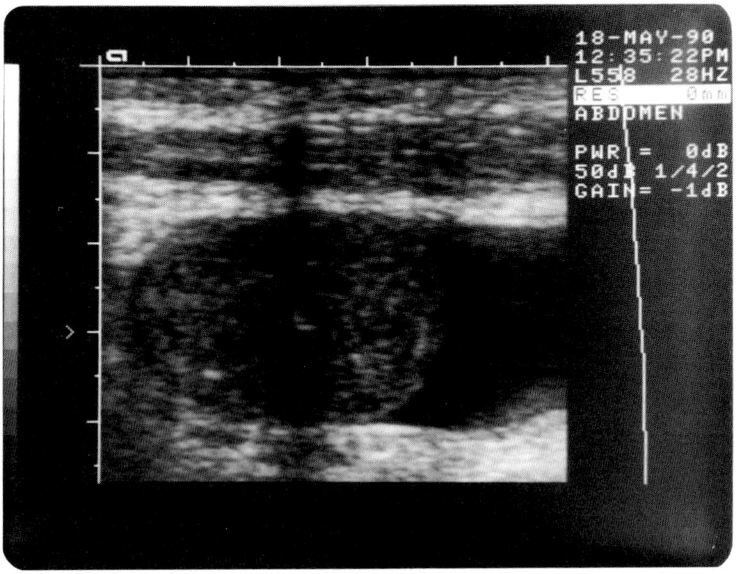

Abb. 23a: Sonographische Befunde am Dünndarm beim erworbenen Immunmangelsyndrom (AIDS) mit CMV-Infektion. Amorphe, grobkörnige Struktur der Darmwand (kommt in ähnlicher Weise auch beim M. Crohn vor) mit nahezu echofreier "Fahne" im Sinne schwerster entzündlich-exsudativer Veränderungen (oberes Jejunum).

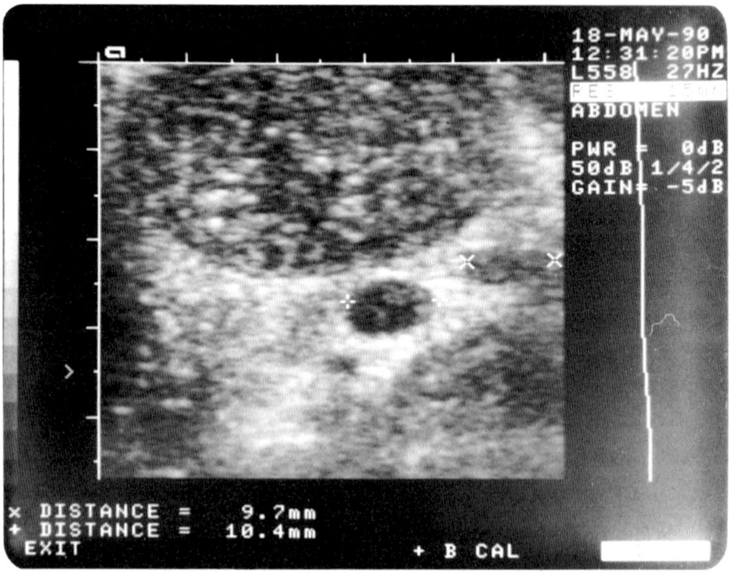

Abb. 23b: Grobgranuläre amorphe Struktur der Darmwand im unteren Jejunum, daneben zwei Lymphknoten von 1 cm Größe (derselbe Patient).

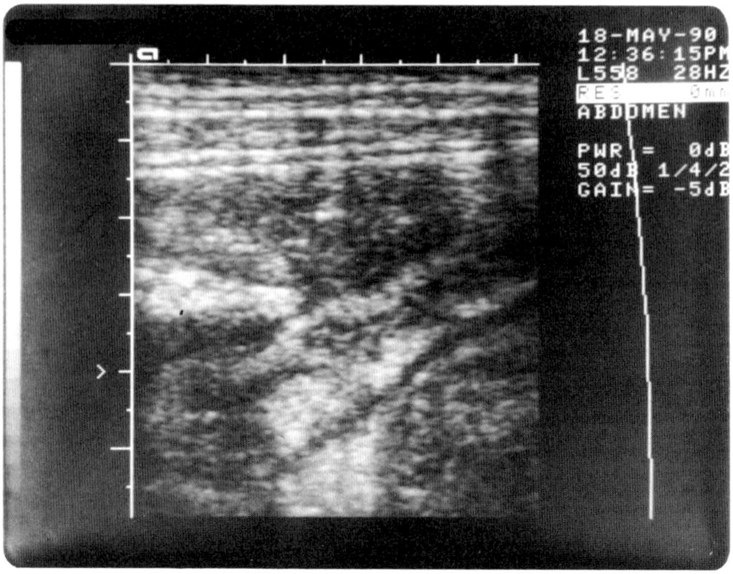

Abb. 23c: Terminales Ileum bei demselben Patienten. Typisches Schichtenbild mit Darstellung des engen Darmlumens, einer unregelmäßigen Mukosa, verbreiterter Submukosa und der T. muscularis propria. Insgesamt ausgeprägte Polymorphie in den einzelnen Abschnitten.

Im Gegensatz zur transmuralen Entzündung bei der CMV-Enteritis und MAI-Infektion läßt sich bei der Cryptosporidiose eine rein mukosale, proportionierte Entzündung mit geringer Verbreitung der inneren echoarmen Schicht darstellen. Das sonographische Korrelat des AIDS-assoziierten Kaposi-Sarkoms ist im Dünndarm demgegenüber durch eine zirkumskripte, ausgeprägt echoarme Verbreiterung der Mucosaschicht mit scharfer Abgrenzung zur Submucosa (DD zum hochfloriden M. Crohn) gekennzeichnet (s. Abb. 29).

Eosinophile Gastroenteritis

In Abhängigkeit vom Subtyp (mukosale oder muskuläre Form, mehr lokalisiert oder diffus) kann eine Darmwandverbreiterung mit echoarmer Infiltration resultieren. Das Fehlen derartiger Veränderungen schließt jedoch die Erkrankung keinesfalls aus.

Einheimische Sprue

Die sonographisch darstellbaren Befunde bei der Sprue sind z.T. aus der Röntgendiagnostik vertraut: die Flüssigkeitsvermehrung im Nüchternzustand (bedingt durch die Reduktion der absorptiven Villus-Zone bei Akzentuierung der sekretorischen Kryptenzone), eine Dilatation der Dünndarmschlingen, ungleichmäßige, oft stummelartige Kerckring-Falten im oberen Dünndarm (linker Ober-/Mittelbauch) und eine Zunahme der Falten im unteren Dünndarm.

Auffallend ist darüber hinaus, daß größere (> 0,5 cm x 0,5 cm) luminale reflexreiche Strukturen (unverdaute Nahrung oder Luftblasen) in der Flüssigkeit des Darmlumens mit großer Geschwindigkeit hin- und hergewirbelt werden, wobei kaum ein scharfes Bild zu erhalten ist (Abb. 24 a, b). Dabei kommt es nicht zu einer wesentlichen Propulsion. Aufgrund der Ähnlichkeit mit dem Herumwirbeln von Wäschestücken in älteren Wäschetrocknern bzw. Waschmaschinen habe ich dieses Erscheinungsbild als "Waschmaschinenphänomen" bezeichnet. Das gleiche Bild habe ich bisher nur bei Patienten mit Durchfällen im Rahmen einer HIV-Enteropathie gesehen, die histologisch in ähnlicher Weise zu einer Zottenreduktion und damit zu einem Überwiegen der Sekretion führt.

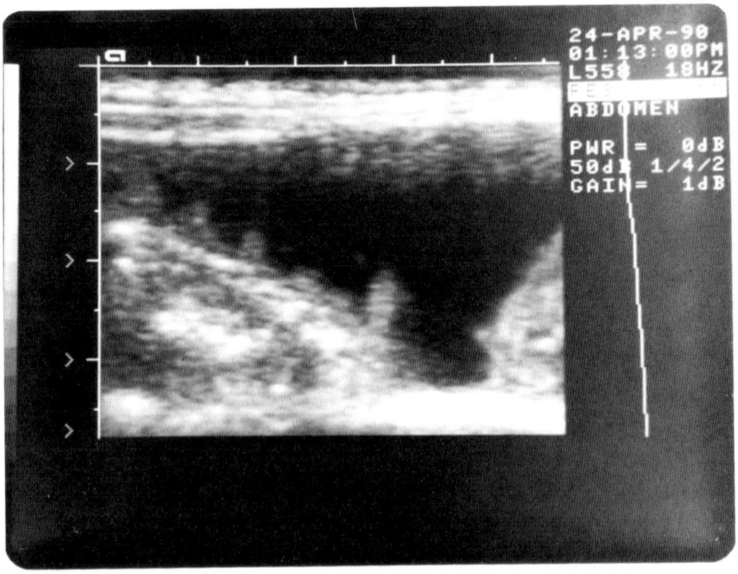

Abb. 24a: Verstärkter Flüssigkeitsgehalt im Jejunum und relativ kurze, stummelartige, unregelmäßige Kerckring-Falten bei einheimischer Sprue (vgl. Abb. 7, 32).

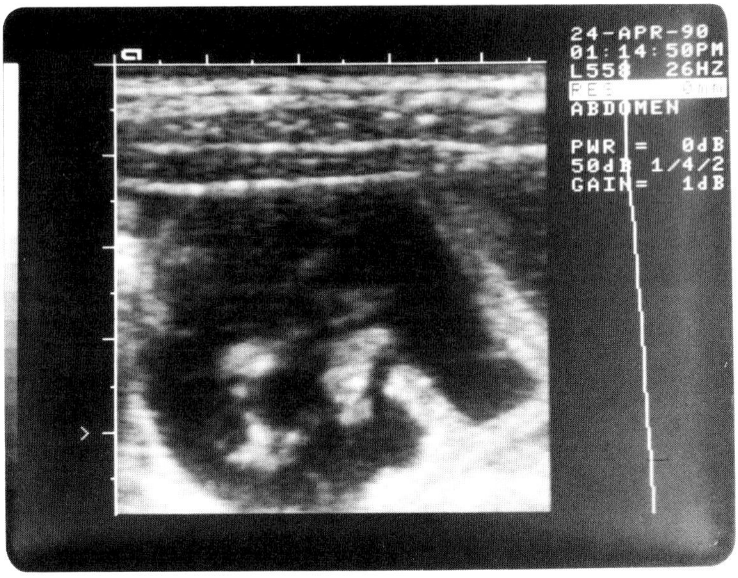

Abb. 24b: Unscharf (bewegungsbedingt) begrenzte, relativ große, reflexreiche Partikel, die im Darmlumen rasch hin und her bewegt werden ("Waschmaschinenphänomen"). Unauffällige, zarte Darmwand mit überbetontem Eintrittsreflex.

Als Folge der fehlenden endogenen postprandialen Stimulation durch Cholecystokinin ist die Gallenblase bei Sprue-Patienten zumeist vergrößert bzw. postprandial nur unzureichend kontrahiert.

Gleichermaßen schwierig wie bedeutsam ist die sonographische Untersuchung des Darmes bei der einheimischen Sprue zum Nachweis eines *intestinalen Lymphoms* (T-Zell-Lymphom), der bedeutsamsten Komplikation einer unbehandelten einheimischen Sprue im Erwachsenenalter. Das Lymphom ist durch eine die Darmwandschichtung destruierende, echoarme, meist lokalisierte Raumforderung darstellbar (Abb. 25, 26) und führt im Stadium II zu einer mesenterialen Lymphknoteninfiltration (Abb. 27).

Die in Abb. 27 dargestellten zahlreichen kleinen, aber aufgrund der Vielzahl und besonders echoarmen Struktur unzweideutig pathologischen Lymphknoten waren im CT nicht darstellbar; sie nahmen innerhalb einer Woche meßbar an Größe zu (operativ bestätigtes pleomorphes T-Zell-Lymphom bei langjährig nicht entdeckter einheimischer Sprue).

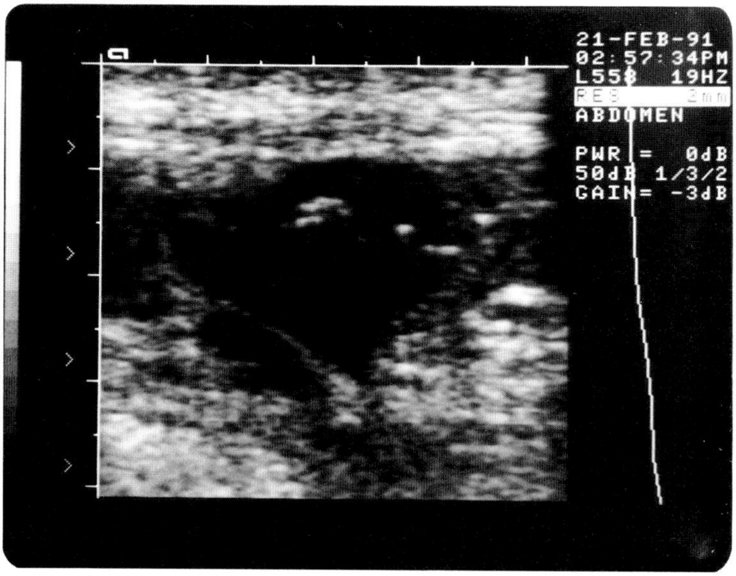

Abb. 25: Pleomorphes T-Zell-Lymphom im unteren Jejunum als Komplikation einer einheimischen Sprue. Neben der fokalen echoarmen Darstellung des Lymphoms in der Darmwand mit Aufhebung der normalen Schichtung Nachweis der (echoarmen) Infiltration eines adhärenten Lymphknotens.

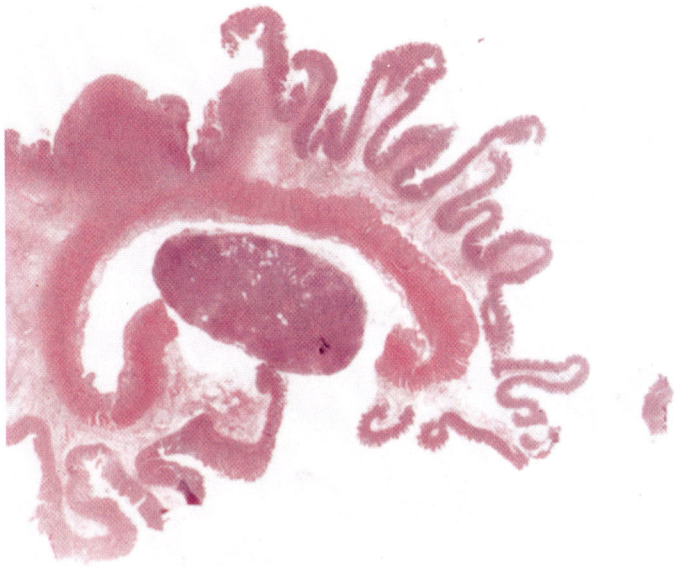

Abb. 26: Korrespondierendes histologisches Bild zu Abb. 25 mit Darstellung des primären intestinalen Lymphoms und der adhärenten LK-Infiltration. (Für die Überlassung der Abb. danke ich Herrn Priv.-Doz. Dr. S. Falk, Pathologisches Institut der J.-W.-Goethe-Universität Frankfurt).

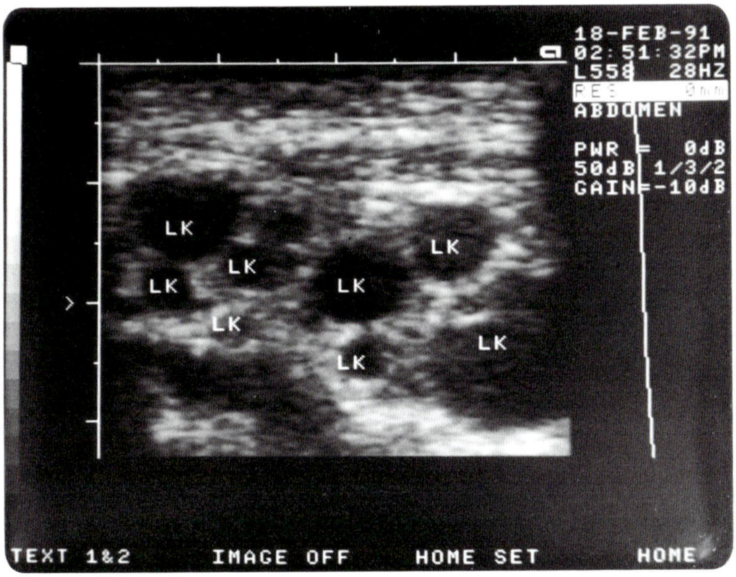

Abb. 27: Zahlreiche, deutlich echoarme, mesenteriale Lymphknoten von einzeln 0,3-1,2cm Durchmesser bei intestinalem Lymphom.

Intestinales Lymphom

Primäre intestinale Lymphome sind in der Regel, d. h. abgesehen von den mit der einheimischen Sprue einhergehenden Lymphomen, B-Zell-Lymphome. Sie sind in Mitteleuropa meist segmentär und entsprechen sonographisch dem Bild, das vorstehend für das T-Zell-Lymphom beschrieben wurde.

Eine andere Form ist das sog. Lymphom vom Mediterranen Typ, ein mit immunoproliferativen Veränderungen (α-Ketten-Krankheit) einhergehendes Krankheitsbild, das vorwiegend in Populationen mit besonders niedrigem Hygienestandard auftritt und durch eine diffuse Lymphominfiltration des Dünn- und oft auch des Dickdarms nach einem prälymphomatösen Stadium mit bakterieller Überbesiedlung des Dünndarms gekennzeichnet ist. Ein Übergreifen des Lymphoms auf parenchymatöse Organe ist bei diesem Typ häufig.

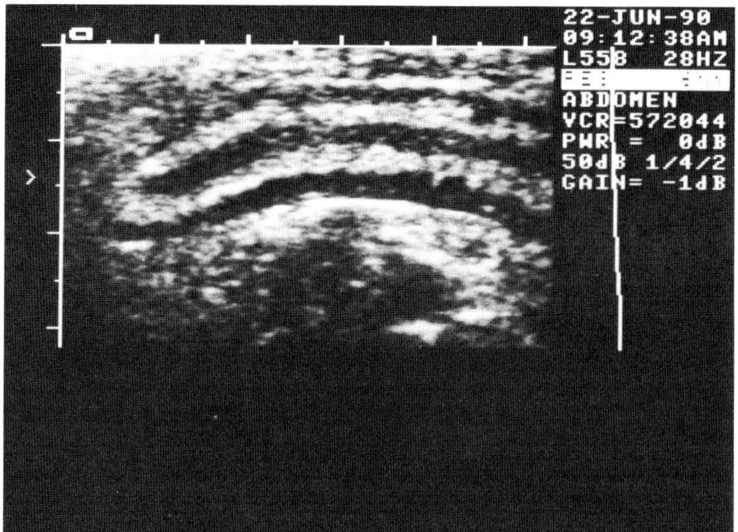

Abb. 28: Lineare Verbreiterung der Submukosa und echoarme, perlschnurartige Verbreiterungen am Übergang von der Submukosa zur T. muscularis propria bei einem Patienten mit IPSID-assoziiertem B-Zell-Lymphom (sog. Mittelmeertyp). Bei dem Patienten bestand ein globales Antikörpermangel-Syndrom mit therapierefraktärer Lambliasis und langjährig ausgeprägten Durchfällen. Der dargestellte Darmbefund konnte nicht richtig gedeutet werden; vermutet wurde eine Amyloidose. Die Diagnose des dann ausgedehnt feinfleckig metastasierten Lymphoms mit deutlicher linearer Infiltration der Darmwand wurde etwa 6 Monate später in tabula gestellt (Todesursache: Herzinfarkt).

Abb. 28 zeigt eine solche lineare Lymphommanifestation im Kolon bei einem Patienten mit Z.n. Thymom-Resektion, globalem, ausgeprägtem Antikörpermangelsyndrom und jahrelanger, schwerster Diarrhoe durch eine therapieresistente Lambliasis.

Tumoren des Dünn- und Dickdarms

Dünndarmtumoren sind ausgesprochen selten, ihr primärer sonographischer Nachweis gelingt nur in Ausnahmefällen (Abb. 29). Dickdarmkarzinome lassen sich bei Kenntnis der Diagnose mit hohen Schallfrequenzen durchaus als echoarme, einseitig verdickte Darmwand darstellen, eine prognostisch relevante Beurteilung des Tumorstadiums (Invasion der T. muscularis; Lymphknotenbefall) ist jedoch in der Regel nicht hinreichend zuverlässig möglich. Zur Beurteilung der Infiltrationstiefe ist die Endosonographie das derzeit exakteste präoperative bildgebende Verfahren.

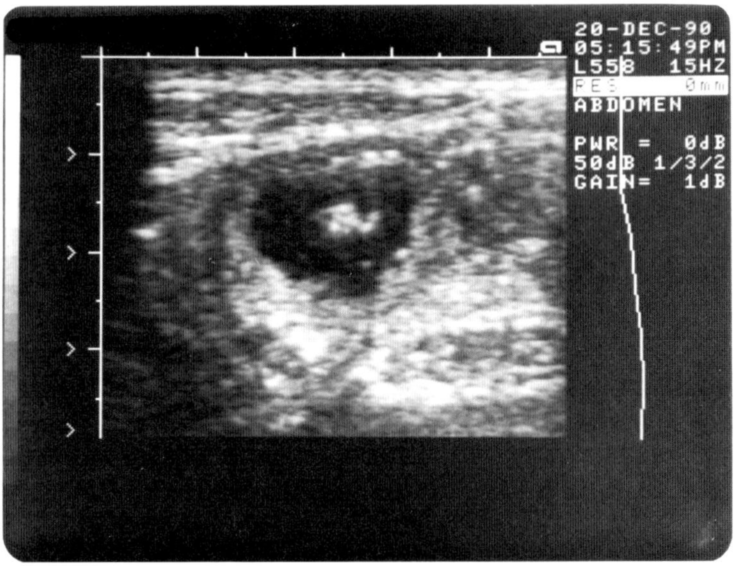

Abb. 29: Echoarme, zirkuläre unregelmäßige Raumforderung im Jejunum mit Einengung des Darmlumens bei einem Patienten mit AIDS. Befund eines ausgedehnten Kaposi-Sarkoms.

Intestinale Lymphangiektasie

Die primären Veränderungen der Lymphangiektasie sind sonographisch nicht darstellbar; infolge ausgeprägter hypoproteinämischer Ödeme bei enteralem Eiweißverlustsyndrom kann jedoch ein Bild mit ödematöser (echoarmer) Schwellung der Kerckring-Falten resultieren, die dann Maiskolben-artig aneinandergereiht aussehen (ähnlich Abb. 30). Begleitend besteht ein Aszites.

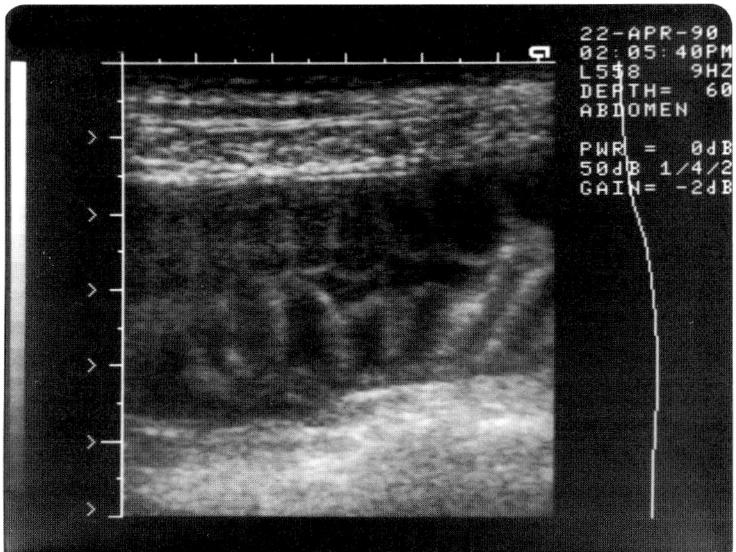

Abb. 30: Maiskolben-artige Schwellung der Kerckring-Falten mit "Dos-a-dos"-Aspekt im Jejunum als Ausdruck der Gewebsüberwässerung. Hier: Urämie unmittelbar vor der Erstdialyse. Ein identisches Bild findet sich bei hypoproteinämischen Ödemen der Darmschleimhaut auf dem Boden einer intestinalen Lymphangiektasie mit enteralem Eiweißverlustsyndrom. Gleichzeitig besteht in der Regel (so auch hier) ein Aszites.

Darmwandveränderungen bei Systemerkrankungen

Systemerkrankungen, z. B. die Graft-versus-Host-Reaktion nach Knochenmarkstransplantation, oder Vaskulitissyndrome können zu einer sonographisch faßbaren Darmwandverbreiterung infolge zellulärer Infiltration und Ödembildung, oft gefolgt von sekundärer Einblutung, führen. Bei fehlendem Therapieerfolg kommt es dabei zunehmend zu einer Auflösung der Darmwandschichten (s. Abb. 35a, b). Diese Patienten haben meist eine Darmatonie nach initialer Diarrhoe, abdominelle Schmerzen und eine diffuse Defense.

Invagination

Im Erwachsenenalter werden Invaginationsphänomene bei der Darmsonographie als transiente Erscheinung gelegentlich beobachtet, z. B. bei der einheimischen Sprue, nach Operationen oder bei der Sonographie von M. Crohn-Patienten. Als Ursache anhaltender Beschwerden mit der Notwendigkeit der operativen Therapie kommt sie darüber hinaus aber gehäuft bei intestinalen Polypen und Tumoren vor. Ob diese Erscheinung auch beim Gesunden häufiger auftritt, ist nicht bekannt. Die passagere, spontan reversible Invagination führt nicht zu einer Darmwandverdickung mit Ödem und späterer Nekrose. Die klassische Invagination beim Erwachsenen betrifft zumeist den ileocolischen Übergang, das sonographische Korrelat bei Betrachtung des Querschnitts besteht in einem "Bullauge", wobei das Coekum (Invaginans) eine äußere echoarme Struktur bildet (Kongestion - Ödem), das Invaginat (Ileum) eine exzentrische echoarme Struktur (Kompression) und das Mesenterium des Ileums sich echoreich in das dazwischengelegene Lumen drängt. Sind die einzelnen Darmschichten noch gut darstellbar, ist das Erkennen der pathognomonischen "Darm-im-Darm-Struktur" anhand multipler konzentrischer Ringe einfach.

Im Kindesalter stellt die idiopathische Invagination häufiger eine Notfallsituation und oft auch eine Operationsindikation dar. Abb. 31 a, b (Quer- und Längsschnitt) zeigen das charakteristische Bild des Darm-im-Darm-Befundes bei einem 12jährigen Mädchen mit jejunaler Invagination auf dem Boden eines Jejunalpolypen. Die sonographische Leitstruktur, die den Untersuchungsgang zu diesem Befund geführt hat, war das proximal davon gelegene Obstruktionsbild (Abb. 32) mit luminaler Flüssigkeitsansammlung und einer dadurch besonders guten Darstellbarkeit der Kerckring-Falten.

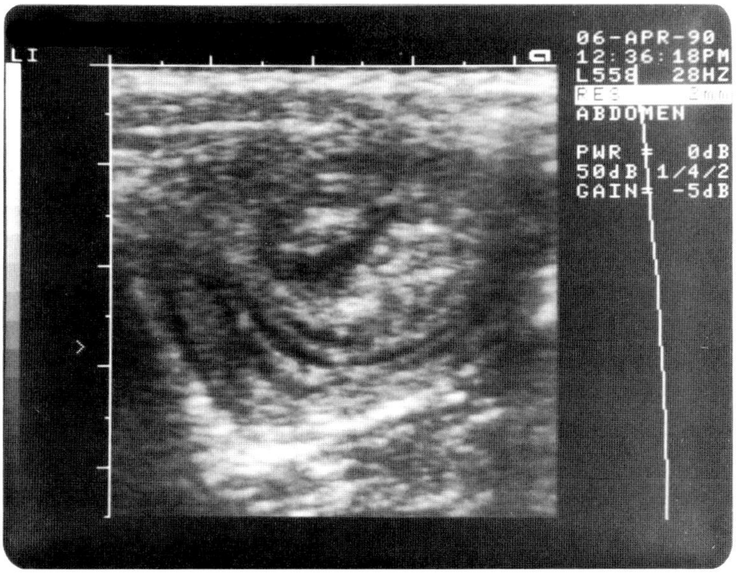

Abb. 31a: Querschnitt.

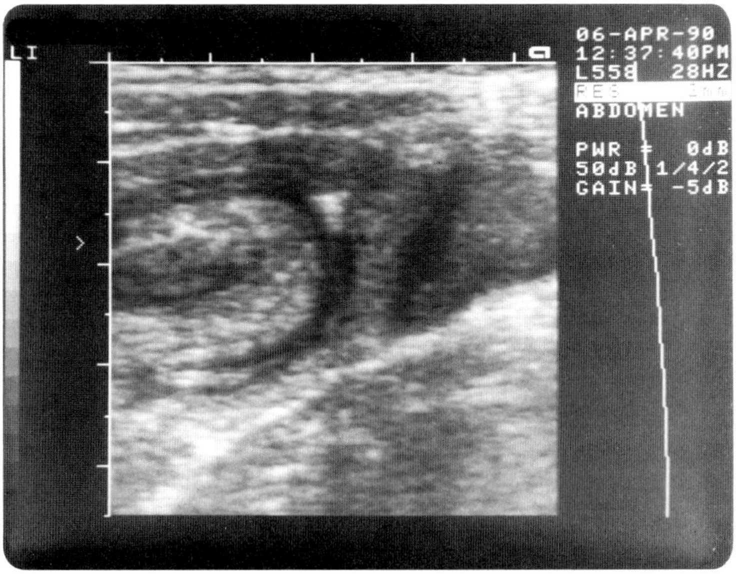

Abb. 31b: Längsschnitt.
Abb. 31a - b: Invagination ("Darm im Darm") des Jejunums bei einem 12jähr. Mädchen.

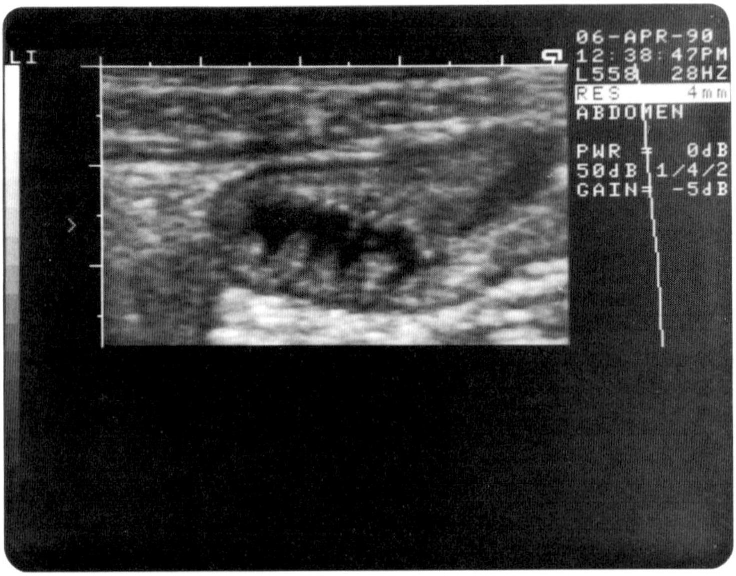

Abb. 32: Auffallende Flüssigkeitsfüllung des Darmlumens mit guter Darstellung der Kerckring-Falten proximal der Invagination bei der gleichen Patientin (Subileus-Bild).

Ileus

Das sonographische Bild des Ileus ist durch langsame Pendelbewegungen bei zunehmender Darmwandatonie gekennzeichnet (bzw. initial durch eine Hyperperistaltik proximal einer Obstruktion). Die Darmschlingen sind wie Wassersäcke dilatiert, der Darminhalt ist meist - einem Pfeffer- und Salzmuster entsprechend - echogemischt, bedingt durch die feindisperse Vermengung von Flüssigkeit und Luft (Schlick oder 'sludge'; Abb. 33), in anderen Fällen aber auch echofrei, wobei sich beim Dünndarmileus die Kerckring-Falten besonders gut darstellen ("Klaviertastenphänomen"; Abb. 34), beim Dickdarmileus die Haustren (Abb. 35a, b). Die Beurteilung des Flüssigkeitsgehaltes kann postprandial schwierig sein, so daß enge Verlaufsuntersuchungen angebracht sind. Mit Fortschreiten des Krankheitsbildes entwickelt sich ein zunehmendes Ödem der Darmwand mit echoarmer Verbreiterung, noch später wird freie peritoneale Flüssigkeit nachweisbar.

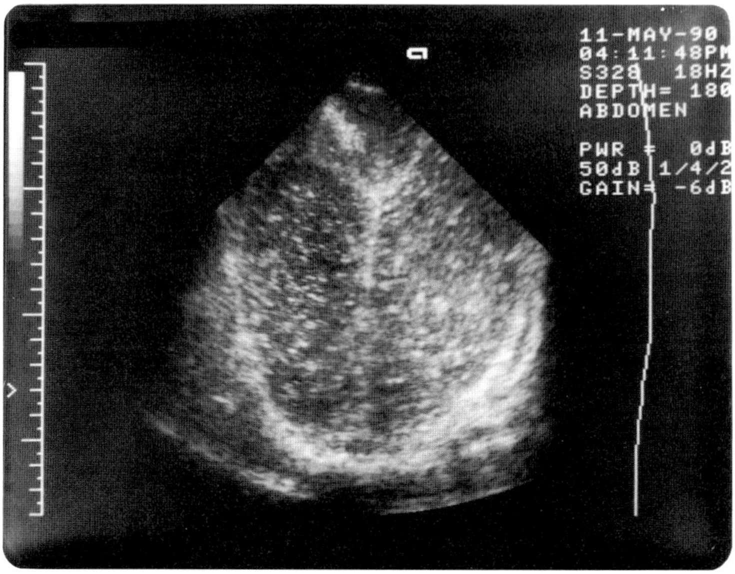

Abb. 33a

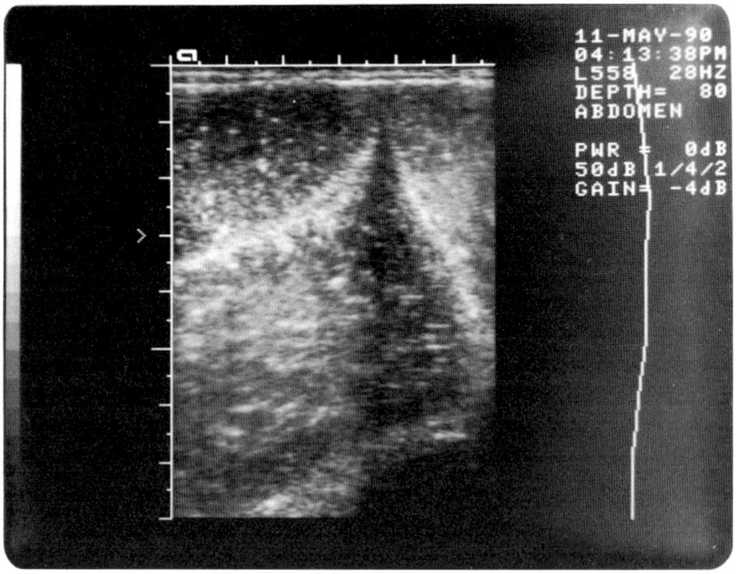

Abb. 33b

Abb. 33a - b: Dünndarmileus mit 'Sludge'-gefüllten Dünndarmschlingen und Pendelperistaltik. Der Darminhalt weist ein echogemischtes, granuläres "Pfeffer- und Salz"-Muster infolge des Luft- / Flüssigkeitsgemisches auf.

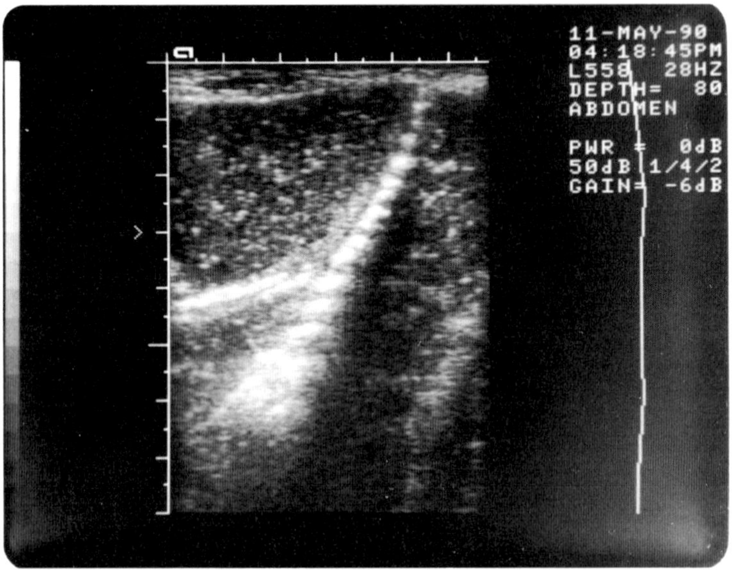

Abb. 34: Luftretention an den Kerckring-Falten beim Dünndarmileus ("Klaviertastenphänomen"). Gleicher Patient (chronisch idiopathische intestinale Pseudoobstruktion; CIIP) wie in Abb. 32a, b. Beachte die sehr dünne Darmwand im Vgl. zu Abb. 36, 37.

Bei intensiver Suche läßt sich oft auch die Ursache eines mechanischen Ileus durch die Sonographie nachweisen. Die Verfügbarkeit als Bedside-Methode und die Einsatzmöglichkeit auch bei beatmeten Patienten, die in der Regel keine Darmspiegel auf der Röntgenübersicht erkennen lassen, da der Darmtrakt keine Luft enthält, haben die Sonographie zu einer wichtigen Methode in der Intensivmedizin gemacht.

Ein typischer Ileusbefund mit dilatierten, sludge-gefüllten Dünndarmschlingen und Pendelperistaltik bei der Realtime-Beobachtung ist in Abb. 33-34 wiedergegeben; dabei handelt es sich um den Befund bei einer chronisch-idiopathischen intestinalen *Pseudo*obstruktion (CIIP).

Abb. 36 zeigt demgegenüber ebenfalls das charakteristische Bild eines (mechanischen) Ileus, erkennbar an der Unschärfe des Darminhaltes infolge vigoröser Pendelbewegungen (präterminales Ileum). In diesem seltenen Fall zeigt die hochauflösende Darmwandsonographie (Abb. 37) eine ganz ausgeprägte Verdickung der T. muscularis propria, die breiter ist, als die Mukosa und Submukosa zusammen, also einen Befund, der einer Muskelhypertrophie im Zusammenhang mit einem Ileusbild entspricht.

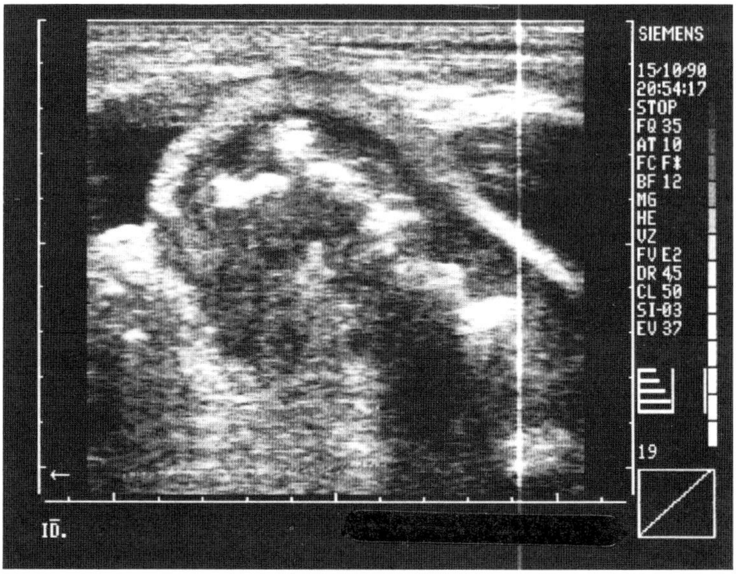

Abb. 35a: Fortgeschrittene Ischämie des Sigmas mit Darmwandverdickung, serosaler Exsudation und freier Flüssigkeit in der Bauchhöhle bei schwerster Vaskulitis.

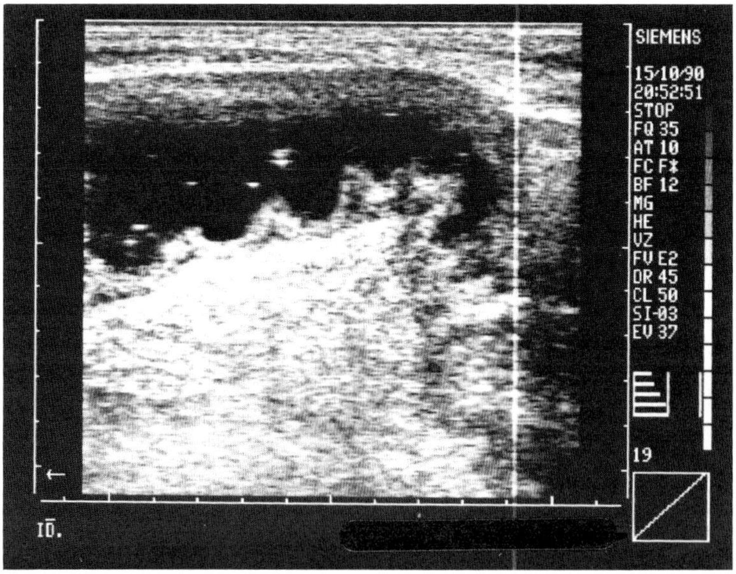

Abb. 35b: Dickdarmileus (hier: Colon descendens) mit auffallend guter Darstellbarkeit der leicht verstrichenen Haustren infolge der luminalen Flüssigkeitsansammlung bei dem gleichen Patienten.

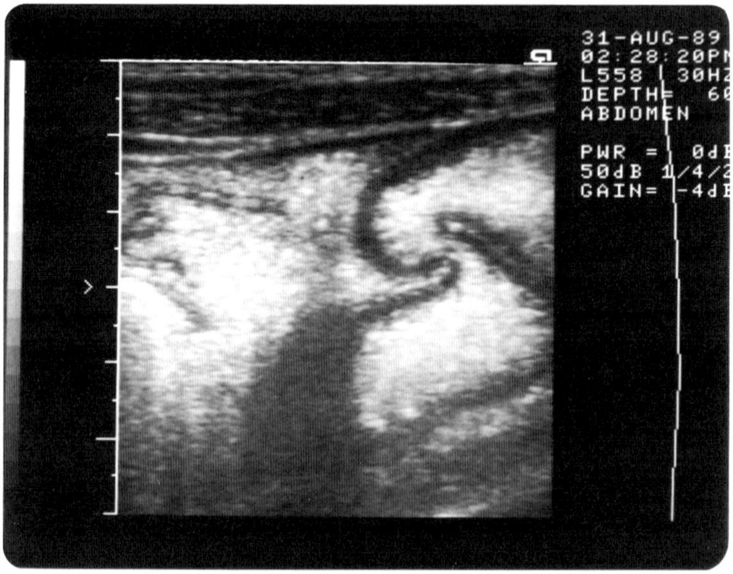

Abb. 36: Charakteristisches Bild eines Dünndarmileus.

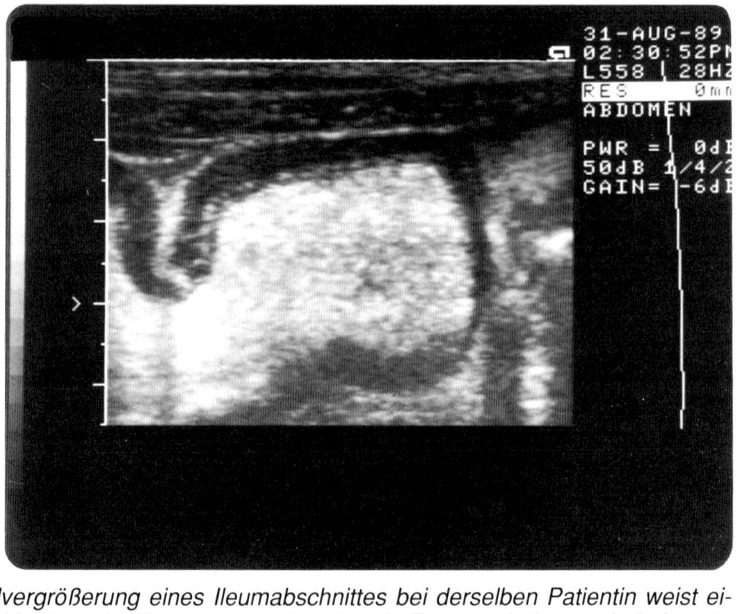

Abb. 37: Die Teilvergrößerung eines Ileumabschnittes bei derselben Patientin weist eine auffallende Schichtung der Darmwand auf, in der die T. muscularis propria bei zarter Mukosa und Submukosa eindeutig dominiert (~50% der Wanddicke). Klinisch: 36jährige Patientin mit seit Jahren bestehenden Bauchschmerzen, die durch zwei vorausgehende Röntgenuntersuchungen und zwei stationäre Krankenhausaufenthalte nicht geklärt werden konnten. Anamnestisch vor 10 Jahren Analfistel-Operation (Histologie: M. Crohn) und - damals - radiologisch Befund einer Ileitis terminalis.

Die Operation (Abb. 38) ergab einen auf über Unterarmbreite aufgestauten Dünndarm mit transserosal sichtbarer Muskelhypertrophie infolge eines *chronischen mechanischen Ileus* bei einer kleinen, 2 cm langen Bride im Bereich der Ileokoekalklappe. Die Histologie (Abb. 39) zeigt deckungsgleich mit dem sonographischen Bild die eindrucksvolle Verbreiterung der T. muscularis und ihre Relation zu den übrigen Schichten. Anhaltspunkte für das Vorliegen eines M. Crohn fanden sich jetzt im Resektat nicht.

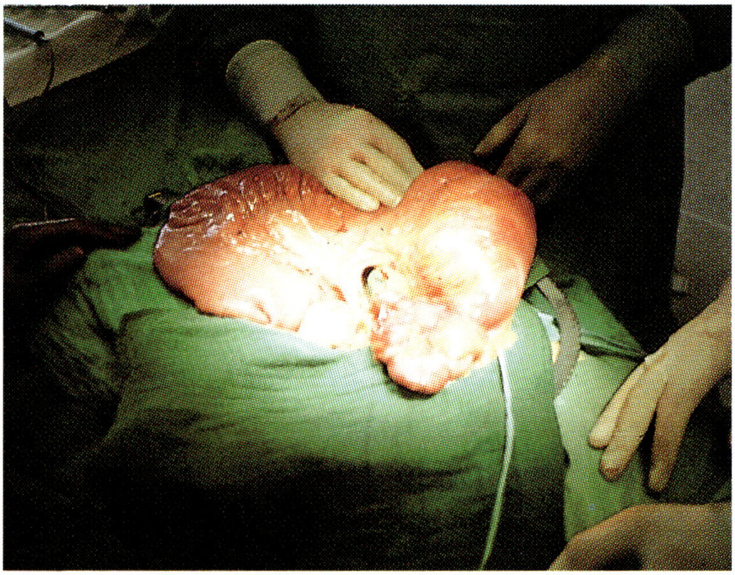

Abb. 38: Operationssitus mit monströser Erweiterung des Ileums; bei Nahsicht ausgeprägte Muskelhypertrophie. Lokalbefund: 2cm lange Bride am ileozoekalen Übergang.

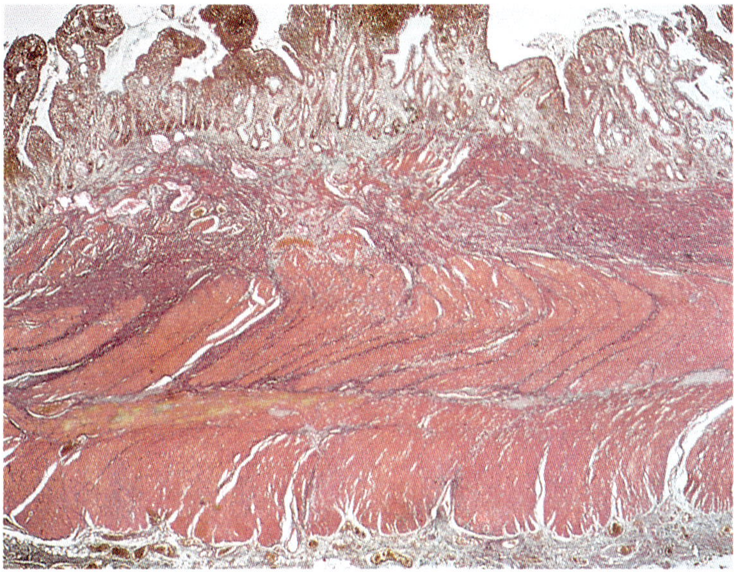

Abb. 39: Histologisches Präparat zu Abbildung 37 und 38. Deckungsgleich zum Sonographiebefund besteht eine Hypertrophie der Längs- und Ringmuskulatur, die ~50% der Darmwand ausmacht, bei zarter Mukosa und Submukosa. Im gesamten Präparat (Ileozoekalresektion) kein Anhalt für M. Crohn; Narbenstrang von 2 cm Länge am ileokoekalen Übergang als Ursache eines chronischen mechanischen Dünndarmileus. (Für die freundliche Überlassung der Abb. danke ich Herrn Dr. Herrmann und Herrn Prof. Dr. K. Hübner, Pathologisches Institut der J.W. Goethe-Universität Frankfurt).

Divertikulose und Divertikulitis

In der akuten Situation einer Divertikulitis oder Peridivertikulitis stellt die Sonographie eine Patienten-freundliche und in der Hand des Erfahrenen zuverlässige Methode zum Nachweis der entzündlich verdickten Wand (meist im Sigma), einer für die Divertikulose charakteristischen Verdickung der T. muscularis propria sowie der Divertikel selbst und peridivertikulitischer Entzündungsstraßen bzw. von Abszessen oder Fisteln dar. Ein derartiger Befund erlaubt es, radiologische oder endoskopische Untersuchungen aufzuschieben, bis ein Abklingen der Akutsymptomatik unter Therapie eingetreten ist. Er erlaubt nicht, auf eine entsprechende ergänzende Untersuchung zu verzichten, da die luminale Situation, u. a. wegen des Ausschlusses eines Divertikulitiskarzinoms, in jedem Fall dargestellt werden muß.

Divertikel stellen sich sonographisch als diskret echoarme Ausstülpungen der Darmwand dar; in diesem Zustand, z. B. Stuhl-gefüllt, sind sie oft sehr schwierig nachweisbar. Leitstruktur der *Divertikulose* ist dabei die Muskelhypertrophie, d. h. eine prominente äußere echoarme Schicht in der Darmwand zwischen den Divertikeln.

Wesentlich erleichtert wird die Darstellung von Divertikeln im Kolon, wenn diese luftgefüllt sind. Dann ist der Befund charakterisiert durch den hellen Reflex der Luftsichel mit typischem dorsalen Schallschatten, eingebettet in einen zarten echoarmen Saum. Bei guter Schallauflösung (>5 MHz) kann dann auch der Divertikelhals dargestellt werden, da die (auf Druck oder spontan) durch die sehr echoarme, hypertrophierte Muskelschicht perlende Luft aufgrund des starken Kontrastes sichtbar wird (Abb. 40).

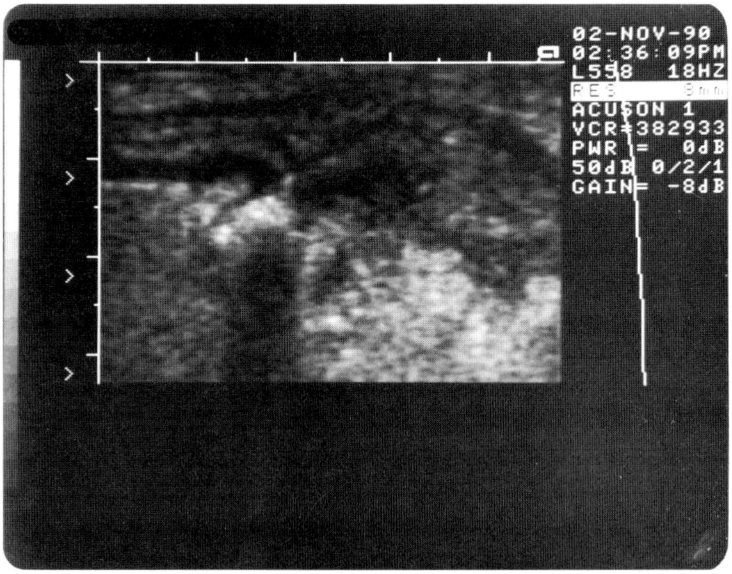

Abb. 40: Sigmadivertikel (echoreiche Lufthaube mit dorsalem Schallschatten) mit fadenförmiger Luftdarstellung im Divertikelhals. Die für die Divertikulose charakteristische Verbreiterung der Muskelschicht wird insbesondere an der Durchtrittsstelle des Divertikelhalses deutlich. Echoarme Begrenzung des Divertikels und echoreiche mesenteriale Reaktion (rechts unten) als Ausdruck der Divertikulitis.

Bei der *Divertikulitis* finden sich neben den genannten Veränderungen eine zusätzliche Verbreiterung der Darmwand mit Verbreiterung der Mukosa und der Submukosa, eine breitere echoarme Begrenzung der Divertikel gegen die Umgebung sowie charakteristische Schmerzen des entzündeten Abschnitts bei gezielter Palpation.

Ein Übergreifen der echoarmen Entzündungssäume von den Divertikeln auf die Umgebung (echoarme Straßen, z.T. mehrere Divertikel verbindend), verbunden mit einer Aggravierung der entzündlichen Veränderungen im betroffenen Darmabschnitt (tastbare Walze: echoarme Raumforderung) oder die Ausbildung einer Abszeßstruktur kennzeichnen die Peridivertikulitis und den peridivertikulitischen Abszeß. Der Darm stellt sich dabei zumeist asymmetrisch von einer breiten echoreichen Manschette (Mesenterium, Netz) umgeben dar.

Der sonographische Befund von Fistelstraßen zu den Nachbarorganen (interenterisch, Blase) entspricht dem beim M. Crohn geschilderten Bild.

Appendizitis

Die sonographische Untersuchung bei V. a. akute Appendizitis ermöglicht eine bessere präoperative Differentialdiagnose durch den Ausschluß vielfältiger Erkrankungen mit ähnlichem klinischen Bild (gynäkologische Ursachen, z.B. Adnexitis, Harnleiterkonkrement, Yersiniose oder M. Crohn u. a. m.). Die gezielte präoperative Diagnostik hat insbesondere vor dem Hintergrund der Möglichkeit der laparoskopischen Appendektomie ganz erheblich an Bedeutung gewonnen. Darüber hinaus konnte in prospektiven Untersuchungen u.a. gezeigt werden, daß die Zahl der Appendektomien mit unauffälligem Wurmfortsatz durch den gezielten Einsatz der präoperativen Sonographie vermindert werden kann.

Der entzündete Wurmfortsatz kann im Querschnitt als Target-Ringstruktur mit breiter echoarmer Mukosa, echoreicher Submukosa und echoarmer Muskelschicht direkt dargestellt werden, wobei ein Gesamtdurchmesser der Appendix von > 6mm für eine akute Entzündung spricht. Mit fortschreitender pyogener Reaktion kommt es zu einer Aufhebung der Schichten. Eine verdickte Appendix mit aufgehobener Komprimierbarkeit und entsprechend lokalisiertem Schmerz hat einen hohen prädiktiven Wert für die Diagnose akute Appendizitis. Seltene Ursachen wie Appendicolithen, aber auch Komplikationen (perityphlitischer Abszeß) können sonographisch präoperativ dargestellt werden. Hinweise auf eine perforierte Appendix sind dabei die Destruktion der Wandschichten, eine entzündliche Einbeziehung benachbarter Darmabschnitte (Wandverdickung), der Nachweis einer Abszeßstruktur, extraluminale Luft sowie ein auffallender Halo (echoreiche Netzabdeckung).

Bei aller Bedeutung der abdominellen Sonographie für die Beurteilung des akuten Abdomens und die differentialdiagnostische Situation bei akuter Appendizitis sollte jedoch berücksichtigt werden, daß es einer außerordentlich großen Erfahrung in der exakten, aussagefähigen sonographischen Darstellung dieses Befundes bedarf. Die in der Literatur mitgeteilten Angaben zur Sensitivität und Validität der Sonographie bei akuter Appendizitis (Sensitivität 75-88%; Spezifität 97-100%; positiver Prädiktionswert 82-95%, negativer prädiktiver Wert 96-98%) stammen aus Studien besonders erfahrener Untersucher, die alle Patienten unter Studienbedingungen persönlich untersucht haben. Die Ergebnisse dieser Untersuchungen (und das gilt für die meisten Studien zur Wertigkeit der Sonographie) sind daher keinesfalls unmittelbar auf den klinischen Alltag übertragbar.

Der Ausschluß einer akuten Appendizitis wird bei fehlender entsprechender Sonographieerfahrung durch die Ultraschalluntersuchung nicht nur schwieriger, er kann den Patienten auch gefährden. Aus diesem Grunde soll die Bedeutung des klinischen Befundes als Eckpfeiler der Operationsindikation zum gegenwärtigen Zeitpunkt nochmals hervorgehoben werden.

Eine langwierige Ultraschalluntersuchung mit der erforderlichen Kompression im rechten Unterbauch stellt bei der akuten Entzündung überdies eine beträchtliche und unnötige Belastung des Patienten dar, wenn abzusehen ist, daß kein diagnostisch relevanter Befund erhoben werden kann.

Glossar: Magen-Darm-Trakt

Verdacht / Diagnose	Sonographischer Befund	Wertung / klin. Bedeutung weiterführende Diagnostik
Magen		
Gastroparese	Echogemischte Flüssigkeits- und Nahrungsretention beim nüchternen Patienten; Entleerungsverzögerung für definierte Testmahlzeiten	Wichtiger Parameter bei der diabet. Neurogastroenteropathie. Alternativen: grob: Nahrungsreste bei der Gastroskopie; fein: quantitative nuklearmedizin. Verfahren
Kindliche Pylorusstenose	Transversaldurchmesser: >1 cm, Magenretention	Wichtiges, unbelastendes Nachweisverfahren Alternative: Rö.-Diagnostik
Stauungsgastritis	Magenwandverdickung (> 6 mm) mit Akzentuierung der Mukosaschicht: begleitende Stauung von Lebervenen und V. cava inf.	Hinweis, keine Diagnose
Magenkarzinom	Echoarme Verdickung der Magenwand mit exophytischer Expansion oder muraler Destruktion des laminaren Wandaufbaus; Nachweis reg. LK	US keine Primärdiagnostik. Gastroskopie erforderlich; US-Befund ergibt jedoch Hinweise auf transmurale Ausdehnung / Lymphknotenbefall. Sensitiver: Endosonographie, CT.
Benigne Magentumoren	Meist echoarme, glatt berandete submuköse Raumforderung ohne Hinweis auf transmurale Expansion oder LK	In Kombination mit der Gastroskopie (normale Schleimhaut) Sicherung des Befundes benigner Magentumor (OP-Indikation); elegant: Endosonographie

Verdacht / Diagnose	Sonographischer Befund	Wertung / klin. Bedeutung weiterführende Diagnostik
Dünndarm		
Ileus	Ersteindruck: schlechte Sicht infolge Meteorismus. Dilatierte, flüssigkeitsgefüllte Darmschlingen, Pendelperistaltik, Darmwandverdickung (Ödem) mit deutl. Kerckring-Falten bzw. verstrichenen Haustren	Kompression und Geduld führen beim Ileus meist zu diagnostisch wegweisenden Befunden. Abdomenleeraufnahme i. Stehen oder Linksseitenlage bei eindeutigem US-Befund entbehrlich.
M. Crohn	dysproportionierte, diskontinuierliche Wandverdickung (> 4 mm) mit akzentuiertem, in Abhängigkeit von der entzündlichen Aktivität verwaschenem, z.T. destruierendem Schichtenbild. Mesenteriale echoreiche Entzündung	Für den mit Crohn-Patienten und der Sonographie gut vertrauten Untersucher ist der US-Befund heute eine essentielle, diagnostisch aussagefähige Methode der Erstdiagnostik, Verlaufsbeobachtung und des Komplikationsnachweises. Eine Diagnosesicherung mittels US ist jedoch nicht möglich, d.h. die Morphologie gibt nur differentialdiagnostische Hinweise. Der US gibt mit der transmuralen Dimension einen zu Endoskopie bzw. Röntgenuntersuchung komplementären Befund; er ersetzt diese daher nicht a priori Domäne: Nachweis von Komplikationen

Verdacht / Diagnose	Sonographischer Befund	Wertung / klin. Bedeutung weiterführende Diagnostik
Sprue / Zoeliakie	"Waschmaschinenphänomen", relativ flache Kerckring-Falten im Jejunum, Faltenzunahme im Ileum	Nicht diagnostisch. Die Diagnose Sprue muß (immer) durch eine Biopsie gesichert sein
Lymphom	Echoarme fokale bis ausgedehnte, destruktive Wandverdickung; region. LK	Selten. Bei Risikogruppen (z.B. Sprue, IPSID) intensive Suche ratsam (zeitraubend).
Dickdarm		
M. Crohn	dysproportionierte, diskontinuierliche Wandverdickung (> 4 mm) mit akzentuiertem, in Abhängigkeit von der entzündlichen Aktivität verwaschenem, z.T. destruierendem Schichtenbild. Mesenteriale echoreiche Entzündung	Für den mit Crohn-Patienten und der Sonographie gut vertrauten Untersucher ist der US-Befund heute eine essentielle. diagnostisch aussagefähige Methode der Erstdiagnostik, Verlaufsbeobachtung und des Komplikationsnachweises. Eine Diagnosesicherung mittels US ist jedoch nicht möglich, d.h. die Morphologie gibt nur differentialdiagnostische Hinweise. Der US gibt mit der transmuralen Dimension einen zu Endoskopie bzw. Röntgenuntersuchung komplementären Befund; er ersetzt diese daher nicht a priori Domäne: Nachweis von Komplikationen

Verdacht / Diagnose	Sonographischer Befund	Wertung / klin. Bedeutung weiterführende Diagnostik
C. ulcerosa	proportionierte, kontinuierliche Wandverdickung, die preferentiell durch eine Mukosaverbreiterung bedingt ist, später zu reaktiver Akzentuierung auch der Submucosa führt (Sandwichstruktur); Haustrenverlust.	Leichte Entzündungsgrade sind sonographisch nicht darstellbar. Eine Abgrenzung gegenüber dem M. Crohn ist i.d.R. nicht problematisch; eine Differenzierung der bakt. Colitis und der pseudomembranen Colitis ist hingegen nicht möglich. Domäne des US bei C. ulcerosa ist die kurzfristige Verlaufskontrolle; bei längerem Verlauf (Dysplasien!) keinesfalls die Coloskopie vernachlässigen!
Divertikulose **(Peri-) Divertikulitis**	Darmwandverbreiterung mit Betonung der echoarmen T. muscularis und z.T. der Submukosa. Nachweis von Lufthauben (Divertikel) und in das Lumen perlenden Luftreflexen im Divertikelhals. Echoarme Wandreaktion um die durch Lufthauben charakterisierten Divertikel Übergreifen dieser Wandreaktion auf die Umgebung (Peridivertikulitis und Abszeß). Fistelstraßen möglich.	Divertikel stellen sich oft als Zufallsbefund dar; die gezielte Frage nach Divertikeln ist durch Endoskopie oder Rö.-Doppelkontrast einfacher und viel zuverlässiger zu beantworten. Domäne des US sind a) die akute Entzündung, b) die transmurale Beurteilbarkeit / Frage nach Peridivertikulitis, Fisteln und Abszeß und c) die frühe Verlaufsbeurteilung. Eine endoskopische bzw. radiologische Kontrolle ist nach Abklingen der Akutsymptomatik anzuschließen.

Verdacht / Diagnose	Sonographischer Befund	Wertung / klin. Bedeutung weiterführende Diagnostik
Appendizitis	Schwellung auf > 6mm Durchmesser; echoarmes Lumen; fehlende Kompressibilität (dolent). Kappenförmige, echoreiche Netzabdeckung. Gelegentlich Kotsteineinklemmung	US von herausragender Bedeutung für die Differentialdiagnostik gegenüber CED, Adnexprozessen, Enteritis. Der diagnostische Nachweis bzw. Ausschluß einer entzündlich veränderten Appendix verlangt große US-Erfahrung.

Sonographische Darmbefunde bei AIDS

Für Patienten mit AIDS gilt in besonderem Maße, ein Maximum an Information zu krankheitsbestimmenden Veränderungen mit einem Minimum an diagnostischem Aufwand anzustreben. Die abdominelle Sonographie vermag hierzu einen wichtigen Beitrag zu leisten. Dabei sind die individuellen Erfahrungen des Klinikers hinsichtlich der Sonographie und der für die weitere Klärung essentiellen Korrelationen (z.B. Erregernachweis im Gewebe durch Immunhistochemie, Kultur oder in situ-Hybridisierung) mit dem pathologisch-anatomischen Substrat von ausschlaggebender Bedeutung. Derzeit stehen das Lernen, die Zuordnung der visuellen Eindrücke in dem Bemühen um Verständnis für die intestinalen Veränderungen im Vordergrund; gleichwohl lassen sich derartige Impressionen als Ultraschallmuster Krankheits-bezogen ordnen.

Verdacht / Diagnose	Sonographischer Befund	Wertung / klin. Bedeutung weiterführende Diagnostik
Kaposi-Syndrom	Stark echoarme, fokale Läsion der Mukosa / Submukosa. Stenosierung / Ileusbild	Meist (aber nicht immer) auch kutane KS-Manifestation. Endoskopisch charakteristische Läsion; PE (Blutungsneigung) entbehrlich

Verdacht / Diagnose	Sonographischer Befund	Wertung / klin. Bedeutung weiterführende Diagnostik
HIV-Enteropathie	Verstärkt luminale Flüssigkeit, "Waschmaschinenphänomen"	Unspezifischer Befund bei mukosaler Atrophie mit Malassimilationssyndrom. Sprue-ähnlicher Befund bei der PE, jedoch hyporegeneratives Epithel
CMV-Enteritis	Buntes Bild mit nahezu homogener, granulär grau wirkender Darmwand und Lumenstruktur, assoziierten Lymphknoten, echofreiem Exsudat im Jejunum; im Ileum geschichtete, verbreiterte Darmwand mit echoarmen Inseln in der Submukosa, teils transmural, irregulärer und umschriebener als beim M. Crohn.	Oft Ursache von Bauchschmerzen. Z.T. schwere entzündliche Veränderungen mit Eiweißverlust und freier peritonealer Flüssigkeit. Beweis durch Endoskopie mit PE und immunhistochem. oder kulturellem Erregernachweis im Gewebe.
MAI-Infektion	Destruktive Darmwandverbreiterung (ähnlich der Darmtuberkulose); im US dominieren meist Lymphome	Nachweis als PAS-positives Material in Makrophagen bei der tiefen PE.
Cryptosporidiose	Verbreiterung der echoarmen Mukosaschicht (Ödem), auffallend gleichmäßig; viel Flüssigkeit / Bewegung	Klinisch profuse wässrige Diarrhoen (> 1 l/d); endoskopisch ödematös verquollene Mukosa ohne entzündliche Reaktion. Gezielte Fragestellung bei Stuhldiagnostik!

2. 5 Milz

H.-J. Cordes

Durchführung der Untersuchung

Die Milz wird in Inspirationslage durch einen Interkostalschnitt zwischen der 9. und 10. bzw. der 10. und 11. Rippe in der mittleren Axillarlinie links dargestellt (siehe Kapitel Untersuchungstechnik). Erleichtert wird die Untersuchung, wenn der Patient in die rechte Seitenlage gebracht wird und den linken Arm über den Kopf führt, um so die Interkostalräume zu spreizen. Dieses Manöver ist bei schwierigen Untersuchungsbedingungen zweckmäßig (z. B. Lungenemphysem), unter Routinebedingungen jedoch meistens nicht erforderlich. Durch Drehung des Schallkopfes um 90 Grad wird die zweite Ebene der Milz dargestellt.

Ein anderer Zugangsweg zur Milz ist der subkostale Schrägschnitt links. Im Gegensatz zur Leber, die durch den Subkostalschnitt rechts gut einzustellen ist, wird die Darstellung der Milz in dieser Position durch den luftgefüllten Magen oder die linke Kolonflexur häufig erheblich behindert.

Normalwerte

Die Form- und Lagevariabilität der Milz erschwert eine exakte Größenbestimmung. Nicht zuletzt aus diesem Grund besteht eine überraschende Diskrepanz in der Literatur angegebenen Normwerten. Für die Milzdicke schwanken die Größengrenzwerte von 4cm bis 6cm, für die Breite von 7cm bis 10cm und für die Länge sogar von 8,7cm bis 14cm.

Der Längsdurchmesser und die Dicke werden im Interkostalschnitt bestimmt (Abb. 1), wobei der Hilus angeschnitten sein muß. Die Breite wird durch Drehung des Schallkopfes um 90° ermittelt oder alternativ im Subkostalschnitt ausgemessen.

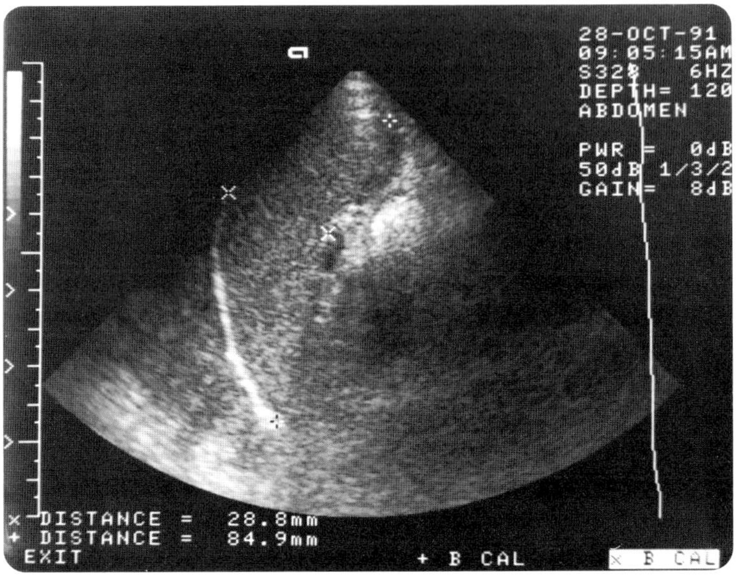

Abb. 1a: Milz im Interkostalschnitt mit Markierung der Länge 8,5 cm und Dicke 2,9 cm.

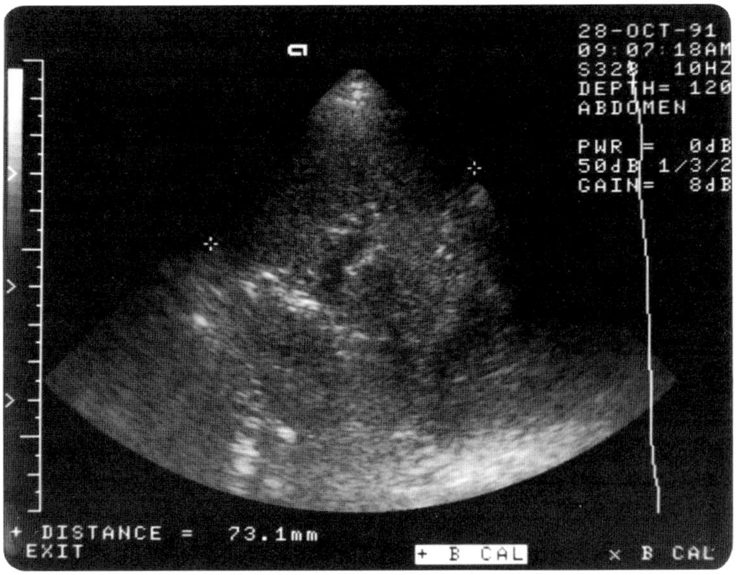

Abb. 1b: Milz im Interkostalschnitt (Drehung des Schallkopfes um 90° im Vgl. zur Abb. 1a) mit Markierung der Breite 7,3 cm.

Als obere Grenzwerte für die Dicke und Länge hat sich bei uns 5 bzw. 11cm bewährt. (Oder für den Nmemotechniker: 4,7cm und 11cm, um die "Kölnisch Wasser-Regel" anwenden zu können).

In der klinischen Routine sollte man sich hüten, alle Größen akribisch ausmessen zu wollen. Die so investierte Untersuchungszeit fehlt dann unweigerlich bei anderen Organsystemen. In der Praxis haben existieren gute Alternativen.

In der Regel reicht die alleinige Messung der Milzdicke, da dieser Wert am besten mit einer Splenomegalie korreliert, oder es wird die Lagebeziehung der Milz zur ipsilateralen Niere beurteilt. Sobald die Milz mehr als 2/3 der (normalgroßen) Niere bedeckt, gilt dies als Hinweis auf eine Splenomegalie und sollte Anlaß für eine exaktere Größenausmessung sein.

Wenn in Einzelfällen eine genauere Bestimmung der Milzgröße sinnvoll ist, so z. B. in der Verlaufsbeobachtung hämatologischer Systemerkrankungen, stehtauch eine approximative Berechnung des Milzgewichtes zur Verfügung. Insbesondere bei atypisch konfigurierter Milz (rund oder länglich), also einer Situation, in der entweder die Länge oder die Dicke die obere Normgrenze überschreitet, kann durch die Berechnung des Gewichtes eine "Pseudosplenomegalie" von einer eigentlichen Splenomegalie abgegrenzt werden.

Zur Gewichtsbestimmung, die mit dem Volumen korreliert, verwenden wir die Näherungsformel für das Rotationsellipsoid (wobei der Faktor 0,6 das spezifische Milzgewicht berücksichtigt):

$$0{,}6 \times \text{Länge} \times \text{Breite} \times \text{Dicke} = \text{Volumen (g)}$$

mit einem oberen Normalwert von 200 g.

Formvarianten und Fehlbildungen

Milzlappung

Die Milzlappung findet sich vorwiegend bei Kindern und bietet keine differentialdiagnostischen Probleme. Nur bei einem Bauchtrauma mit intraperitonealer Flüssigkeit kann eine Milzlappung eine Kapselruptur vortäuschen (siehe unter Milzhämatom).

Nebenmilz

Eine akzessorische Milz oder Nebenmilz ist eine häufig anzutreffende Normvariante, die sich als rundliche Struktur variabler Größe vorwiegend im Hilus finden läßt (Abb. 2). Wesentlich zur Unterscheidung von Lymphomen ist die Echotextur, die mit dem eigentlichen Milzparenchym identisch, also isoechogen ist. Dennoch kann auch ein Lymphom das Bild einer Nebenmilz imitieren (Abb. 3). Eine Differenzierung ergeben dann nur eine Verlaufskontrolle bzw. ergänzende diagnostische Verfahren (Laparoskopie, CT).

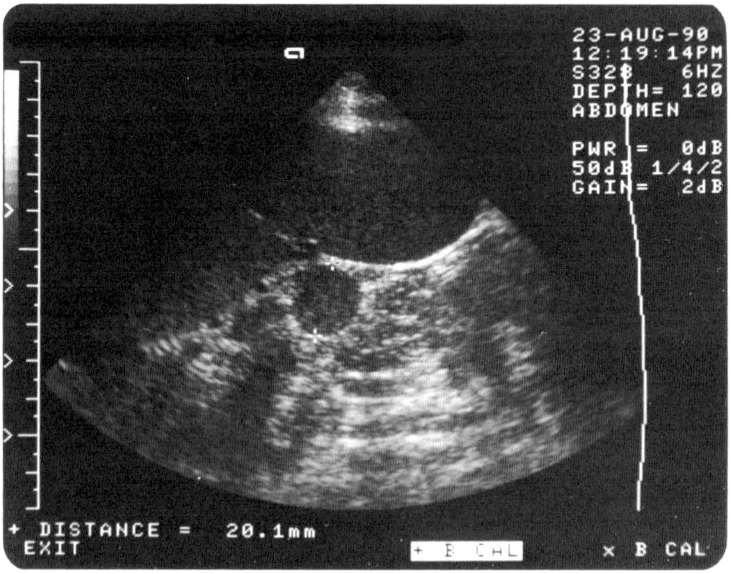

Abb. 2: Akzessorische Milz (Nebenmilz) im Hilus.

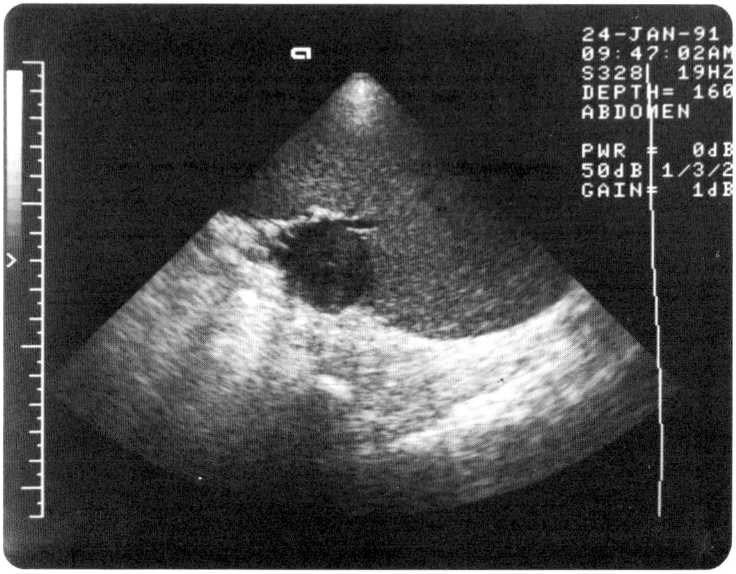

Abb. 3: Lymphom im Hilus der Milz als Differentialdiagnose zur Nebenmilz.

Die Milz als Schallfenster

Bei guter Technik kommt translienal im Milzhilus meistens auch der Pankreasschwanz zur Darstellung (siehe Abb. 4). Unter Zuhilfenahme dieser Position wird auch bei erheblicher abdomineller Gasüberlagerung der Pankreasschwanz gelegentlich einsehbar bleiben. Nach Flüssigkeitsfüllung des Magens kann die Korpus- und Funduswand translienal partiell beurteilt werden. Abb. 5 zeigt ein diffus wachsendes Siegelringkarzinom der Magenwand durch das "Schallfenster Milz".

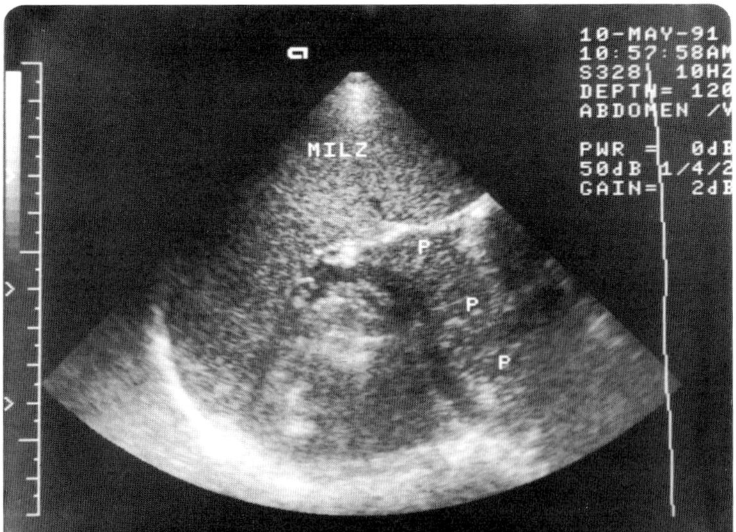

Abb. 4: Translienale Darstellung des Pankreasschwanzes (P).

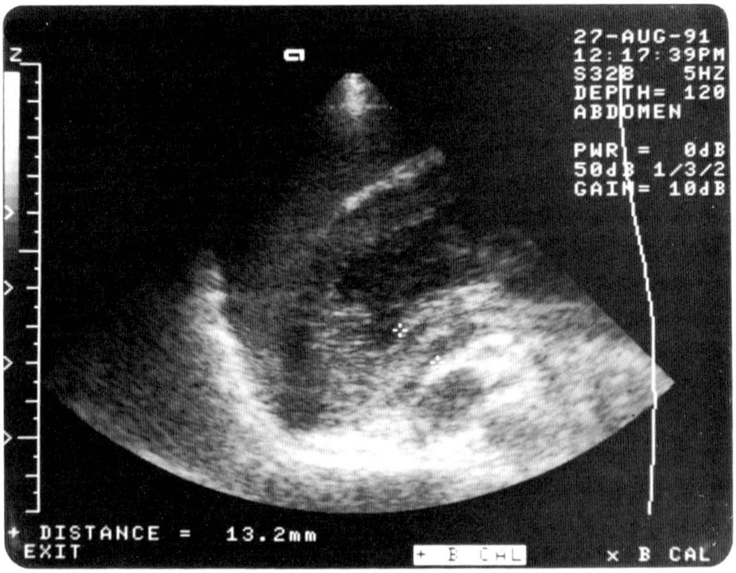

Abb. 5: Darstellung der verdickten Magenwand mit aufgehobener Wandschichtung bei einem Siegelringkarzinom unter Nutzung der Milz als Schallfenster.

Fokale Milzveränderungen

Der Milzinfarkt

Ein frischer Milzinfarkt demarkiert sich nach etwa 24 Stunden als pyramidenförmige echoarme/-freie Läsion. Die Pyramidenbasis ist zur Milzkapsel gerichtet, die Spitze zum Hilus. Erfahrungen über den zeitlichen Ablauf der ischämischen Läsion verdanken wir vorwiegend sonographischen Verlaufsuntersuchungen nach therapeutischer Embolisation der Milzarterie. Abb. 6 und 7 zeigen einen derartig ausgedehnten frischen Milzinfarkt nach Embolisation. Die Differentialdiagnose zu anderen fokalen Milzveränderungen ist in der Regel einfach.

Schwierigkeiten ergeben sich dann, wenn der Milzinfarkt klinisch stumm verläuft (immerhin in 40% der Fälle), der Infarkt scheinbar eine ovaläre Form hat und nicht die Organoberfläche erreicht (ein Befund, der auftritt, wenn sich der Defekt nur im Querschnitt darstellen läßt) oder die Sonographie erst in einem Spätstadium bei bereits einsetzenden Umbauvorgängen durchgeführt wird.

In diesen Situationen wird sich die Diagnose erst durch Verlaufskontrollen sichern lassen, wobei sich der Milzinfarkt durch eine über Wochen zunehmende Echogenität und Schrumpfung des Infarktareals auszeichnet. Abb. 8 zeigt das typische Bild eines älteren echoreichen Milzinfarktes.

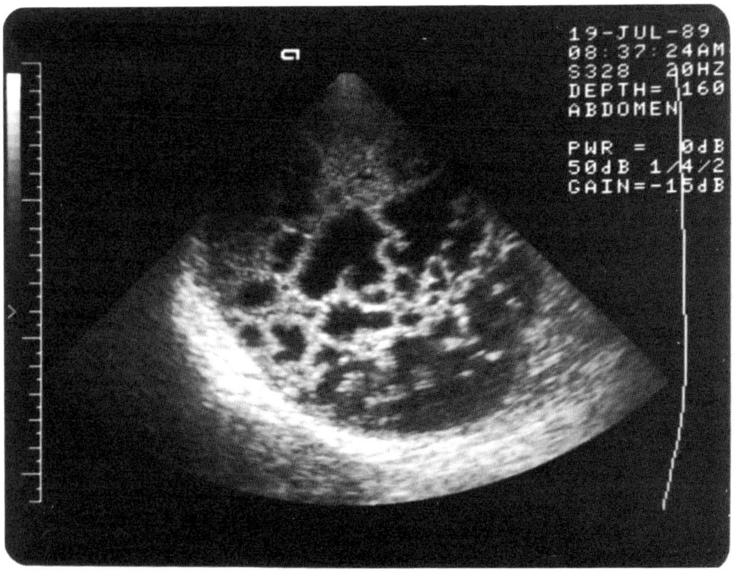

Abb. 6: Echoarme frische Infarktareale der Milz nach therapeutischer Embolisation.

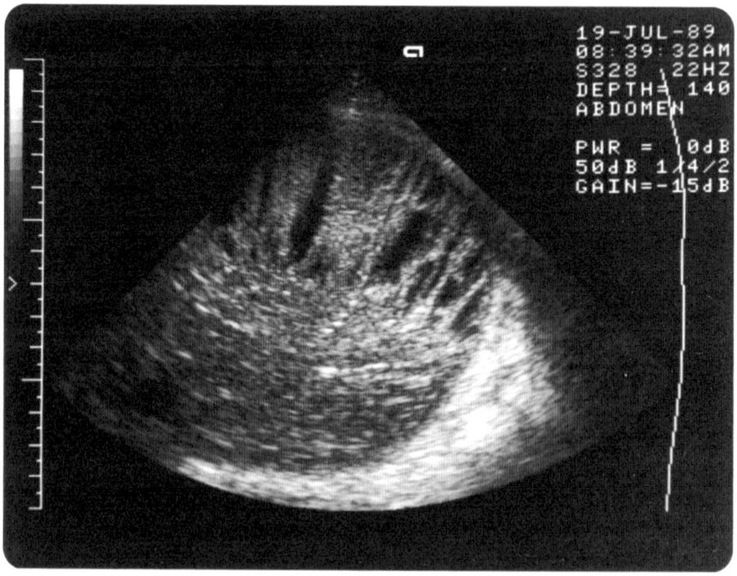

Abb. 7: Entspricht der Abb. 6 in der zweiten Ebene.

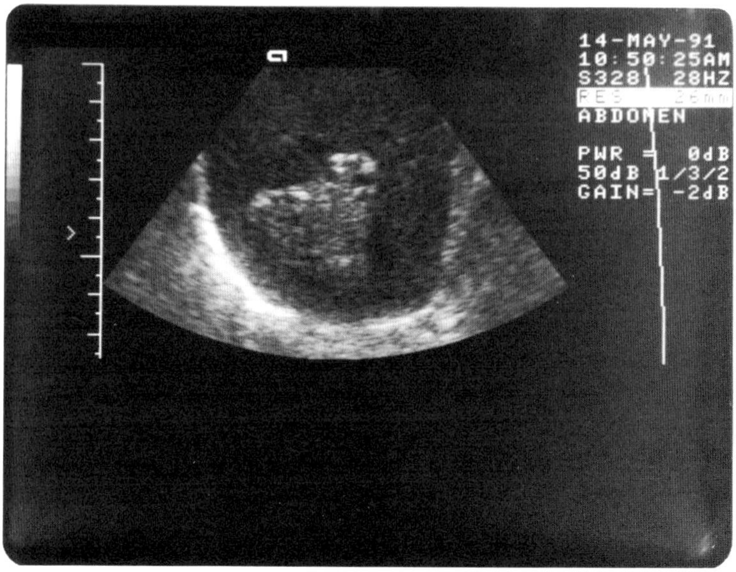

Abb. 8: Älterer echoreicher Milzinfarkt mit bereits geschrumpftem Infarktareal (die Milzkapsel wird nicht mehr einbezogen).

Das Hämatom

Wenn es bei einem Milztrauma nur zu einem Parenchymeinriß bei erhaltener oder teilweise erhaltener Kapsel kommt, entsteht das typische Bild eines subkapsulären Hämatoms. Sonographisch finden wir hier einen sichelförmigen echoarmen Saum zwischen Parenchym und Milzkapsel. Abb. 9 zeigt einen entsprechenden Befund.

Sofern auch die Kapsel rupturiert, läßt sich zusätzlich freie Flüssigkeit im Abdomen nachweisen. Dieser Befund kann sehr diskret sein und nur lokal beidseits der Milzhilusgefäße darstellbar sein.

Differentialdiagnostisch wegweisend ist jedoch immer die eindrückliche Klinik. Für eine Milzruptur spricht die Konturunterbrechung der Milzkapsel. Schwieriger kann jedoch die Abgrenzung von einer Milzlappung sein, die sich ebenfalls als glatt begrenzte Unterbrechung der echoreichen Milzkapsel darstellt.

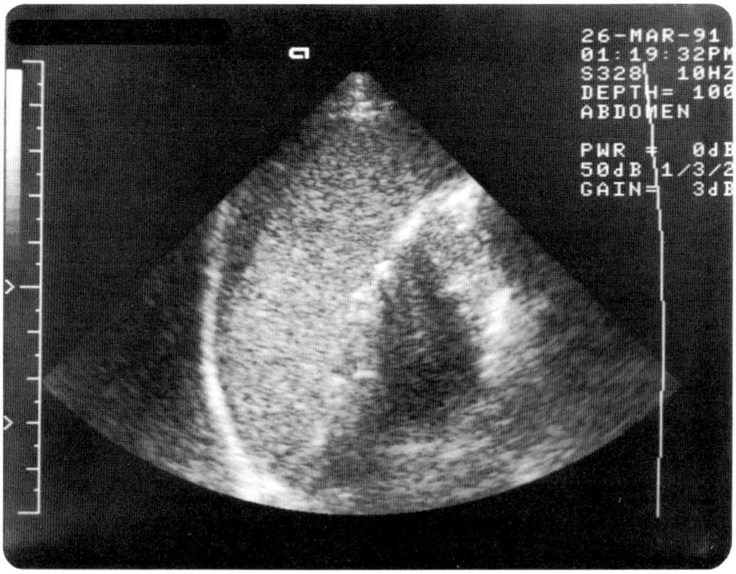

Abb. 9: Subkapsuläres Milzhämatom als echoarmer Saum.

Metastatischer Milzbefall

Im Vergleich zur Leber lassen sich in der Milz nur selten sonographisch faßbare fokale metastatische Absiedlungen nachweisen.

Hierbei spielen nur die malignen Lymphome eine zahlenmäßig relevante Rolle. Die malignen Lymphome können sowohl eine diffuse (siehe dort), als auch fokale Milzveränderung hervorrufen. Fokale Lymphominfiltrationen sind häufig multilokulär und in der Regel echoarm oder sogar echofrei. Die Läsionen haben dann ein zystisches Erscheinungsbild, lassen sich jedoch durch die fehlende dorsale Schallverstärkung von einer Zyste differenzieren. Abb. 10 ist ein repräsentatives Beispiel von echofreien Veränderungen ohne Schallverstärkung bei Lymphominfiltration. Demgegenüber ist in Abb. 11 ein echoarmer, aber strukturierter Lymphombefall der Milz exemplarisch dargestellt.

Echoreiche Lymphominfiltrationen sind Raritäten.

Somit wird ein echoreicher Prozeß der Milz eher an einen älteren Infarkt (Abb. 8), eine Metastase bei Hypernephrom oder Melanom, ein Hämatom oder ein Hämangiom (siehe dort) denken lassen. Mehr kasuistische Bedeutung hat die hereditäre Sphärozytose mit echoreichen hämatopoetischen Herden in der Milz.

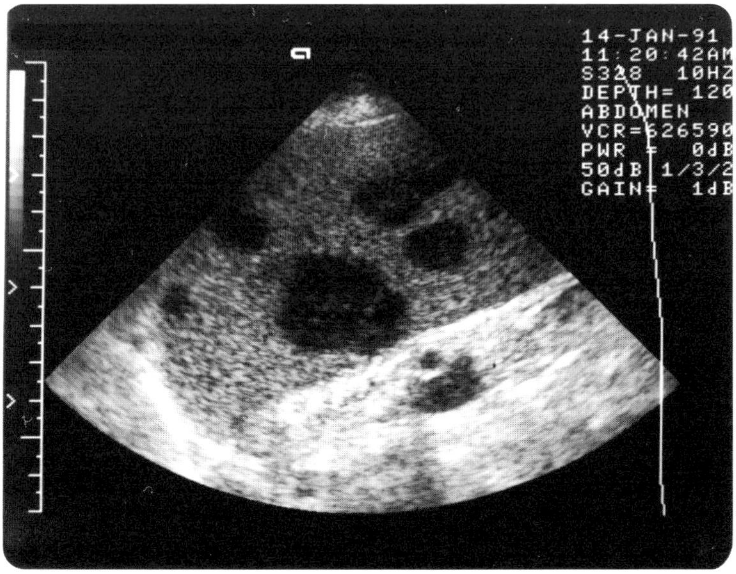

Abb. 10: Multiple echofreie Herde der Milz bei hochmalignem Non-Hodgkin-Lymphom. (Beachte die fehlende Schallverstärkung als Abgrenzung zur Zyste).

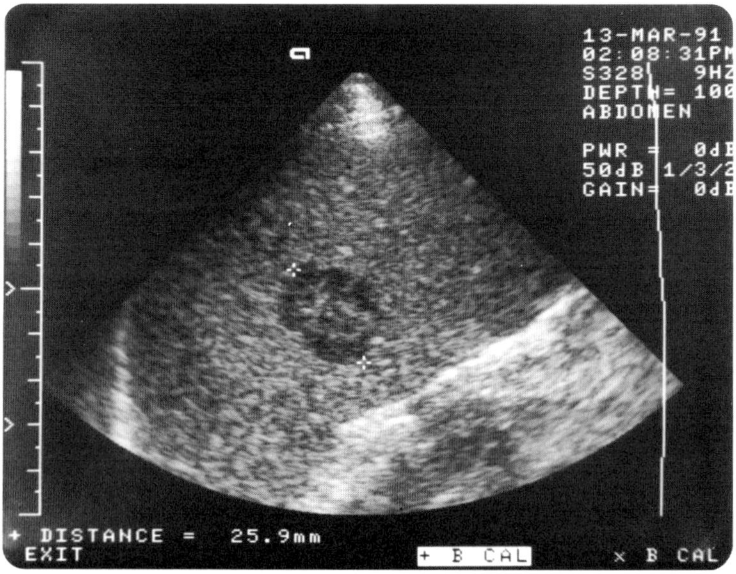

Abb. 11: Solitärer echoarmer Herd der Milz bei NHL.

Hämangiom der Milz

Milzhämangiome stellen sich, wie wir es von den Leberhämangiomen kennen (siehe dort), als echoreiche, gut abgrenzbare Veränderungen dar. Kleine Hämangiome sind homogen, echoreich und werden bei zunehmender Größe inhomogener mit echoärmeren Anteilen als Folge partieller Thrombosierung und konsekutiver Hyalinisierung.

Es scheint jedoch zwei wesentliche Unterschiede zu den Leberhämangiomen zu geben, die man kennen sollte. Während bei Leberhämangiomen ein echoarmer Randsaum ("Halo") eher für ein metastatisches Geschehen spricht, wird ein entsprechender Befund in der Mehrzahl der Milzhämangiome beschrieben. Außerdem vermissen wir bei den Milzhämangiomen eine dorsale Schallverstärkung, wie wir es bei den Leberhämangiomen erwarten.

Abszeß der Milz

Der Milzabszeß bietet ein relativ buntes Aussehen. Das sonomorphologische Bild hängt von den liquiden Anteilen ab, die ein echoarmes Muster mit dorsaler Schallverstärkung hervorrufen. Außerdem ändert sich der sonographische Aspekt im zeitlichen Verlauf durch eine fibroblastische Organisation, wobei echoreichere Areale (eventuell ein echoreicher Randsaum) entstehen. Die Diagnose eines Milzabszesses wird sich ohne Kenntnis der Klinik und einer Verlaufsbeobachtung in der Regel jedoch nur vermuten lassen. Bei typischer klinischer Konstellation (Immunsuppression, Chemotherapie, AIDS u. a.) sollte die Diagnose allerdings nicht verfehlt werden. Eine Feinnadelpunktion wird dann zur Diagnosesicherung nicht nötig sein, kann aber bei nicht ansprechender antibiotischer Therapie zur Erregergewinnung oder Entlastung erforderlich werden.

Bei multiplen, kleinen, echoarmen Herden, sowohl in der Leber als auch in der Milz, muß insbesondere bei immunsupprimierten Patienten mit Candida albicans als Erreger gerechnet werden.

Diffuse Milzveränderungen

Splenomegalie

Eine Splenomegalie sonographisch zu erkennen, ist einfach und der Palpation in der Sensitivität erheblich überlegen. Probleme bereitet dabei jedoch die Definition, ab wann eine Splenomegalie konstatiert werden sollte (vgl. die Ausführungen unter dem Stichwort Normalwerte in diesem Kapitel).

Wir müssen uns bei dieser Diskussion bewußt machen, daß die Splenomegalie nur das Symptom einer zugrundeliegenden Krankheit darstellt. Insofern wird die optimale Festsetzung der oberen Normwerte davon abhängen, ob wir eine mögliche Erkrankung ausschließen wollen oder ob wir auf der Suche nach einer vermuteten Erkrankung sind.

Ausgehend von der Milzdicke kann bei 5cm mit einer Wahrscheinlichkeit von 80% mit einer zugrundeliegenden Krankheit gerechnet werden, bei 6cm in 90% und bei 7cm in 100%.

Somit gehört zur Befundinterpretation die kritische Würdigung der gemessenen Parameter in Abhängigkeit von der zugrundeliegenden Fragestellung.

Die hier ausgeführten Überlegungen haben nicht nur bei der Splenomegalie ihre Berechtigung, sondern auch für viele andere Befunde (u. a. Lymphknoten) und verdeutlichen, daß für eine optimale Befundung klinische Erfahrung unerläßlich ist. Die hier geschilderten Probleme treten natürlich nur im Grenzbereich der oberen Normwerte auf, während eindeutige klinische Fälle wie in Abb. 12 (Splenomegalie bei CLL) hiervon unberührt sind.

Mögliche Ursachen einer Splenomegalie sind vielgestaltig. Die Sonographie kann in einigen Fällen richtungsweisende Hinweise geben, so bei der portalen Hypertension (siehe dort) oder bei lymphoproliferativen Erkrankungen (Lymphome im übrigen Abdomen), in der Regel bleibt die Klärung der zugrundeliegenden Störung jedoch anderen Untersuchungsverfahren vorbehalten.

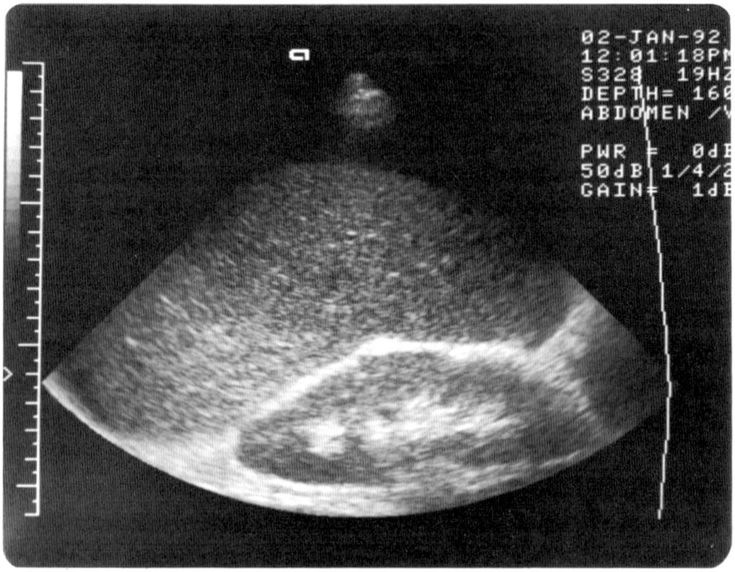

Abb. 12: Ausgeprägte Splenomegalie bei CLL (vgl. Größe der li. Niere). NB: Aszites.

Echotextur

Veränderungen der Echotextur gehen fast immer mit einer Splenomegalie einher. Auch wenn sich bei vorliegender Splenomegalie die Ursache sonographisch normalerweise nicht zuordnen läßt (s. S. 270), so hilft die Beachtung der Echogenität doch bei der Eingrenzung möglicher Differentialdiagnosen.

Akut entzündliche Milzschwellungen sind häufig echoärmer, ebenso die Stauungsmilz, während eine diffuse Lymphominfiltration, Speicherkrankheiten und chronische Stauungszustände eher ein reflexreiches Muster ergeben. Leider sind dies nur grobe Hinweise, die im Einzelfall nicht zutreffen müssen und sich in der Praxis nicht so leicht nachvollziehen lassen, wie die Darstellung hier suggerieren mag.

Die Tatsache, daß eine Milz mit regulärer Echogenität und normalen Größenmaßen durchaus diffus von einem Lymphom infiltriert sein kann, mag die Problematik exemplarisch verdeutlichen.

Glossar: Milz

Verdacht / Diagnose	Sonographischer Befund	Wertung / klin. Bedeutung weiterführende Diagnostik
Splenomegalie	Überschreitung der Normwerte	Klärung der Grunderkrankung (Hämato- / Onkologie, Systemerkrankung, Stauungsmilz)
	Dicke 7 cm	zu 100% Grunderkrankung nachweisbar
	Dicke 6 cm	zu 90% Grunderkrankung nachweisbar
	Dicke 5 cm	zu 80% Grunderkrankung nachweisbar
Nebenmilz	Runde oder ovale Raumforderung variabler Größe am Milzhilus (seltener am unteren Milzpol) mit einem zur Milz identischem Strukturmuster	In der Regel keine Kontrolle erforderlich. Bei klinischem Lymphomverdacht: Verlaufsbeobachtung, ggf. CT und Laparaskopie.
Milzinfarkt		
Frühstadium	Echoarme, pyramidenförmig demarkierte Läsion. Spitze zum Hilus, Basis zur Kapsel gerichtet.	Beweisender sonographischer Befund. Häufiger bei exzessiver Splenomegalie (u.a. CLL). Emboliequelle? (Endokarditis)
Spätstadium	Echoreiche, im Verlauf kleiner werdende pyramidenförmige Läsion. In späteren Stadien ohne Kommunikation zur Kapsel.	Bei typischer Anamnese (Schmerzereignis) beweisend. Sonst Verlaufskontrolle.

Verdacht / Diagnose	Sonographischer Befund	Wertung / klin. Bedeutung weiterführende Diagnostik
Milzhämatom		
ohne Kapselruptur	Echoarmer, sichelförmig subkapsulärer Saum. Selten auch echoreich und ohne Kontakt zur Kapsel.	Immer eindrückliche Klinik und Trauma in der Anamnese. Engmaschige klinische und sonographische Verlaufskontrolle (zweizeitige Ruptur!)
mit Kapselruptur	Zusätzlich freie Flüssigkeit in der Bauchhöhle.	Notfalloperation
Milzherde		
Zyste	echofreier (-armer) Rundherd - mit Schallverstärkung	Verlaufskontrolle (Cave: eingeschmolzene Metastase!) ggf. Feinnadelpunktion bei Tumorverdacht
Lymphom	echoarmer (-freier) Rundherd - ohne Schallverstärkung (in der Regel multilokulär)	Diagnostische Klärung des Lymphomverdachtes und Staging durch CT, Knochenmarkspunktion und Laparoskopie oder Feinnadelpunktion des Milzherdes. Ggf. diagnostische Laparotomie/ Splenektomie
Metastasen	Echoarme oder echoreiche inhomogene Rundherde	Seltener Befund. Primärtumorsuche: in erster Linie Melanom, Hypernephrom, Bronchialkarzinom.

Verdacht / Diagnose	Sonographischer Befund	Wertung / klin. Bedeutung weiterführende Diagnostik
Hämangiom	Echoreicher Rundherd mit Schallverstärkung. Ein echoarmer Saum (Halo) und fehlende Schallverstärkung möglich.	Im Zweifelsfall Zusatzuntersuchungen erforderlich: Bloodpoolszintigraphie, Angio-CT.
Abszeß	Entweder multiple kleine echoarme Herde (dann auch immer in der Leber) oder größere gemischt echoarm/echoreiche Läsionen.	Typische Klinik mit septischen Temperaturen und prädisponierender Grunderkrankung (AIDS, Immunsuppression). Sonographisch gezielte Punktion zur Erreger-Isolation nur bei fehlendem Ansprechen auf Antibiotika (Cave: Candida!).

2. 6 Große Gefäße und Retroperitonealraum

B. Lembcke

Von den großen Abdominalgefäßen sind die Aorta mit der Bifurkation und den Iliakalarterien und die V. cava inf. mit den Iliakalvenen zumindest abschnittsweise immer sonographisch darstellbar, die Portalvene in 97%, der Confluens von V. lienalis und V. mes. sup. in 83%. Auch die Abgänge des Tr. coeliacus und der A. mes. sup. sind meistens beurteilbar, während die Darstellung der Nierenarterien und -venen im Abgangsbereich oft schwierig ist. Unter den Ästen des Tr. coeliacus sind die A. hepatica und die A. lienalis sehr viel besser darstellbar als die A. gastrica sinistra.

Diese Gefäßstrukturen haben nicht nur als Leitstrukturen für die sonographisch-anatomische Orientierung, sondern auch für die topographische Zuordnung pathologischer Befunde herausragende Bedeutung (z. B. retroperitonealer vs. mesenterialer Lymphome; Verdrängung und Pelottierung bei Lymphomen vs. Infiltration bei Lymphknotenmetastasen; Unterscheidung von Raumforderungen des Pankreas [vor der A. mes. sup.] von retroperitonealen Tumoren [hinter der A. mes. sup.]). Darüber hinaus lassen sich an den genannten Gefäßen autochthone pathologische Veränderungen des Gefäß*verlaufes* (Gefäßvarianten, Elongation ["kinking"]), der Gefäß*wand* (Aneurysma, Verkalkung) und des Gefäß*lumens* (Thrombose, Stenose, Strömungsverhältnisse) unmittelbar visuell darstellen bzw. funktionsdiagnostisch im cw- oder Farbdoppler-Modus erfassen.

Untersuchungsgang und Normalbefund

Üblicherweise orientieren wir uns zunächst im Längsschnitt in der Sagittalebene sowie 1-2 cm links davon (paramedian) anhand des Aortenbandes über die allgemeinen Schallverhältnisse. Wenn sich die Aorta insgesamt darstellen läßt, kann man von guten Schallverhältnissen sprechen. Die Aorta weist vom Zwerchfelldurchtritt bis zum Promontorium einen aszendierenden Verlauf auf und teilt sich dort (in Nabelhöhe) in die beiden Iliakalarterien auf, die im Abgang nicht selten schräg übereinander zur Darstellung kommen. Die Nähe der Aorta zur vorderen Bauchwand in diesem Bereich überrascht insbesondere bei ausgeprägter Lendenlordose immer wieder; die Sonographie wird mitunter sogar wegen des Verdachts auf einen palpatorisch festgestellten, pulsierenden Tumor durchgeführt, der sich dann als die normale Aorta vor dem Promontorium erweist.

Das Aortenband ist typischerweise glatt, gleichmäßig und weist in Abhängigkeit von ihrer Elastizität mehr oder weniger "harte" Einzelpulsationen auf; die Binnenstruktur ist (fast) echofrei. Die abdominelle Aorta läßt sich normalerweise vollständig in einer Schnittebene abbilden; ein Abweichen um Aortenbreite führt zu einer Unterbrechung dieser "bandförmigen" Struktur (Abb. 1a, b), die ein Charakteristikum der Aortenelongation ("kinking") darstellt.

Der normale Abstand des Aortenbandes zum vorderen Wirbelsäulenrand beträgt selten mehr als 5 mm; eine ausgeprägte Distanzierung kann durch prävertebrale Lymphome verursacht werden, die dann häufig auch zu einer rosenkranzartigen Pelottierung der dorsalen Aortenrandkontur führen; geringere Abweichungen kommen infolge ventraler Spondylophyten im Rahmen degenerativer Wirbelsäulenveränderungen vor.

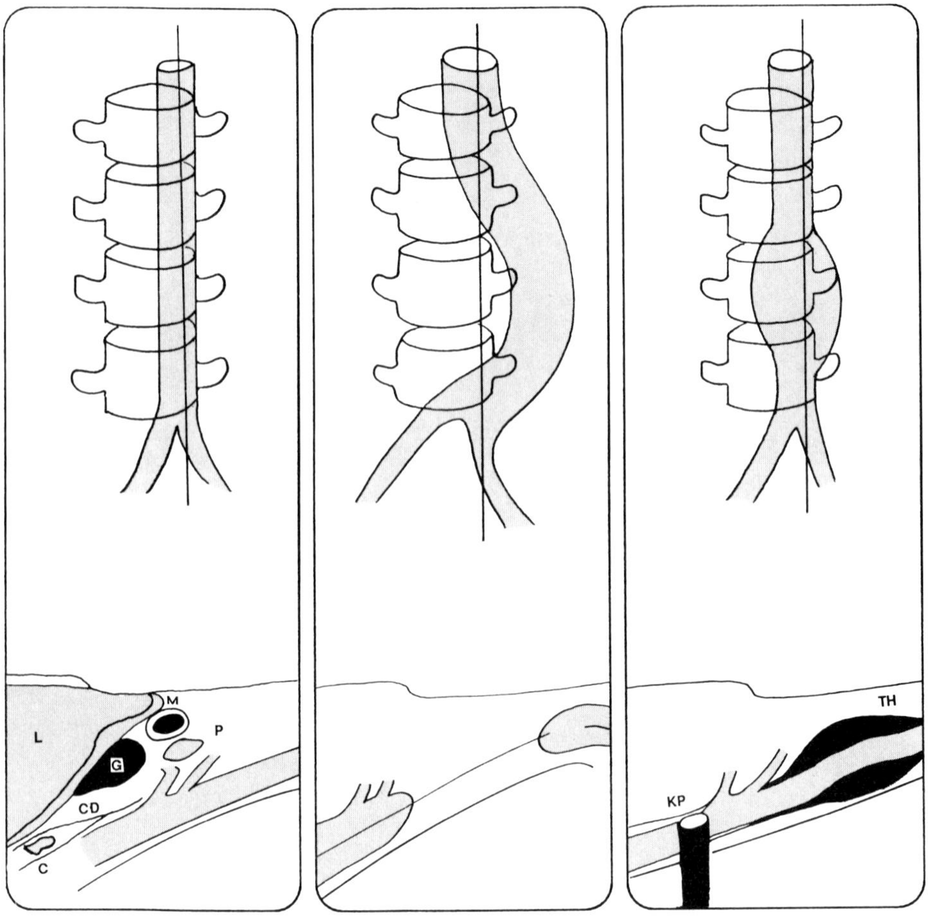

Abb. 1a: Linksseitig paramedianer Längsschnitt mit Darstellung des Aortenbandes und des Abganges von Tr. coeliacus und A. mes. sup..
L = Leber,
G = Gallenblase,
P = Pankreas,
M = Magenantrum,
C = Cardia,
CD = Crus diaphragmaticum.

Abb. 1b: Gleiche Schnittebene bei Aortenelongation (Erweiterung des Lumens und "Kinking" nach links als Folgen des Elastizitätsverlustes. Das Abweichen aus der Schnittebene um mehr als Gefäßbreite führt zu einer Unterbrechung des Gefäßbandes mit dem Aspekt ovalärer Enden.

Abb. 1c: Abdominelles Aortenaneurysma, das zu einer kranio-ventralen Verdrängung der A. mes. sup. geführt hat (und folglich die Nierenarterienabgänge einbezieht) mit asymmetrischer zirkulärer Thrombusmanschette (TM) und geringer Einengung des Restlumens. KP = Kalkplaque (mit dorsaler Schallauslöschung).

Abb. 1a-c: Sonographie der normalen (a) bzw. elongierten (b) Aorta und beim Aortenaneurysma (c).

In ihrem unmittelbar subdiaphragmalen Verlauf (Abb. 2) wird die Aorta im sagittalen Längsschnitt ventral von einer schmalen, scharf begrenzten, eng anliegenden echoarmen Linie begleitet, die auf den Tr. coeliacus zuläuft. Hierbei handelt es sich um das Crus diaphragmaticum, d. h. einen muskulären Ausläufer des Zwerchfells, der die Aorta im Durchtritt durch das Zwerchfell ventral umgibt. Diese physiologische Struktur darf nicht mit einer Aortendissektion verwechselt werden.

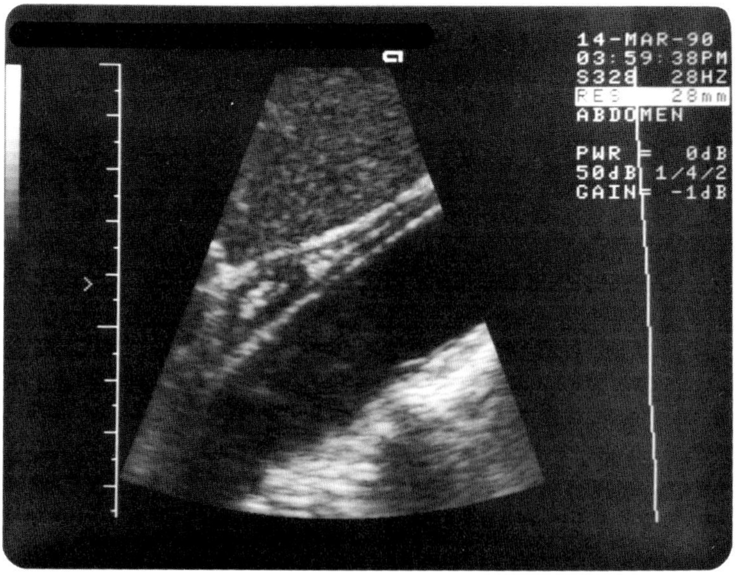

Abb. 2: Echoarme Doppellamelle zwischen der Aorta und der dorsalen Fläche des linken Leberlappens, die die Cardia einschließt: Crus diaphragmaticum.

Weiter ventral, unmittelbar dorsal des linken Leberlappens, wird der ösophagokardiale Übergang durch eine meist tropfenförmige oder ovaläre Targetstruktur dargestellt, eine wichtige Landmarke bei der Suche nach Ösophagusvarizen.

Im weiteren Verlauf der Aorta, d. h. kaudal der Leber, sollte dann der Abgang des Tr. coeliacus aufgesucht werden, der zahlreiche anatomische Formvarianten aufweisen kann (Abb. 3; Abb. 15b in Kap. 2.3), in der Regel aber als kurzer Stamm in einem Winkel von etwa 45° aus der Aorta entspringt und bis zu seiner Aufzweigung im Längsschnitt darstellbar ist (Abb. 4). Die Fortsetzung dieses Gefäßverlaufes nach ventral führt den Untersucher auf die quer getroffene V. lienalis und das Pankreas.

Nur wenig kaudal des Tr. coeliacus stellt sich der Abgang der A. mes. sup. aus der Aorta "schweifartig" in einem Winkel von etwa 20° dar (Abb. 4). Diese stärkere Angleichung an den Achsenverlauf der Aorta gilt als Erklärung für das häufigere Vorkommen arterieller Embolien in der A. mes. sup. im Vergleich zum Tr. coeliacus. Der Abgang der A. mes. inf. wird sonographisch seltener erfaßt.

Im Beckenbereich liegen die Aa. iliacae comm. ventral und lateral der zugehörigen Venen; sie sind durch den geringeren Querschnitt, das Pulsationsverhalten und fehlende Komprimierbarkeit mit der Schallsonde eindeutig abgrenzbar.

Im Querschnitt weist die links vor der Wirbelsäule gelegene Aorta ein annähernd kreisrundes, unter Kompression mit der Schallsonde und im Rahmen des Valsalva-Manövers nicht variables Lumen auf.

Im Oberbauch läßt sich der gelegentlich etwas nach links entspringende, dann aber nach rechts gerichtete Stamm des Tr. coeliacus unschwer am oberen Pankreasrand von der Aorta bis zu seiner Aufzweigung darstellen (Abb. 5; durch Kippen des Schallkopfes nach kranial werden dabei die A. hepatica und die A. lienalis sichtbar, die wie Palmenwedel nach ventral aus dem Tr. coeliacus entspringen. Während sich dabei insbesondere die A. hepatica gut bis in die Leberpforte verfolgen läßt, ist der Abschnitt der A. lienalis zwischen Magen und Pankreasschwanz nur selten störungsfrei darstellbar. Auch die A. gastrica sinistra ist sonographisch nur schlecht beurteilbar.

In Höhe der V. lienalis, d. h. der typischen Pankreasschnittebene, wird dorsokaudal der V. lienalis die A. mes. sup. in ihrem Querschnitt kreisrund dargestellt (Abb. 6; vgl. Kap. 2.3, Abb. 1a).

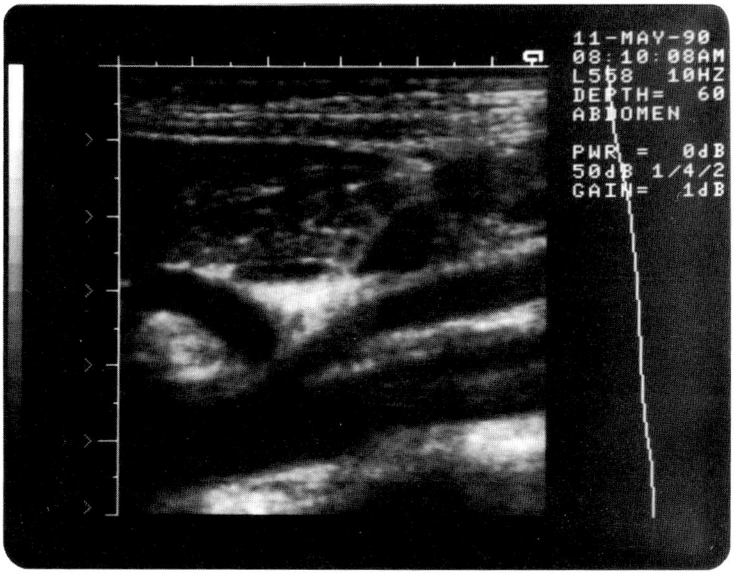

Abb. 3: Gemeinsamer Abgang von Tr. coeliacus (TC) und A. mes. sup. (AMS) aus der Aorta als Formvariante. Ventral der AMS, kaudal des Pankreas, mehrere echoarme Lymphome bei Non-Hodgkin-Lymphom.

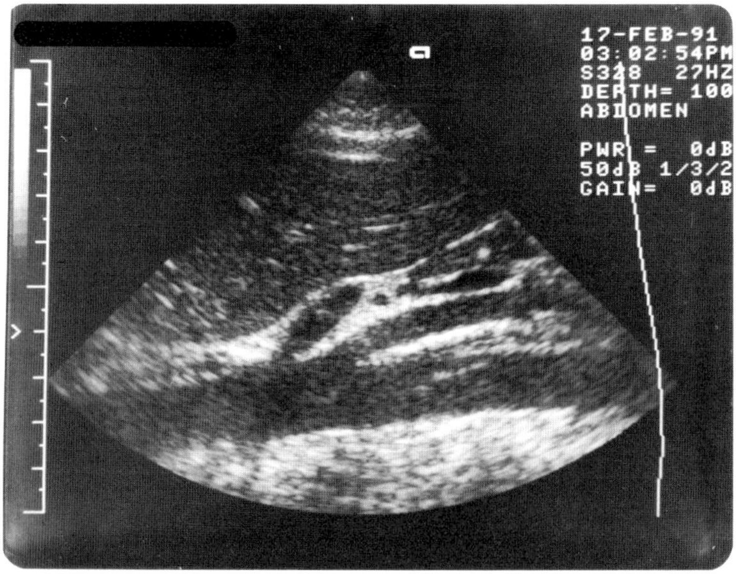

Abb. 4: Normaler Abgang des Tr. coeliacus (TC) und der A. mes. sup. (AMS) aus der Aorta. P = Pankreas.

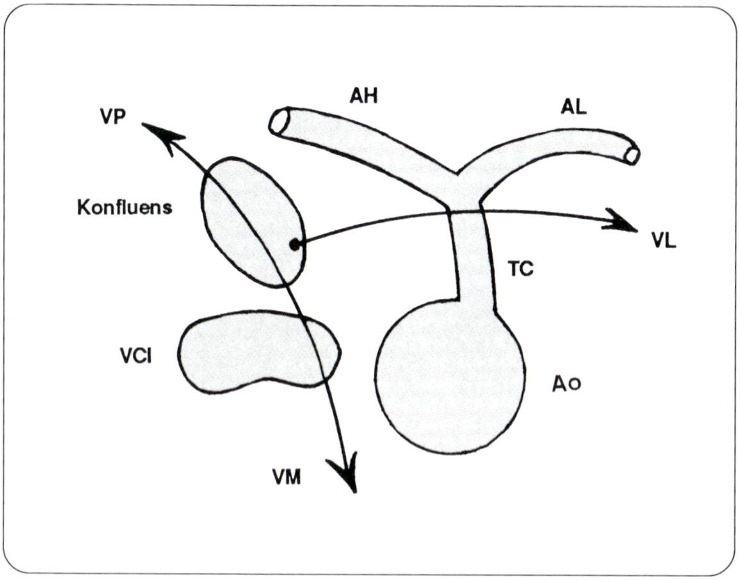

Abb. 5: Oberbauchquerschnitt mit schräg nach kranial gekipptem Schallkopf. Schematische Darstellung des ventralen Abganges des Tr. coeliacus (TC) aus der Aorta und Aufzweigung in die A. hepatica (AH) und A. lienalis (AL).

VP	*= Vena portae,*	*VL*	*= Vena lienalis (Türklinkenform),*
VM	*= Vena mesenterica,*	*VCI*	*= Vena cava inferior.*

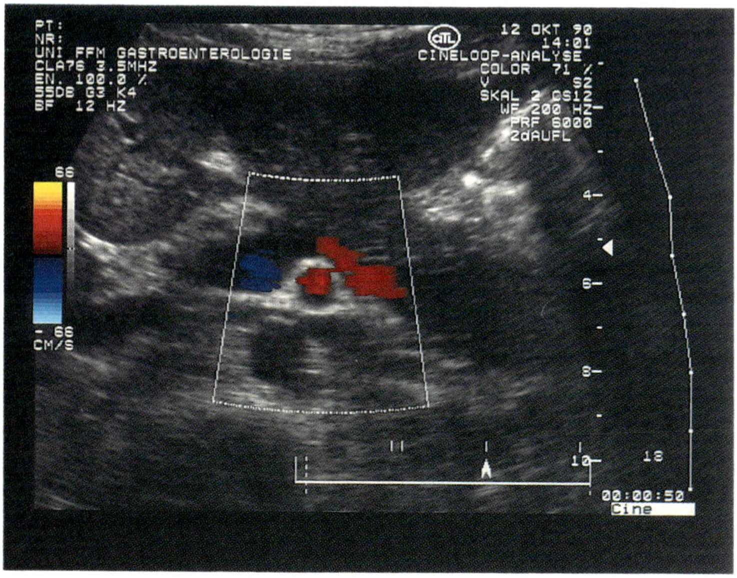

Abb. 6: Farbdoppler-sonographische Darstellung von V. lienalis und A. mes. sup.

Der für die Hochdruckdiagnostik so wichtige Abgang der Nierenarterien aus der Aorta liegt nur wenig kaudal dieser Ebene; die Nierenarterien lassen sich insbesondere bei schlanken Individuen darstellen; im klinischen Routineeinsatz ist die Beurteilung jedoch oft problematisch. Bei rechts-lateraler Schallkopfposition können die Abgänge der rechten und linken A. renalis unter Verwendung des Leberparenchyms als Schallfenster gelegentlich gleichzeitig dargestellt werden (Abb. 7); dabei liegt die weiter rechts gelegene V. cava inf. Schallkopf-nah ("vorn"), die Aorta dahinter; die V. cava wird von der rechten Nierenarterie unterkreuzt, der Abgang der linken Nierenarterie weist in dieser Schnittebene vom Schallkopf weg.

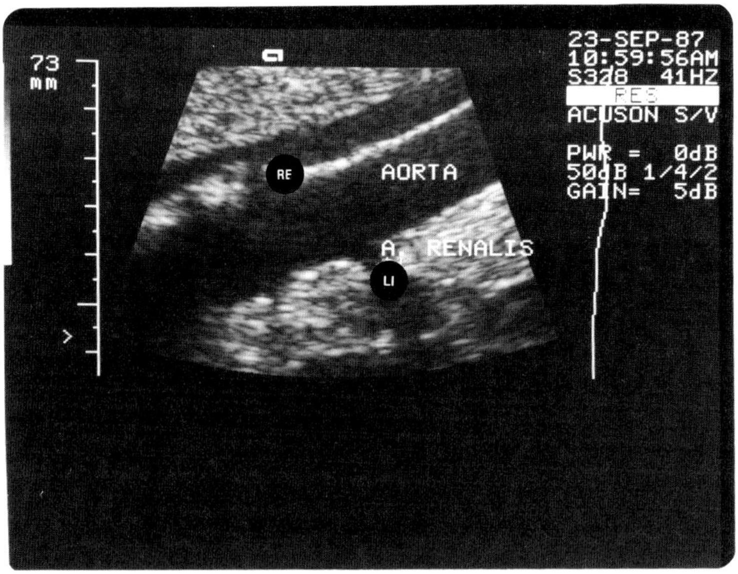

Abb. 7: Abgang der Nierenarterien aus der Aorta bei Darstellung von der rechten Flanke, ventral der vorderen Wirbelkörperkante. Die Position des Schallkopfes ist bei paralleler Ausrichtung zur Lagerungsebene nach dorsal gekippt (partieller Anschnitt der V. cava inf.), um die Wirbelsäule zu umgehen.
Die re. A. renalis unterkreuzt die V. cava inf. in Richtung auf die Schallsonde ("vorn"), die li. A. renalis entspringt der Aorta in Richtung vom Schallkopf weg ("hinten").

Venöser Gefäßstatus

Die sonographische Untersuchung der großen abdominellen Venen erfolgt analog zur Darstellung der arteriellen Gefäße. Dabei wird zunächst die V. cava inf. im Längsschnitt rechts paramedian, 1-2 cm rechts der Aorta, aufgesucht. In dieser Schnittebene zeigt die untere Hohlvene eine angedeutete S-Form (von kranial dorsal nach kaudal ventral); die Untersuchung beginnt am Durchtritt durch das Zwerchfell, wobei Anteile des rechten Vorhofs sichtbar werden.

In dieser transhepatischen longitudinalen Schnittebene kommt zumeist die mittlere Lebervene mit zur Darstellung (Abb. 8). Diese Einstellung ist u. a. von Bedeutung für die sonographische Diagnostik bei der Stauungsleber.

Das Lumen der V. cava inf. weist in Abhängigkeit von respirationsbedingten Schwankungen, den individuellen Druckverhältnissen und der Kompression durch die Schallsonde eine unterschiedliche Weite auf. Sehr häufig stellen sich im Lumen kleine Reflexe dar, die sich stromwärts bewegen und bereits im B-Bild einen Eindruck des venösen Blutstroms vermitteln. Dieses Phänomen entsteht bei langsamer Strömung und wird auf das Prinzip der Geldrollenbildung von Erythrozyten in venösen Gefäßen zurückgeführt. Die Randpulsation der V. cava inf. ist typischerweise "weich" und entspricht einem dualen Venenpuls ("Scha-wupp"), bedingt durch die Fortleitung der atrialen und ventrikulären Herzmuskelkontraktion (a- und v-Welle).

Große retroperitoneale Raumforderungen können die V. cava inf. erheblich verlagern und / oder komprimieren.

Im Querschnitt stellt sich die untere Hohlvene rechts vor dem Wirbelsäulenschatten charakteristischerweise queroval dar (Abb. 9); sie ist durch Druck mit dem Schallkopf vollständig komprimierbar. Eine gleichmäßig runde, nicht komprimierbare Hohlvene, die keine respiratorischen Lumenschwankungen und ein Fehlen der a-/v-Doppelpulsation aufweist, ist ein sonographisches Kriterium erhöhter rechtsatrialer Drucke, z. B. bei der Rechtsherzinsuffizienz, Pericarditis constrictiva oder Perikarderguß.

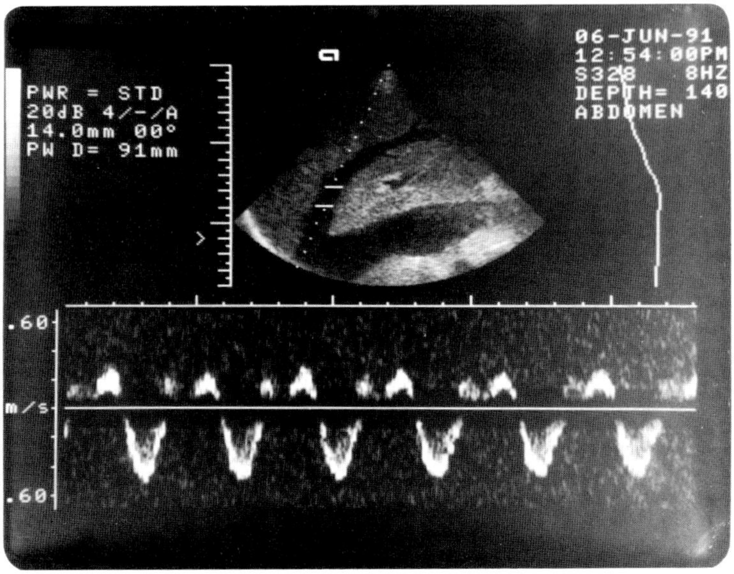

Abb. 8: Rechts-paramedianer Längsschnitt der kranialen V. cava inf. (VCI), dorsal des re. Leberlappens (L), mit Darstellung der mittleren Lebervene (MLV).

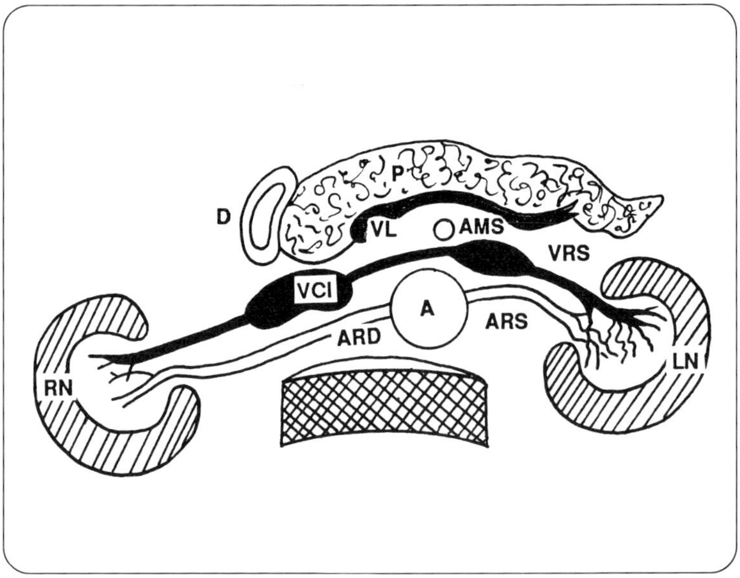

Abb. 9: Schematischer Querschnitt der Oberbaucheinheit wenig kaudal der Konfluensebene. Darstellung der bohnenförmigen V. cava inf. (VCI) rechts der kreisrunden Aorta. Die re. Nierenarterie unterkreuzt die VCI, die li. Nierenvene verläuft zwischen der A. mes. sup. (AMS) und der Aorta (s. Abb. 10).
VL = Vena lienalis, P = Pankreas, D = Duodenum, RN = rechte Niere, LN = linke Niere.

Die rechte Nierenvene ist im Querschnitt durch Orientierung am Nierenhilus in Richtung auf die V. cava inf. als relativ kurzes Gefäß darstellbar, das im Nierenhilus in der Regel ventral der re. Nierenarterie verläuft. Demgegenüber zieht die linke Nierenvene transversal zwischen Aorta und A. mes. sup. zur V. cava inf. (Abb. 9, 10), wobei sie zum Teil deutlich eingeengt wird. Dies führt zu einer unmittelbar davor gelegenen Dilatation der linken Nierenvene, die gelegentlich Anlaß zu Verwechslungen mit einer pathologischen prästenotischen Dilatation, einem Lymphom oder einem Aneurysma der A. mes. sup. geben kann (Abb. 10).

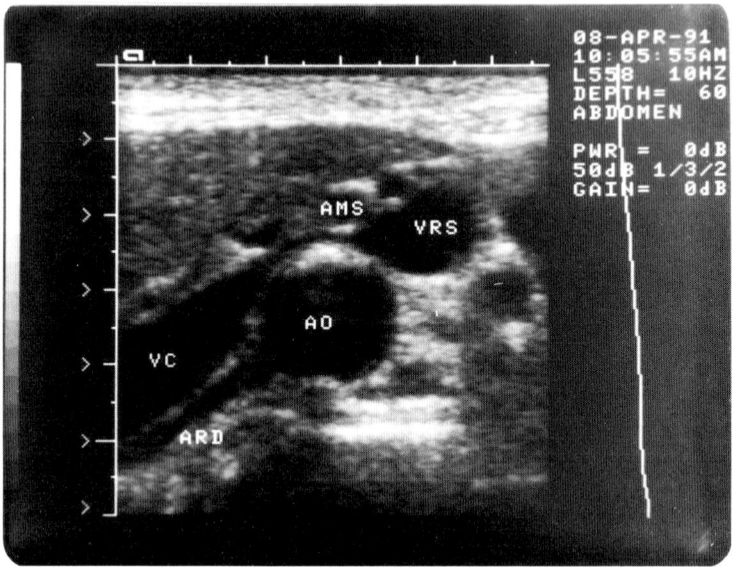

Abb. 10: B-Bild-Darstellung kaudal der Konfluensebene. Ausgeprägte Erweiterung der li. Nierenvene (VRS) vor dem Durchtritt zwischen A. mes. sup. (AMS) und Aorta (AO). Abgang der re. Nierenarterie (ARD) nach dorsal, die V. cava (VC) dorsal kreuzend.

Im Gegensatz zur A. mes. sup. hält sich die V. mes. sup. nicht an eine einheitlich longitudinale Ausrichtung des Gefäßverlaufs; sie zieht schräg vor der V. cava inf. und schließlich vor der Aorta kaudalwärts (Abb. 11). Es empfielt sich daher, die obere Mesenterialvene im Zusammenhang mit der Milzvene über den Konfluens und den Verlauf der Pfortader darzustellen.

Auf die Morphologie der Vena lienalis im Oberbauchquerschnitt ist bereits u. a. bei der Sonographie des Pankreas hingewiesen worden, für die sie eine Leitstruktur darstellt.

Die Milzvene zeigt an ihrem rechtsseitigen Ende, unmittelbar nach Passage der quergetroffenen A. mes. sup., regelhaft eine zwiebelförmige oder ovaläre Auftreibung, die dem Gefäß die Form eines verbogenen Löffels bzw. einer Türklinke gibt (Abb. 11). Dabei handelt es sich um den orthograd angeschnittenen Konfluens mit der V. mes. sup., die von hier aus durch Drehung des Schallkopfes im Uhrzeigersinn (von 9^{00} auf $11\text{-}11^{30}$ Uhr) in ihrer Längsachse dargestellt wird. In ihrer kranialen Fortsetzung stellt sich dabei der extrahepatische Verlauf der Pfortader dar.

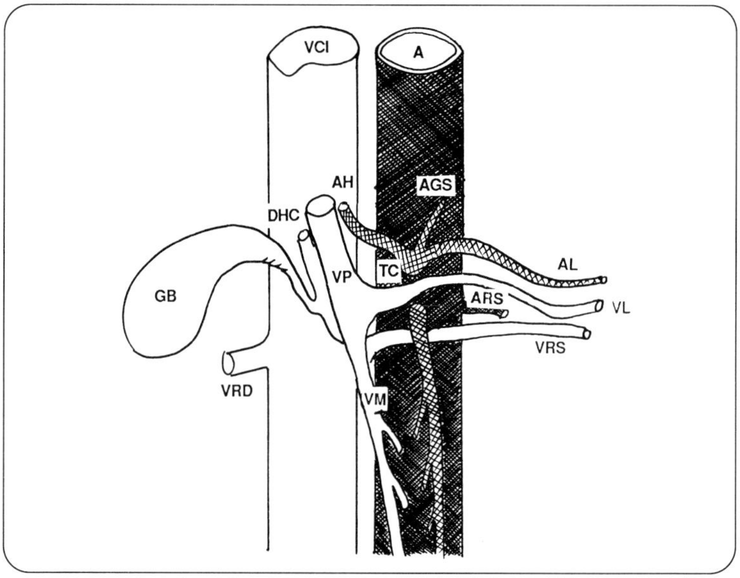

Abb. 11: Schematische Darstellung der Gefäßtopographie zur sonographischen Orientierung.

A	*= Aorta,*	*VCI*	*= Vena cava inf.,*
VP	*= V. portae,*	*VM*	*= V. mesenterica sup.,*
VL	*= V. lienalis,*	*VRD*	*= re. Nierenvene,*
VRS	*= li. Nierenvene,*	*TC*	*= Tr. coeliacus,*
AH	*= A. hepatica,*	*AL*	*= A. lienalis,*
AGS	*= A. gastrica sinistra,*	*ARS*	*= li. Nierenarterie,*
GB	*= Gallenblase,*	*DHC*	*= D. hepatocholedochus.*

Der Konfluens stellt dabei den tiefsten Punkt dar, d. h. die Pfortader nimmt in der Leberpforte einen nach kranial aszendierenden Verlauf. Intrahepatisch wird die Pfortader bei dieser Position des Interkostalschnitts (11^{00} Uhr) bis zur Bifurkation in den rechten und linken Leberast dargestellt, die in Form einer stummelförmigen dualen Aufzweigung erscheinen.

Von grundsätzlicher Bedeutung ist die topographische Beziehung der unterschiedlichen duktulären Strukturen in der Leberpforte, auf die im Rahmen der Gallenwegsstrukturen bereits eingegangen wurde.

Die Darstellung der Pfortader in ihrer Längsachse zeigt diese dorsal der Gefäßstrukturen, wobei der D. hepatocholedochus, der gleichfalls in seiner Längsachse dargestellt wird, am weitesten ventral (sowie lateral der V. portae) liegt und die schräg angeschnittene A. hepatica dazwischen erkannt wird (Abb. 12).

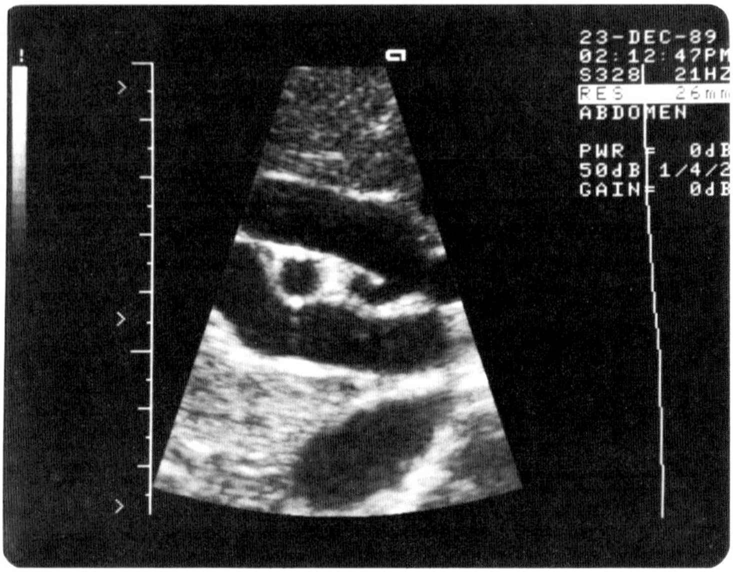

Abb. 12: Topographie der duktulären Strukturen in der Leberpforte. Ventral der (erweiterte) D. hepatocholedochus (DHC) mit Abgang des Ductus cysticus (DC), daneben die A. hepatica (AH) im Querschnitt, dann die in ihrer Längsachse dargestellte Pfortader (VP), dahinter (ovalär angeschnitten) die V. cava inf. (VCI).

Der Durchmesser der V. portae sollte im Übergang vom extra- zum intrahepatischen Verlauf 13 mm nicht überschreiten. Die Rotation des Schallkopfes im Uhrzeigersinn auf einen rechts paramedianen Schnitt (Längsschnitt über der V. cava inf.) läßt dabei den linken Pfortaderast in seinem bogigen Verlauf in ventro-kaudaler Richtung erkennen, der sich in der Pars umbilicalis und dem Lig. teres hepatis fortsetzt. Diese Darstellung hat für den Nachweis einer wiedereröffneten Umbilikalvene im Rahmen der Darstellung des Kollateralkreislaufes bei portaler Hypertonie besondere Bedeutung.

Die Darstellung der intrahepatischen Portalvenenäste erfolgt in subkostaler Schnittführung (d. h. parallel dem rechten Rippenbogen) mit einer um etwa 30-45° gekippten Schallkopfposition. Dabei erscheint der untere Leberrand vorn gelegen; in der Leber stellen sich der rechte und linke Ast der Pfortader "hirschgeweihartig" verzweigt dar; begleitende Gallenwege liegen in dieser Projektion hinter den Portalvenenstrukturen, ihr Durchmesser soll intrahepatisch 4 mm nicht überschreiten. Im Unterschied zu den Lebervenenästen weisen die Portalvenengefäße eine zarte, reflexgebende Wandstruktur ("Uferbegrenzung") auf; die drei großen Lebervenen (ohne Uferbegrenzung) können in der gleichen Schallkopfposition durch stärkere Kippung ("flacher") aufgesucht werden.

Cw-Doppler- und Farbdoppler-codierte Duplex-Sonographie

Sowohl die Duplex-Sonographie unter Anwendung des continuous wave (Cw-) Dopplers als auch die Farbdoppler-Sonographie sind für die Erkennung und Differenzierung detaillierter Veränderungen der abdominellen Gefäßstrukturen von großer Bedeutung.

Die sichere anatomische Zuordnung, die bildliche Erkennung vaskulärer Strukturen und die gekonnte Darstellung normaler und pathologischer B-Bild-Strukturen werden dabei vorausgesetzt; sie werden nicht durch die zusätzliche technische Investition entbehrlich. Insbesondere die Farbdoppler-Sonographie stellt eine erhebliche Investition dar, die - allein unter dem Aspekt gastroenterologischer Fragestellungen - nur dem langjährig mit der Sonographie vertrauten Untersucher bei gleichzeitig hohem Patientenaufkommen und speziellen Fragestellungen wirkliche Vorteile bietet (z. B. vor geplanter Shuntchirurgie; Perfusionsverhältnisse nach Lebertransplantation, pharmakologische Beeinflussung der portalvenösen Durchblutung; chronisch entzündliche Darmerkrankungen).

Vorwiegend für die heute zur Routine gewordene kardiologische (Farb-) Doppler-Sonographie entwickelte Geräte sind für wesentlich schnellere Blutfluß-Darstellungen ausgelegt und ermöglichen damit in der Regel im portalvenösen Bereich (Flußgeschwindigkeit ~ 0,2 m/sec) keine ausreichende Darstellung oder Meßgenauigkeit.

Duplex-Sonographie

Der Begriff Duplex-Sonographie beschreibt die simultane Anwendung zweier sonographischer Prinzipien: der nicht-bildgebenden Doppler-Sonographie zur Darstellung der Blutflußrichtung und Messung der Strömungs-Geschwindigkeit und der Real-time Darstellung des sonographischen B-Bildes. Für die klinische Anwendung in der Gastroenterologie hat sich dabei der continuous wave (cw-) Doppler besonders bewährt.

Doppler-Prinzip

Die Doppler-Sonographie benutzt den nach dem Physiker Christian Doppler benannten physikalisch-mathematischen Zusammenhang der proportionalen Abhängigkeit einer reflektierten Schallfrequenz von der Sender-Schallfrequenz, der Geschwindigkeit des bewegten Schallobjektes und dem Winkel, unter dem die Schallwellen emittiert und empfangen werden für die Messung von Strömungsrichtung und Strömungsgeschwindigkeit in venösen und arteriellen Gefäßen (Abb. 13).

Das Phänomen an sich entspricht der Erfahrung, daß z. B. die Sirene eines Krankenwagens höhere Frequenzen annimmt, wenn sich die Schallquelle auf den Betrachter zu bewegt und tiefere Frequenzen, je mehr sie sich vom Betrachter entfernt. Die Schallwellen werden quasi mit der Bewegung auf den Betrachter kondensiert.

Duplex-Sonographie: Atraumatische Messung des Blutflusses

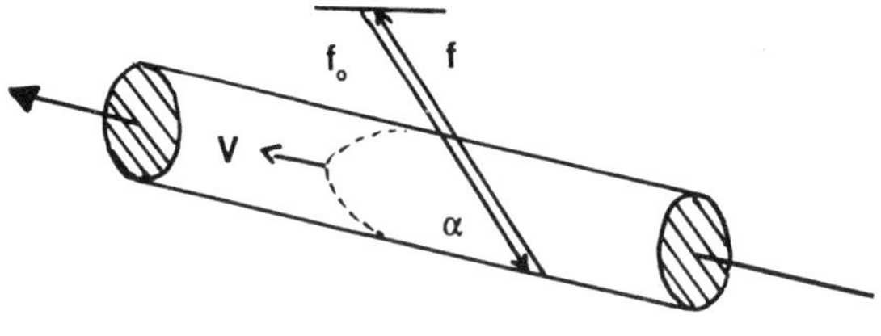

$$\Delta f = 2\,(v \times \cos\alpha) \times \frac{f_0}{C}$$

$$Q = \frac{v \times \pi \times r^2}{\cos\alpha}$$

Abb. 13: Schematische Darstellung des Doppler-Prinzips.

Die mathematische Beziehung wird durch die Formel (I) wiedergegeben,

$$\Delta f = \frac{2 \text{ x } fo}{v} \text{ x } V \text{ x } \cos\ \alpha \qquad \text{(I)}$$

wobei Δf die Änderung der Frequenz, fo die emittierte Schallfrequenz, v die Schallgeschwindigkeit im Gewebe, V die Geschwindigkeit des Schallreflektors (Strömungsgeschwindigkeit des Blutes) und α den Schallwinkel, unter dem das Gefäß getroffen wird, bezeichnen.

Während die heute eingesetzten Geräte die konstanten physikalischen Größen dieser Beziehung bereits apparativ berücksichtigen, obliegt dem Untersucher die Optimierung des Schallwinkels, der für zuverlässige quantitative Messungen möglichst nahe 0°, in jedem Fall aber < 60° liegen soll.

Das Frequenzspektrum und die Strömungs-Geschwindigkeit innerhalb des Gefäßquerschnittes sind jedoch nicht gleichmäßig verteilt. Die Strömungsgeschwindigkeit ist zentral höher als an der Gefäßwand. Aus diesem Grund soll das dopplersonographisch erfaßte Schallfenster ("gate") den gesamten Gefäßdurchmesser erfassen (Abb. 14) und tiefe Schallfrequenzen sollten nicht artefiziell durch entsprechende Paßfilter eliminiert werden.

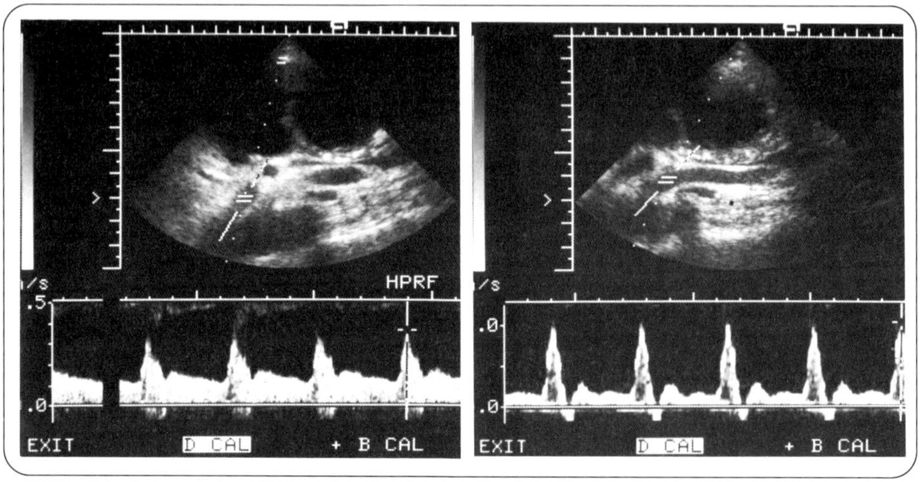

Abb. 14: Dopplerprofil im Tr. coeliacus (links; hoher enddiastolischer Fluß) und in der A. mes. sup. (rechts; kurzzeitig enddiastolisch retrograder Fluß).

Das dopplersonographische Profil wird durch die Pulsverhältnisse in den jeweiligen Gefäßen determiniert, die u. a. auch von der Art und Größe des Organwiderstandes abhängig sind; dementsprechend weisen verschiedene Arterien (z. B. A. mes. sup., Tr. coeliacus) unterschiedliche Dopplerbefunde auf (Abb. 14, 15).

Die Registrierung des Frequenzspektrums über die Zeit auf dem Monitor bzw. bei der bildlichen Dokumentation erfolgt entsprechend einer Konvention für die auf den Schallkopf gerichtete Strömung nach oben, für eine vom Schallkopf weg gerichtete Strömung nach unten.

Da der Gefäßradius sich als r^4 auf die Berechnung des Blutflußvolumens auswirkt (Hagen-Poiseuille-Gesetz) und die sonographische Darstellung keine ausreichend präzise Messung des Gefäßdurchmessers ermöglicht bzw. Probleme eines nicht-kreisrunden, elipsoiden Querschnitts sowie pulsatiler Querschnittsflächenveränderungen unberücksichtigt lassen muß, wird heute überwiegend die Strömungsgeschwindigkeit (cm/s) anstelle von (mit größerer Fehlerbreite behafteten) Blutflußvolumina (ml/s) angegeben.

Farbdoppler-Sonographie

Die gastroenterologische Anwendung des farbcodierten Dopplers ist erst seit 1986 möglich, nachdem entsprechende (sehr teure) Geräte entwickelt wurden. Gleichartig dem cw-Doppler beinhaltet die Farbdoppler-Sonographie die Informationen über Strömungsrichtung und Geschwindigkeit. Da der Dopplerwinkel jedoch nicht quantitativ berücksichtigt werden kann, sind exakte quantitative Angaben der Strömungsgeschwindigkeit nicht möglich. Umgekehrt ermöglicht das rasche Erkennen des Blutflusses sowie von Turbulenzen eine zügigere, problemorientierte Untersuchung.

Es ist durch Konvention geregelt, daß Blutflüsse in Richtung auf den Schallkopf rot dargestellt werden, während die Strömungsrichtung vom Schallkopf weg blau codiert ist (Abb. 6; Abb. 15, 16).

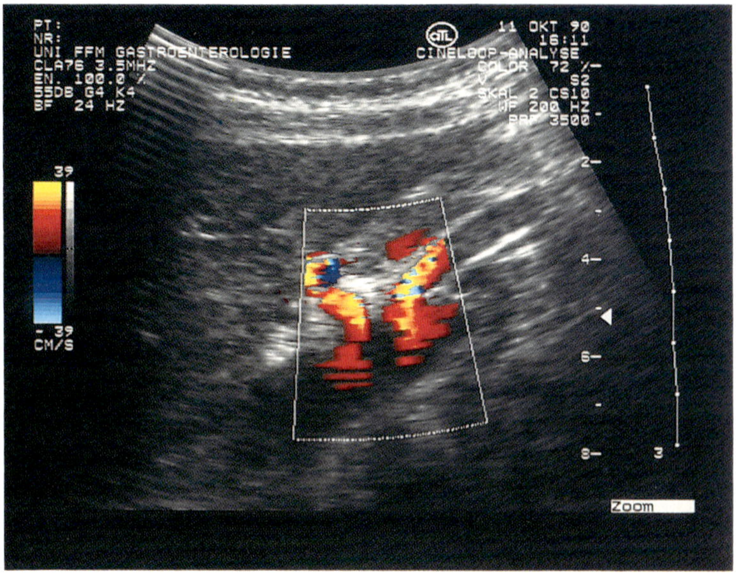

Abb. 15: Farbdoppler-Darstellung des Blutflusses im Abgangsbereich des Tr. coeliacus und der Art. mes. sup.

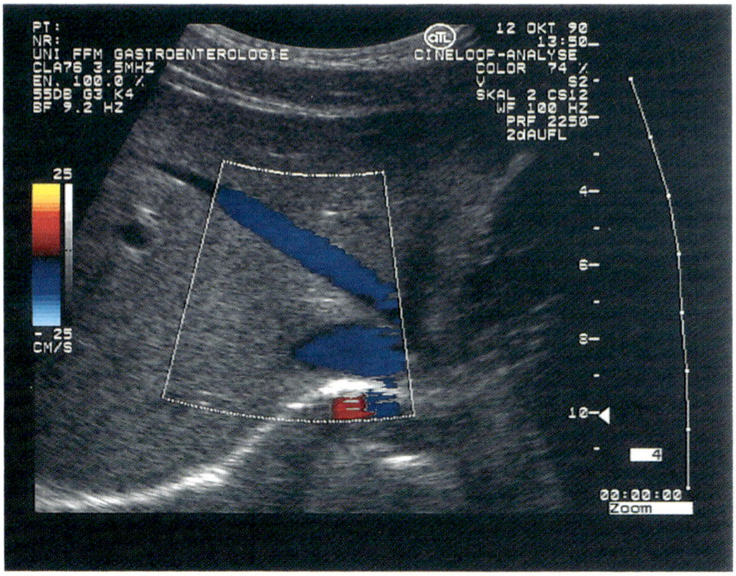

Abb. 16: Farbdoppler-sonographische Darstellung des Blutflusses in der rechten und mittleren Lebervene.

Die Farbdoppler-Sonographie stellt in der Gastroenterologie ein wichtiges und zukunftsweisendes Prinzip dar, dessen gegenwärtiger klinischer Stellenwert jedoch noch nicht gut definiert ist; insgesamt scheint der Informationsgehalt in etwa 15% den mit dem cw-Doppler erhobener Befunde zu übertreffen.

Der Nachweis von Tumorgefäßen (Abb. 17), arterio-venösen und porto-venösen Shunts sowie ungewöhnlicher arterieller oder kollateraler Gefäßverläufe ist oft nur durch die farbcodierte Dopplersonographie möglich.

Die praktische Bedeutung liegt jedoch in der unmittelbaren Erkennbarkeit pathologisch perfundierter Strukturen (Abb. 17), die nicht nur den Untersuchungsgang beschleunigt, sondern auch die Aufmerksamkeit des Untersuchers fokussiert und damit spezifisch erhöht.

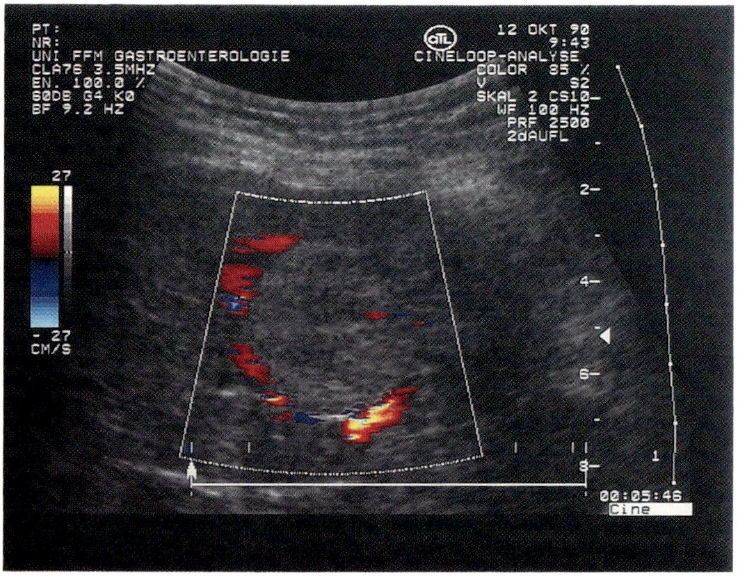

Abb. 17: Perifokale Mehrperfusion am Rand einer echoreichen Lebermetastase (Adeno-Karzinom) und Darstellung eines zentralen Tumorgefäßes (Pfeil).

Pathologische Befunde der großen Arterien

Der Aortendurchmesser beträgt kranial bis 2,5 cm, in Höhe der Bifurkation bis 2 cm. Eine Erweiterung des luminalen Gefäßdurchmessers (Aortenektasie) wird infolge zunehmenden Elastizitätsverlustes vorwiegend im höheren Lebensalter und bei dem sehr seltenen Marfan-Syndrom beobachtet. Die Aortenektasie geht in der Regel mit einer Aortenelongation einher, für die heute häufig die englische Bezeichnung "kinking" verwandt wird. Dabei kommt es sonographisch zu einer lateralen Abweichung des Aortenbandes aus der Längsschnittebene (meist nach links, da rechts die Wirbelkörper liegen), so daß der gesamte Aortenverlauf nicht mehr in einer Schnittebene erfaßt wird (Abb. 1b).

Als weitere Manifestation degenerativer Gefäßwandveränderungen sind luminale, beet- oder spornförmige Kalkablagerungen an der Aortenwand (arteriosklerotischer Plaque) bei älteren Patienten häufig und als umschriebener, heller Reflex mit Schallschatten gut sichtbar (Abb. 1c).

Aortenaneurysma

Die sonographische Morphologie abdomineller Aortenaneurysmen zeigt eine meist exzentrische, umschriebene Verbreiterung der Aortenwand durch eine homogen oder inhomogen echogebende Manschette (häufig nach ventral stärker ausgeprägt), die ungefähr dem Reflexmuster des Nierenparenchyms oder der Leber entspricht.

Eine homogene Wandverbreiterung entspricht dabei der Thrombusmanschette in der Aortenwand; gelegentlich finden sich darin semizirkuläre Schichtenbildungen, die durch echoreichere Zonen abgrenzbar sind und verschieden alten Thrombosierungen entsprechen; ältere Abschnitte können dabei Kalkeinlagerungen in Form echodichter Reflexe enthalten. Echofreie Areale innerhalb der Thrombusmanschette finden sich bei der Aortendissektion (Beweis der kompletten Dissektion beim Aneurysma dissecans verum durch [farb-] dopplersonographischen Nachweis der Perfusion des falschen Lumens; das Aneurysma dissecans spurium läßt keine einheitliche Durchströmung erkennen); differentialdiagnostisch ist an eine sehr frische Thrombosierung zu denken. Ein anderes

Merkmal des disseziierten Bauchaortenaneurysmas ist eine pulssynchron flottierende Intima (undulierender echoreicher Reflex mit beidseitig echofreier Gefäßstruktur). Das (Rest-) Lumen der Aorta stellt sich echofrei dar (Abb. 18); es kann gleichmäßig normal weit (Abb. 1c), eingeengt oder erweitert sein.

Besondere Beachtung verdient eine fokal besonders dünne Gefäßwand bei erweitertem Gefäßlumen, da hier unter der entsprechend dem Durchmesser des Gefäßes erhöhten Wandspannung (LaPlace'sches Gesetz) mit einem höheren Rupturrisiko zu rechnen ist.

Aneurysmen sind definiert als umschriebene, sackartige Gefäßerweiterungen. Diese Definition zusammen mit der Möglichkeit und Notwendigkeiten einer angemessenen Therapie bedingen einen exakten Nachweis der kranialen und kaudalen Aneurysmagrenzen und die Darstellung wichtiger Nachbarschaftsbeziehungen.

Die häufigen arteriosklerotischen Bauchaortenaneurysmen betreffen in der Regel die infrarenale Aorta. Die Frage nach einer Einbeziehung der Nierenarterien

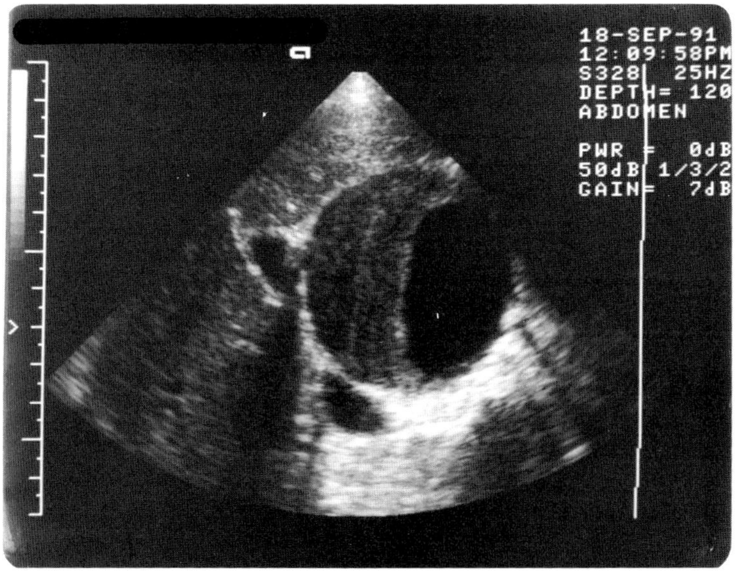

Abb. 18: Abdominelles arteriosklerotisches Aortenaneurysma mit geschichteter Thrombusmanschette ohne Anhalt für eine Dissektion. Normal weites exzentrisch gelegenes ovaläres Restlumen.

läßt sich vielfach nicht durch eine direkte Darstellung des Nierenarterienabganges beantworten, die insbesondere bei ausgeprägten Gefäßveränderungen nur selten gelingt. In diesem Fall orientieren wir uns an der A. mes. sup., die knapp oberhalb der Nierenarterien entspringt; eine bogige Verdrängung der A. mes. sup. spricht für eine Mitbeteiligung der Nierenarterien (Abb. 1c).

Die kaudale Abgrenzung des Aneurysmas, d. h. die Frage nach der Einbeziehung einer oder beider Iliakalarterien und deren Ausdehnung läßt sich sonographisch demgegenüber direkt und eindeutig beantworten.

Freie peritoneale oder retroperitoneale Flüssigkeit im Zusammenhang mit dem Nachweis eines Aortenaneurysmas läßt in erster Linie an eine Perforation als lebensbedrohliche Komplikation denken.

Die sonographische Diagnostik hat für den Nachweis und die klinischen Konsequenzen abdomineller Aortenaneurysmen große Bedeutung erlangt. Sie erlaubt heute eine frühere Diagnose, da vielfach kleine, asymptomatische Aneurysmata bei sonographischen Untersuchungen aufgrund einer anderen Indikation auffallen (hohe Sensitivität) und eine sichere Beurteilung der Progredienz bei Verlaufsbeobachtung.

Die Sonographie beinhaltet aber darüber hinaus auch eine Verbesserung der Spezifität gegenüber der angiographischen Darstellung, die bei einem glatten Gefäßlumen einen normalen Gefäßverlauf annehmen läßt und umgekehrt bei ausgeprägtem Kinking eine aneurysmatische Aussackung vortäuschen kann.

Mesenterialarterienthrombose

Stenosierungen durch arteriosklerotische Gefäßveränderungen sind insbesondere im Abgangsbereich der A. mes. sup. nicht selten und sonographisch gut darstellbar. Ausmaß und klinische Bedeutung sonographisch entdeckter Mesenterialarterienstenosen sind meistens in der (Farb-) Dopplersonographie besser erkennbar als allein durch das B-Bild. Der sonographische Nachweis einer derartigen Stenose bei entsprechenden abdominellen Beschwerden stellt eine Indikation zur Angiographie dar.

Pathologische Befunde der großen Venen

Vena cava inferior

Auf die Veränderungen der unteren Hohlvene im Zusammenhang mit einer Rechtsherzinsuffizienz bzw. Einflußstauung ist bereits hingewiesen worden.

Eine Thrombose der V. cava inf. wird häufig primär sonographisch festgestellt; Ursachen sind meist Erkrankungen mit Hyperkoagulabilität (Polyzythämie, Antithrombin III-Mangel, Protein-S-Mangel, Protein-C-Mangel, lokal-venöse Stase, Antikonzeptiva-Einnahme, septische Prozesse, traumatische Alterationen [u. a. das "Kristellern" im Rahmen der Geburtshilfe, operative Eingriffe] sowie intravaskuläre Apposition an Tumorinfiltrationen [zumeist beim rechtsseitigen Hypernephrom]), oft in Kombination mit einer Immobilisationsphase oder reduzierten Kreislaufverhältnissen.

Frische Thrombosen imponieren als milchglasartige, schleierförmige, durch den Blutstrom bewegte, zarte Echoverdichtungen (Abb. 19).

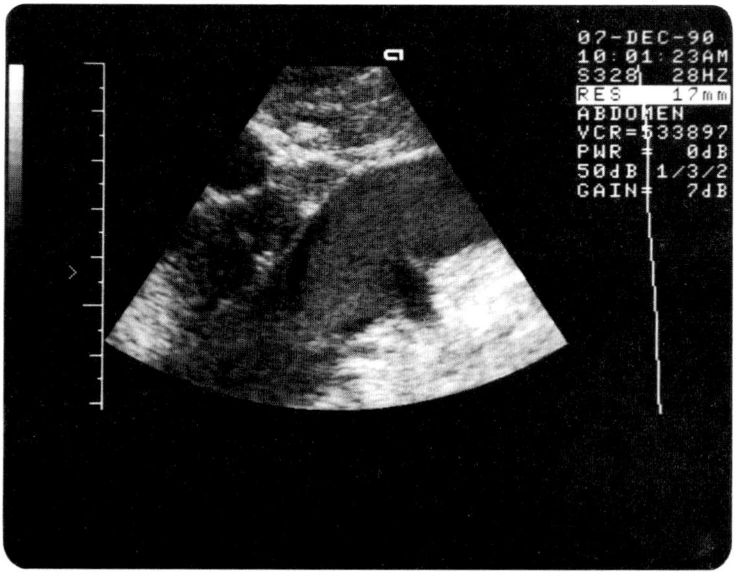

Abb. 19: Frische Cavathrombose mit schneewehenartiger, flottierender zarter Binnenecho-Verstärkung in der Hohlvene in Höhe des Zuflusses der rechten Nierenvene bei stenosierendem Lebertumor (nicht dargestellt).

In diesem Stadium sind Cavathrombosen erfahrungsgemäß sonographisch besser darstellbar als durch die Cavographie, da das zarte Fibrinnetz bereits eine deutliche Veränderung der Echogenität (gegenüber dem echofreien Blutstrom) hervorruft und zudem in seiner Verformung unter Strömungbedingungen beobachtet werden kann (u. a. Nierenveneneinstrom in Abb. 19), während noch kaum eine Änderung der Absorption von Röntgenstrahlung durch die geringe Thrombusmasse stattfindet. Der Einsatz der Farbdopplersonographie hat hier einen weiteren, wesentlichen Fortschritt gebracht.

Die fortgeschrittene Thrombose führt zu einer homogeneren Textur mit Zunahme der Echogenität, die etwa der des Leberparenchyms entspricht (Abb. 20, 21). Bei dem in Abb. 20 und 21 dargestellten Befund handelt es sich um eine ausgedehnte Cavathrombose bei metastasierendem Tumorleiden mit ausgeprägter Kreislaufdepression, die auf den bis in die Trikuspidalklappe reichenden Thrombus zurückgeführt werden konnte.

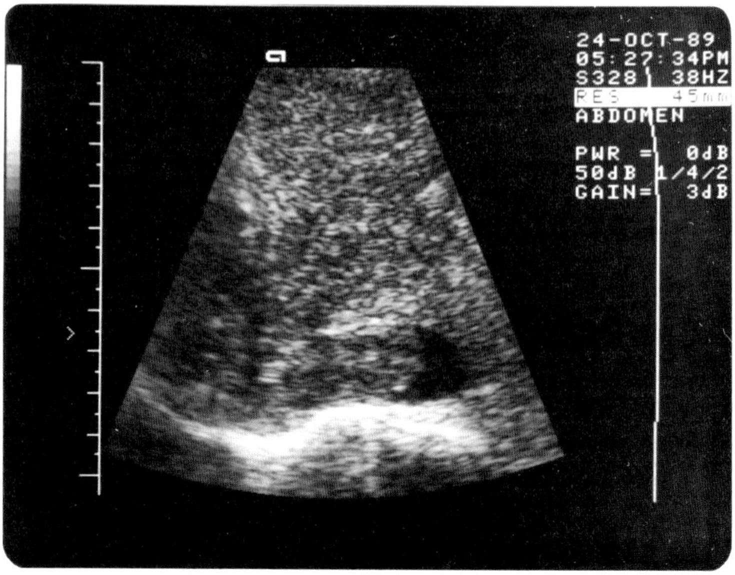

Abb. 20: Ältere Thrombose der V. cava inf. im Gefäßquerschnitt. Der das Lumen zu >2/3 verlegende Thrombus weist ein dem Leberparenchym ähnliches Echomuster auf. Subkostaler Schrägschnitt der VCI unmittelbar unterhalb des Zwerchfells (heller Reflex).

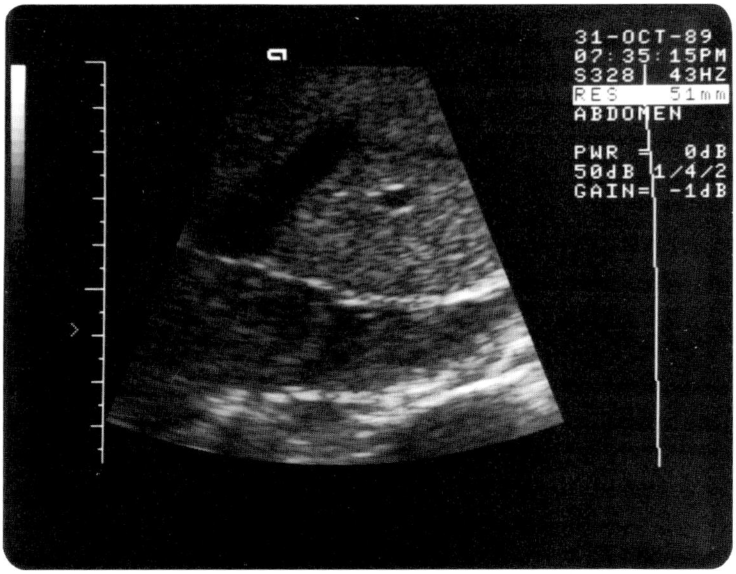

Abb. 21a: Dieselbe Patientin wie in Abb. 20; 1 Woche später. Der Thrombus hat das Lumen der V. cava nunmehr fast vollständig verlegt; er läßt sich zu diesem Zeitpunkt sonographisch bis in den rechten Ventrikel verfolgen (nicht dargestellt).
Längsschnitt der V. cava inf. mit okkludierendem Thrombus und angeschnittener li. Lebervene.

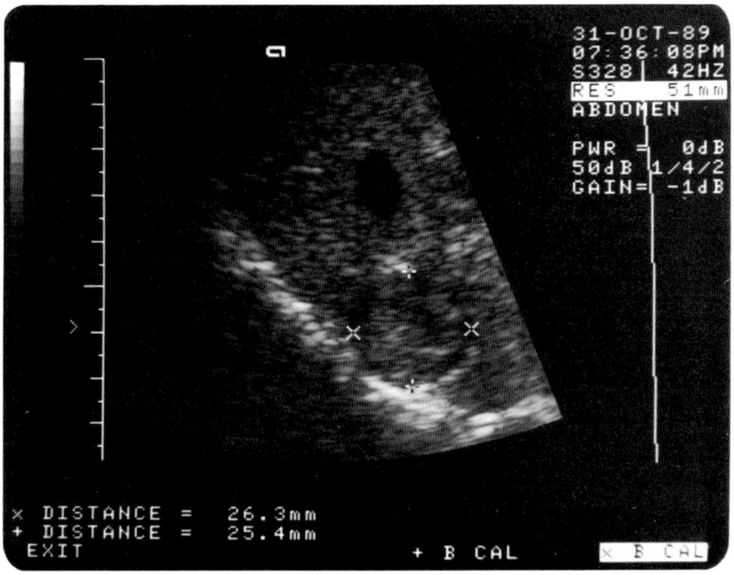

Abb. 21b: Querschnittsbild (vgl. Abb. 20).

Die Darstellung in Abb. 22a, b zeigt einen Cavathrombus mit seinem kranialem Ende in Höhe der mittleren Lebervene, der aus zwei unterschiedlichen Gewebsanteilen besteht. Der echoreichere Anteil entspricht hier dem (nicht ganz frischen) appositionellen Thrombus, während der auffallend echoarme Anteil einem über die rechte Nierenvene eingewachsenem Rezidiv eines Hypernephroms entspricht (Gewebegleichheit mit dem sonograpischen Hypernephrombefund und direkte Verfolgung des Tumorverlaufes).

Die hämodynamischen Auswirkungen dieser weitgehenden Gefäßverschlüsse lassen sich besser dopplersonographisch in Form der Duplex-Sonographie erfassen.

Linksseitige Beckenvenenthrombosen werden im gastroenterologischen Krankengut nicht selten durch Kompression oder Infiltration durch einen Sigmatumor oder eine (Peri-) Divertikulitis, ein rechtsseitiger Verschluß der V. iliaca durch entzündliche Prozesse (Konglomerattumor bei M. Crohn) verursacht. Die Sonographie bietet sich hier nicht nur zum visuellen Nachweis der Gefäßobstruktion durch thrombotisches Material (s. o.), der fehlenden Verformung unter Kompression (meist schmerzhaft) und fehlender Perfusion bei der Doppler-Sonographie an, sie trägt auch zur Ursachenklärung bei. Tiefe Bein- und Beckenvenenthrombosen stellen daher auch eine Indikation zur abdominellen Ultraschalluntersuchung (B-Bild und cw-Doppler) dar.

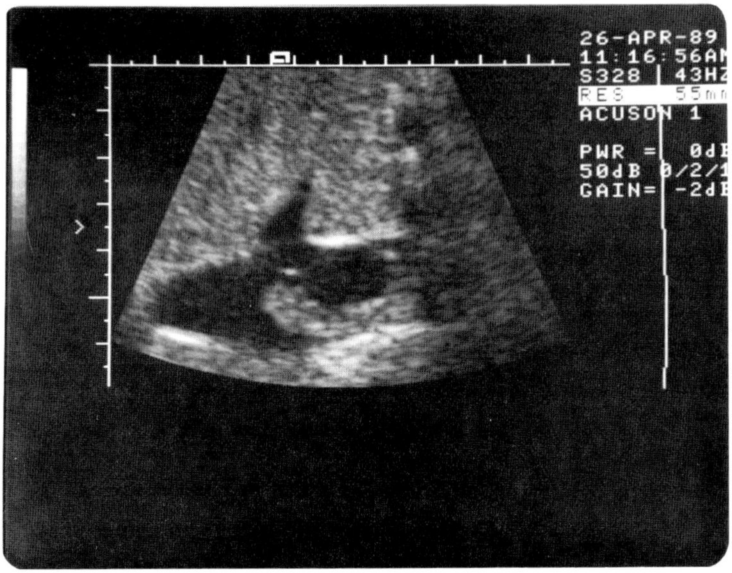

Abb. 22a: Subdiaphragmaler Längsschnitt der V. cava inf. mit angeschnittener mittlerer Lebervene. Appositioneller Thrombus der VCI (Echodichte des Leberparenchyms), der einen echoarmen Tumorzapfen umgibt (Hypernephromrezidiv rechts mit hämatogener Ausbreitung per continuitatem über die rechte Nierenvene).

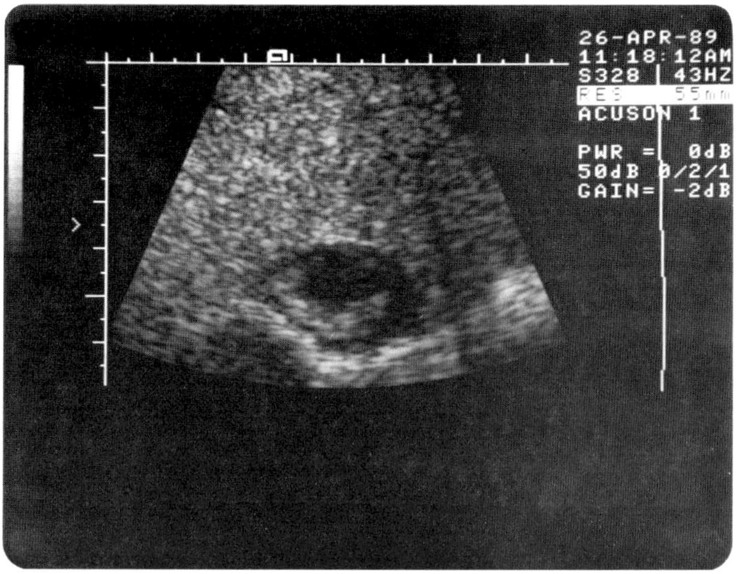

Abb. 22b: Gefäß-Querschnitt unmittelbar unterhalb der Mündung der mittleren Lebervene. Die Zusammensetzung des etwa 80%igen Gefäßverschlusses durch zwei unterschiedliche Gewebstexturen wird auch hier deutlich.

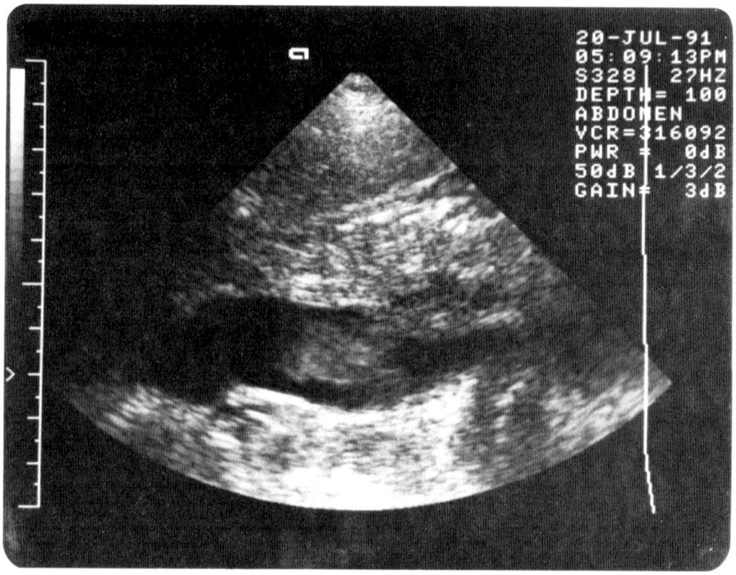

Abb. 23a: Postpartale Cavathrombose.
Ventrale Anheftungsstelle (Stiel) des flottierenden Thrombus im Längsschnitt.

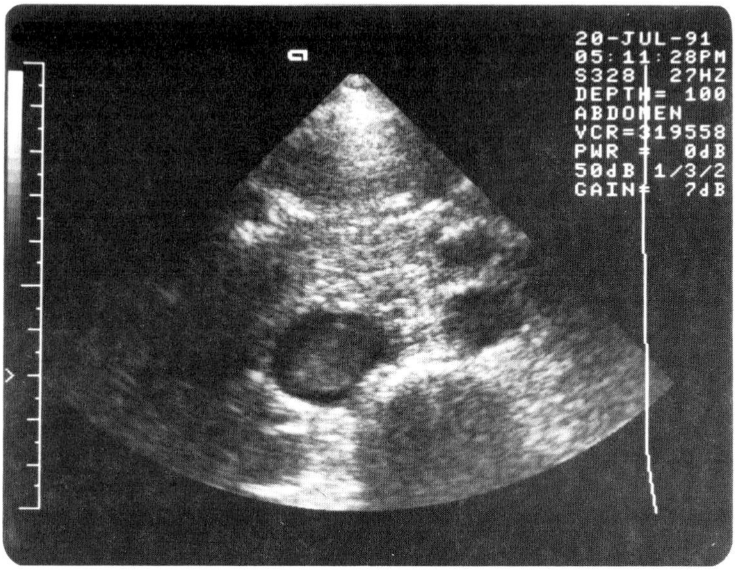

Abb. 23b: Erweiterte Vena cava inf. in Höhe des Thrombus; Querschnitt.

Portale Hypertension und Pfortaderthrombose

Im gastroenterologischen Krankengut stellen die portale Hypertension und ihre Komplikationen bzw. adaptative Anpassungen an die veränderten Druckverhältnisse eine häufige Indikation zur abdominellen Sonographie dar, und auch Pfortaderthrombosen werden durch die verbreitete Anwendung der Sonographie heute wesentlich häufiger entdeckt.

Ein Lebervenenverschluß (Budd-Chiari-Syndrom) als (funktionell) posthepatische Ursache einer portalen Hypertension kann sonographisch durch die Obliteration der Lebervenen und fehlende Perfusion sicher nachgewiesen werden. Die individuelle Differentialdiagnose in Hinsicht auf die unterschiedlichen ätiologischen Ursachen wird durch die Leberbiopsie gesichert.

Die mit Abstand führende Ursache einer portalen Hypertension ist die Leberzirrhose. Die Weite der Pfortader (im Übergang vom extra- zum intrahepatischen Abschnitt) wird allgemein als ein Indikator der portalen Hypertonie dokumentiert. Bei gesunden Probanden und Patienten mit Lebererkrankung ohne Varizen werden in der Regel Durchmesser < 12 (-13) mm festgestellt, während Patienten mit endoskopisch nachgewiesenen Ösophagusvarizen einen signifikant breiteren Portalvenendurchmesser aufweisen. Dabei werden bei Patienten mit stattgehabter oberer Gastrointestinalblutung weitere Lumina der V. portae beschrieben als in der Patientensubgruppe mit Leberzirrhose ohne stattgehabte Hämatemesis. Diese Erkenntnisse rechtfertigen die Dokumentation der Pfortaderweite bei Patienten mit chronischen Lebererkrankungen in jedem Fall. Es ist jedoch darauf hinzuweisen, daß die Weite der Pfortader kein zuverlässiger Parameter des Pfortaderhochdrucks ist, da interindividuell sowie intraindividuell erhebliche physiologische Schwankungen bestehen und insbesondere ein sonographischer Ausschluß erhöhter Pfortaderdrucke unmöglich ist.

Ein indirekter Parameter der portalen Hypertension ist die Milzgröße (bestimmt als max. Milzlänge), die bei Patienten mit Leberzirrhose und stattgehabter Hämatemesis ausgeprägter ist als bei den Zirrhose-Patienten ohne Blutungsepisode. Mit zunehmendem Pfortaderhochdruck nimmt die dopplersonographisch objektivierbare mittlere (oder auch maximale) Strömungsgeschwindigkeit in der V. portae ab (normal: 15-30 cm/sec); in ausgeprägten Fällen kommt es zum Strömungsstillstand bzw. zu einer Strömungsumkehr. Ein solcher Befund beweist die portale Hypertension ebenso wie der Nachweis eines Kollateralkreislaufes bei offener Pfortader.

Die portalvenöse Kongestion und Kollateralgefäße lassen sich entsprechend den klassischen Kollateralkreisläufen in sehr variabler Weise und unterschiedlichem Ausmaß nachweisen (Abb. 24).

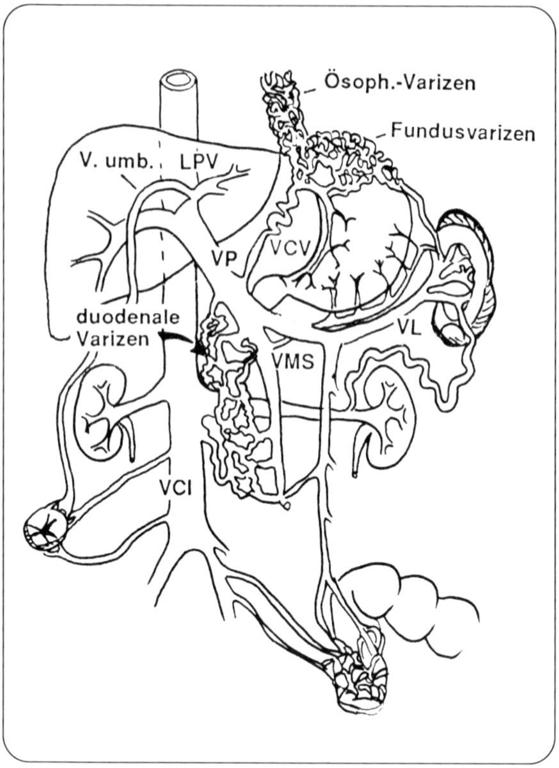

Abb. 24: Schematische Darstellung möglicher Kollateralkreisläufe beim Pfortaderhochdruck.

Wir orientieren uns zunächst im rechts paramedianen Längsschnitt und im subkostalen Schallbild am intrahepatischen Verlauf des linken Hauptstamms der Portalvene, die in die Umbilikalvene übergeht. Im Falle einer Rekanalisation läßt sich die Umbilikalvene in ihren intra- und extrahepatischen Verlauf im Ligamentum teres zur vorderen Bauchwand, oft auch bis in ein venöses Nabelkonvolut (Caput medusae), verfolgen. Abb. 25 zeigt den Befund einer lebernah rekanalisierten Umbilikalvene mit ausgeprägt "kordelförmigem" Fluß, Abb. 26 einen ähnlichen Befund mit völlig laminaren Strömungsverhältnissen.

Zur Darstellung von Ösophagus- bzw. Fundusvarizen wird der Kardiabereich zunächst im Längsschnitt über der Aorta (vgl. Abb. 2) und dann von links interkostal dargestellt. Dabei lassen sich Venenkonvolute mit ihren Ausläufern über die Kardia nach kranial (ösophageal) direkt verfolgen; dopplersonographische Flußmessungen sind hier prinzipiell möglich, aufgrund des bogigen Gefäßverlaufes aber nur mit Vorbehalt als quantitativ zu betrachten. Eindeutig medial der Milz gelegene Gefäßkonvolute entsprechen in der Regel Fundusvarizen (Abb. 27). Abb. 12 in Kap. 2.3 zeigt den relativ seltenen Befund von Korpusvarizen bei einem Patienten mit chronisch kalzifizierender Pankreatitis, Mesenterialvenenkompression durch das vergrößerte Pankreas und Kollateralenbildung über den Magenkorpus (bei ausgedehnter Verwachsung von Magen und Pankreas-Narbengewebe).

Im Zusammenhang mit der operativen Therapie des Pfortaderhochdrucks sind präoperativ die Beurteilung der Pfortaderdurchblutung, die Durchblutungsverhältnisse in der Milzvene und die Lagebeziehung der Milzvene zur linken Nierenvene von besonderem Interesse, postoperativ (nach Anlage eines distalen spleno-renalen oder porto-cavalen Shunts) ist die Frage zu klären, ob der entsprechende Shunt offen ist. Die exakte Beantwortung dieser Fragen und eine entsprechende sonographische Dokumentation sind heute technisch und praktisch möglich; sie setzen jedoch eine enorme Erfahrung, eine sehr gute apparative Ausstattung (möglichst Farbdopplersonographie und cw-Doppler) sowie angemessene Arbeitsbedingungen (Zeit) voraus.

Eine Pfortaderthrombose kann analog den Verhältnissen an der V. cava inf. sonographisch bereits mit dem B-Bild nachgewiesen werden, wobei die Flußverhältnisse durch die Duplexsonographie geklärt werden sollten (vgl. Abb. 35a, b). Abb. 28 zeigt eine frühe (relativ echoarme, zarte) Pfortaderthrombose mit perfundiertem Restlumen, Abb. 29 eine ältere (echoreichere) kurzstreckige Thrombose der Pfortader nach Lebertransplantation mit prästenotischer Dilatation des Gefäßes, wobei die Dopplersonographie (angesichts des B-Bildes erstaunlicherweise) noch eine Restperfusion nachwies. Abb. 30 stellt einen größeren Pfortaderthrombus dar, der zu einer prästenostischen Gefäßerweiterung auf 19,8 mm geführt hat. Ventral des Thrombus zeigt sich dabei der als Kollaterale wirksame, relativ weite (und damit gut sichtbare) Abgang der V. gastrica sinistra. Eine ältere, partiell organisierte aber reperfundierte Thrombose ist in Abb. 31 dargestellt.

Neben den bereits bei der Cavathrombose dargestellten Ursachen einer Thrombosierung der großen Venen sind für die Pfortaderthrombose zwei weitere Besonderheiten zu berücksichtigen. Einerseits sind Tumorinfiltrationen (Pankreaskarzinom, hepatozelluläres Karzinom, Cholangio- und Gallenblasenkarzinom) im Bereich der Pfortader relativ häufig als Ursache einer Thrombose bzw. eines tumorösen Gefäßverschlusses zu berücksichtigen; die Sonographie des Thrombus weist dabei zumeist die gleiche Echogenität und Struktur wie der infiltrierende Tumor auf (anders als im Fall des Hypernephroms in Abb. 22).

Zum zweiten ist die konnatale Nabelvenensepsis eine häufige Ursache der (meist langjährig asymptomatischen) Pfortaderthrombose, die sich dann häufig (aber nicht nur bei dieser Ätiologie) als kavernöse Pfortadertransformation darstellt. Diese Entität entspricht einer alten Pfortaderthrombose, die zur Umwandlung der Pfortaderstruktur durch kavernöse, serpinginöse vaskuläre Strukturen und separierende, echoreiche Bindegewebssepten geführt hat (Abb. 32). Neben der frühkindlichen Nabelveneninfektion und Hyperkoagulabilitätssyndromen (u. a. Protein-S- bzw. C-Mangel, AT III-Mangel) stellt die Pankreaskopfpankreatitis eine relativ häufige Ursache der kavernösen Pfortadertransformation dar.

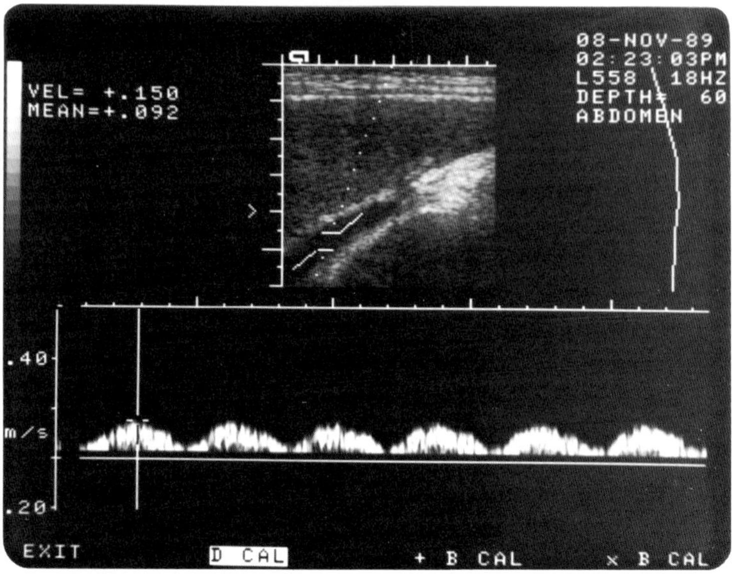

Abb. 25: Partiell rekanalisierte Umbilikalvene bei portaler Hypertension. Charakteristischer "kordelförmiger" Strömungsverlauf; die dopplersonographische Flußmessung im extrahepatischen Gefäßabschnitt zeigt eine maximale Strömungsgeschwindigkeit von 15 cm/s.

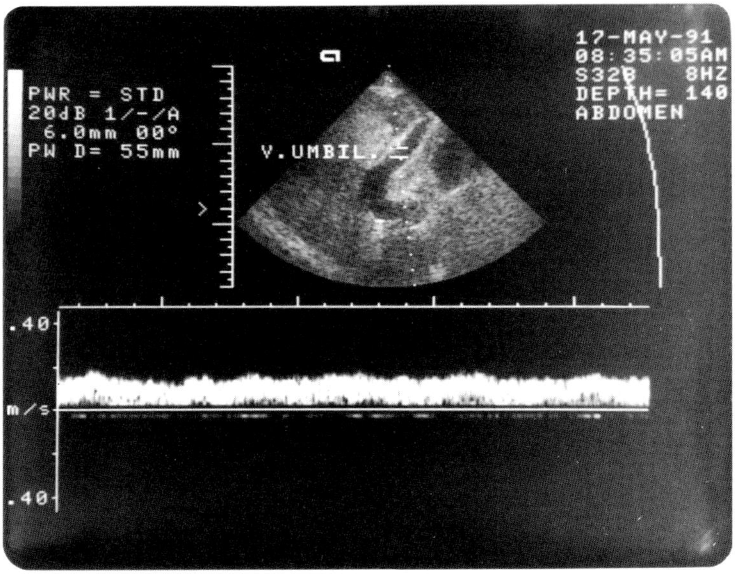

Abb. 26: Partiell rekanalisierte Umbilikalvene bei portaler Hypertension. Laminarer Fluß im intrahepatischen Abschnitt des wiedereröffneten Gefäßes.

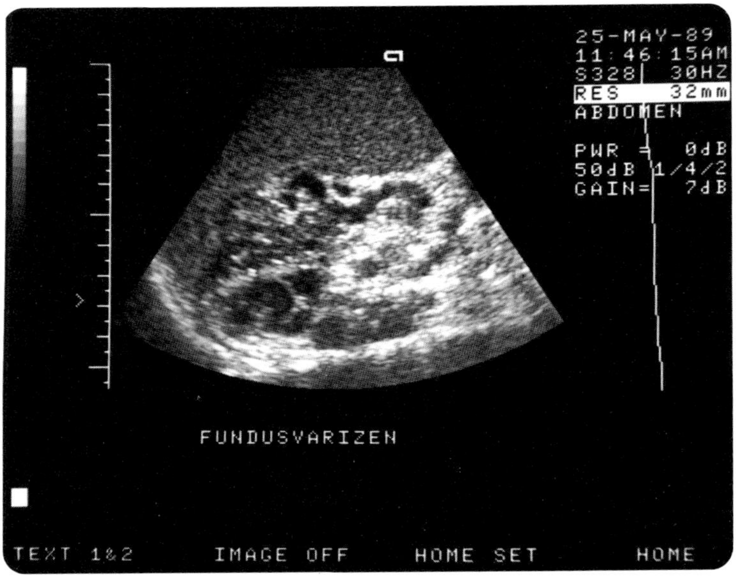

Abb. 27: Linksseitiger Interkostal- bzw. hoher Flankenschnitt mit translienaler Darstellung von Fundusvarizen (>). Im Milzhilus Ast der A. lienalis. Patient mit kavernöser Pfortaderthrombose auf dem Boden eines Protein-S-Mangels und rezidivierenden Varizenblutungen.

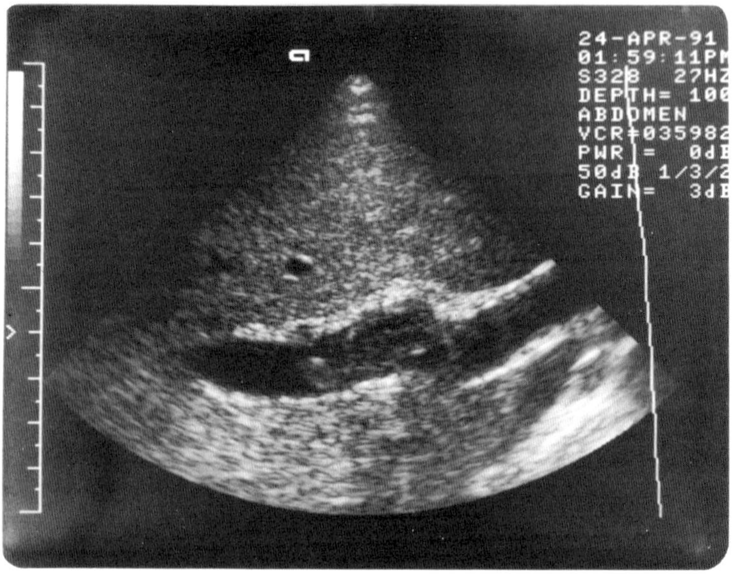

Abb. 28: Nicht-okklusive, frische Pfortaderthrombose mit relativ echoarmer, zarter Darstellung des thrombotischen Materials.

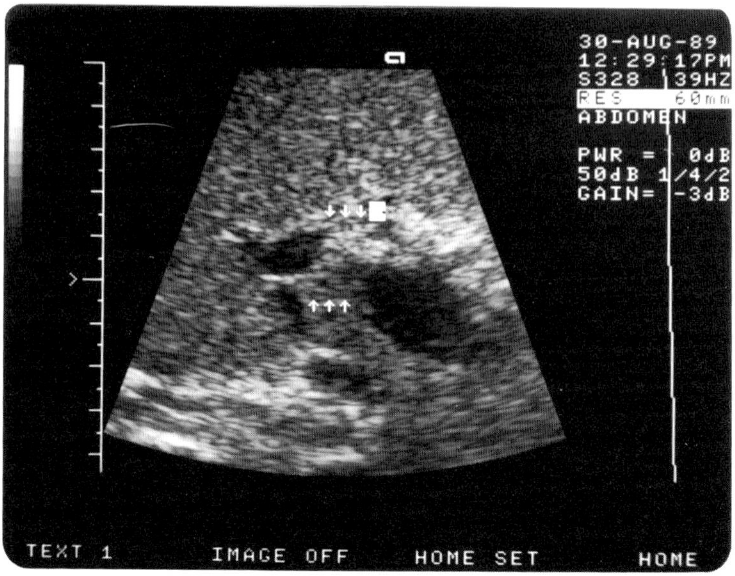

Abb. 29: Kurzstreckige Thrombose der Pfortader nach Lebertransplantation. Der ein dem Leberparenchym ähnliches Echomuster aufweisende Thrombus (Pfeile) hat zu einem (fast) vollständigen Gefäßverschluß mit prästenotischer Dilatation geführt.

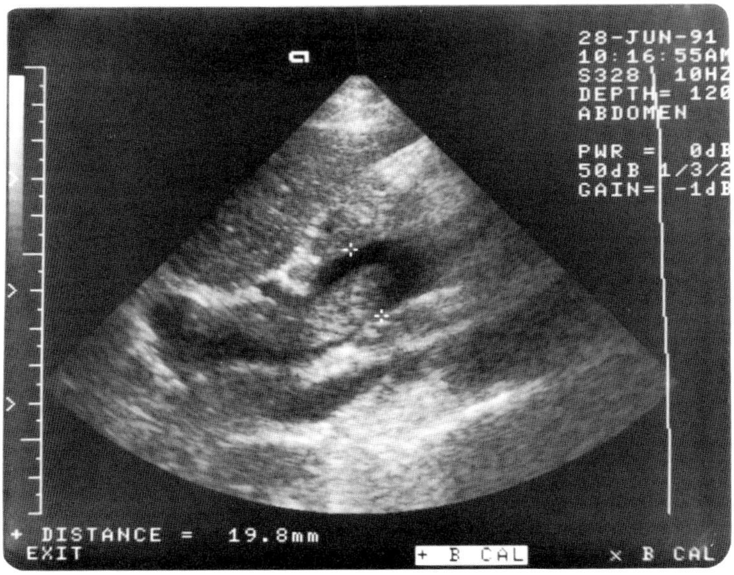

Abb. 30: Langstreckiger Thrombus der Pfortader, der bis in den Konfluens reicht. Nach ventral Darstellung der V. gastrica sinistra, die als Kollaterale fungiert.

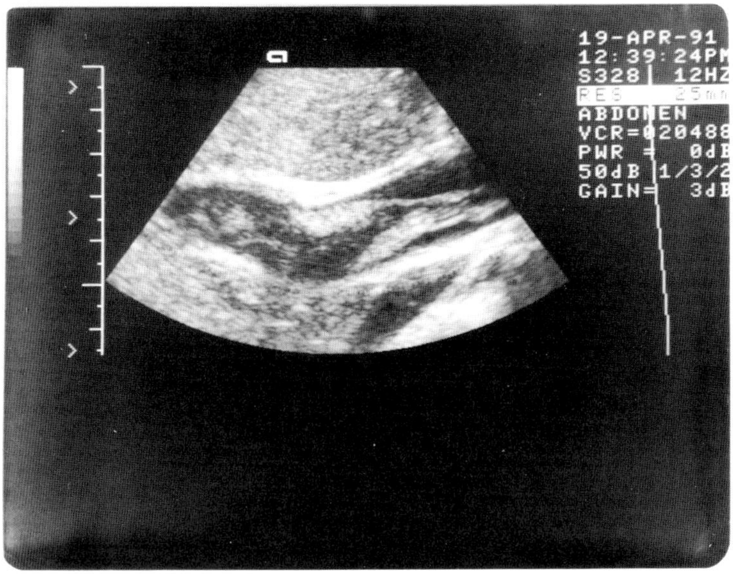

Abb. 31: Ausgedehntere, ältere (echoreichere) Pfortaderthrombose mit Ausläufern bis in den Konfluens.

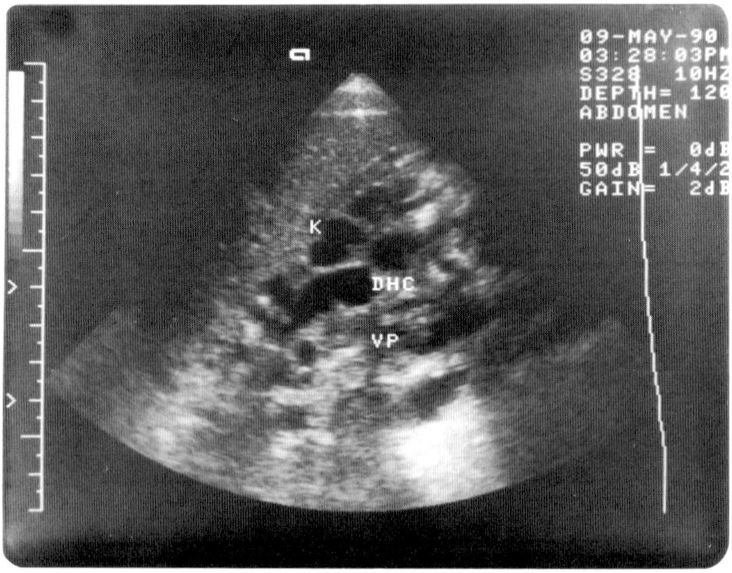

Abb. 32: Kavernöse Pfortadertransformation nach akuter Pankreatitis. Interkostalschnitt über der Leberpforte mit Darstellung der thrombosierten V. portae (VP) mit Abgang eines Kollateralgefäßes, des (durch Stenosierung im Pankreaskopf erweiterten) D. hepatocholedochus (DHC) sowie von Kollateralen (K) an der Unterseite des re. Leberlappens.

Milzvenenthrombose, Mesenterialvenenthrombose

Die akute Pankreatitis stellt auch eine häufige Ursache der Milzvenenthrombose dar; die enge Lagebeziehung (s. Kap. 2.3) macht diesen Zusammenhang plausibel. Eine nach einer Pankreatitis neu aufgetretene Splenomegalie kann dabei diagnostisch wegweisend sein; beim Übergreifen des Thrombus auf die Pfortader kann eine obere gastrointestinale Blutung das erste Symptom darstellen.

Umgekehrt vermag eine okklusive Pfortaderthrombose auch auf die Milzvene und/oder die V. mes. sup. überzugreifen. Im Falle der Mitbeteiligung der Mesenterialvene kann eine intestinale Ischämie mit entsprechenden Darmwandveränderungen (s. Kap. 2.4) resultieren; dabei handelt es sich aber nicht um eine obligate Komplikation. Die sonographische Morphologie entspricht dem Befund bei der Pfortader- oder Cavathrombose. Die Verlaufsbeurteilung derartiger viszerovenöser Thrombosen unter Heparin-Therapie stellt eine dankbare Indikation zur Duplex-Sonographie dar.

Retroperitoneale Lymphknoten

Die abdominellen Lymphknoten weisen enge topographische und funktionell-anatomische Beziehungen zu den großen Abdominalgefäßen auf. Anders als bei zervikalen, axillären oder inguinalen Lymphknoten sind diese tiefen Lymphknotenstationen der palpatorischen Untersuchung nicht zugängig, so daß dem sonographischen Nachweis, z. B. im Rahmen des Stagings lymphoproliferativer Erkrankungen, besondere Bedeutung zukommt. Die Sonographie palpabler Lymphome (Hals, Axilla, inguinal) ermöglicht überdies eine Beurteilung der Mitbeteiligung tiefer gelegener Lymphknoten, exakte Größenmessungen in drei Ebenen und die Beantwortung der Frage nach Einbeziehung benachbarter Strukturen (Gefäßinfiltration, umschriebene Impression oder Verdrängung).

Während bei den bisher für die abdominelle Ultraschalluntersuchung eingesetzten Geräten sichtbare Lymphknoten immer als pathologisch verändert betrachtet werden konnten, lassen sich mit den heute verfügbaren Geräten, z. B. im Leberhilus (Leberparenchym als Schallfenster), physiologische Lymphknoten von etwa 0,5 cm Länge darstellen. Die abdominelle Sonographie gelangt damit an den Punkt der Differenzierung normaler und pathologischer Lymphknoten normaler Größe, ein Problem, das aus der Endosonographie vertraut ist. Wesentliche sonographische Merkmale pathologischer Lymphknoten sind die (deutlich) verminderte Echogenität und Größenzunahme (Abb. 3 und 33). Die Lymphome erscheinen dabei primär homogen echoarm; Chemotherapie und Strahlentherapie können jedoch regressive Veränderungen mit einer Abnahme des homogenen Erscheinungsbildes, der Lymphomgröße und Zunahme der Echotextur bewirken. Kleine Lymphknoten (< 1 cm) können (nur) dann als pathologisch identifiziert werden, wenn sie strukturell identisch mit anderen, benachbarten, eindeutig vergrößerten und infiltrierten Lymphknoten sind (vgl. Abb. 33 und Kap. 2.4 Abb. 27) oder (theoretisch) sich eindeutig durch ihre Struktur von anderen, benachbarten normalen Lymphknoten abheben.

Eine sonomorphologische Unterscheidung entzündlich infiltrierter bzw. neoplastisch infiltrierter oder differenzierter Lymphknoten ist nicht mit ausreichender diagnostischer Sicherheit möglich.

Die Problematik entzündlich bzw. durch Lymphominfiltration vergrößerter Lymphknoten spielt u. a. bei der HIV-Infektion im AIDS-Stadium eine große Rolle.

Eine sonomorphologische Differenzierung metastatischer Lymphknotenvergrößerungen von lymphoproliferativen Veränderungen kann anhand von Hilfskriterien (gelegentlich) möglich sein, wobei strukturelle Aspekte des einzelnen Lymphknotens und das Verteilungsmuster berücksichtigt werden. Einzelne Lymphome, das Vorhandensein auf die Umgebung übergreifender Ausläufer und eine ungleichmäßige Binnenstruktur (Abb. 34) sprechen eher für eine metastatische Lymphknoteninfiltration; zahlreiche Lymphome, besondere Echoarmut, ein unter Umständen sogar nahezu echofreies Strukturmuster (posteriore Schallverstärkung möglich!), eine homogene Binnenstruktur und glatte Randkonturen, d. h. ovalär oder kreisrund vergrößerte Lymphome sind eher charakteristisch für maligne lymphoproliferative Erkrankungen.

Der Nachweis einer Splenomegalie unterstützt die Beurteilung im Sinne eines malignen Lymphoms; der sonographische Nachweis einer Raumforderung im Drainagegebiet der veränderten Lymphknoten oder von Aszites spricht für eine lymphogene Metastasierung.

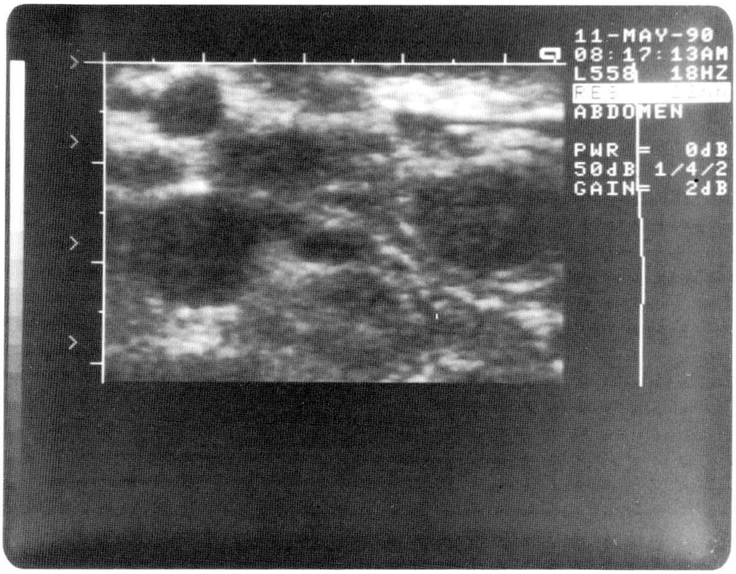

Abb. 33: Konglomerat vergrößerter, echoarmer mesenterialer Lymphknoten bei malignem Lymphom. Gleicher Patient wie in Abb. 3. Neben den pathologisch vergrößerten LK stellen sich einzelne LK normaler Größe (im Bild li. oben) dar, die aufgrund ihrer akzentuierten Darstellbarkeit bei ausgeprägter Echoarmut im Zusammenhang mit den anderen Lymphomen ebenfalls als sicher pathologisch eingestuft werden können.

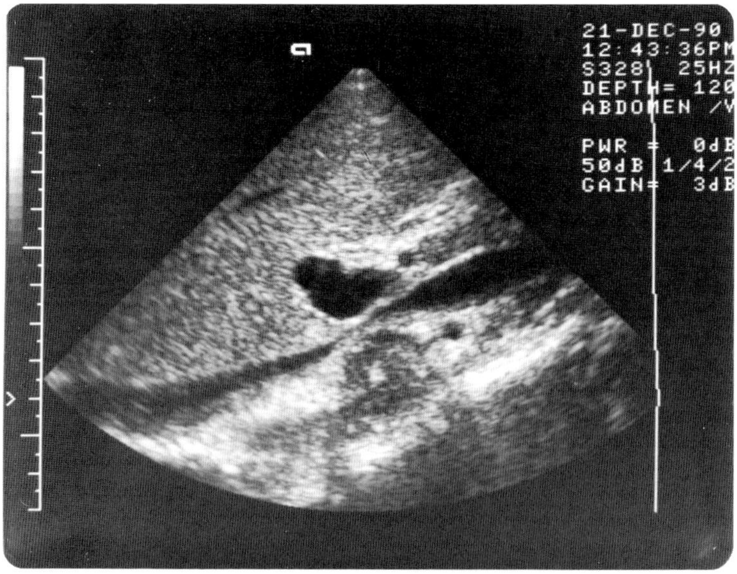

Abb. 34: Retroperitoneale Lymphknotenmetastase mit inhomogenem Echomuster und unscharfer Randkontur. Dorsale Impression der V. cava inf., die zu einer deutlichen Lumeneinengung in Höhe des Pfortadereintritts in die Leber geführt hat.

Diese Kriterien sind jedoch keineswegs immer geeignet, eine zuverlässige Differentialdiagnose zu gewährleisten (Abb. 34, 35a, b); ihre Darstellung im Rahmen dieser Einführung soll vielmehr dazu dienen, aufzuzeigen, welche sonomorphologischen Eindrücke sich letztlich in der Gesamtbeurteilung niederschlagen: nicht das alleinige Ausmessen suspekter Details, sondern die strukturelle Beurteilung dieser Veränderungen unter Einschluß unmittelbarer Nachbarschaftsbeziehungen und weiterer, mittelbarer Läsionen in Verbindung mit dem Rüstzeug der klinischen Differentialdiagnose.

Praktisch stellt eine unklare Lymphknotenvergrößerung ungeachtet des durch die genannten Kriterien entstandenen Eindruckes eine Indikation zur sonographisch gezielten Feinnadelbiopsie dar. Wir ziehen dabei die Gewinnung eines Stanzzylinders (Nadeldurchmesser 0,95 mm) für die histologische Untersuchung der Materialgewinnung für die alleinige zytologische Untersuchung vor (Nadeldurchmesser 0,8 mm).

Die Darstellung retroperitonealer Lymphknoten (d. h. entlang der Aorta bzw. V. Cava inf. gelegener Lymphome, von Lymphknoten am Tr. coeliacus oder der A. mes. sup., in der Bifurkation der Aorta sowie am Leber- bzw. Milzhilus) im Rahmen der Diagnostik maligner Lymphome bereitet kaum Probleme, wenn die einzelnen Lymphknoten in charakteristischer Weise echoarm und > 1,5 cm lang sind. Auf das Problem besonders kleiner und durch eine vorausgegangene Therapie veränderter Lymphknoten wurde bereits eingegangen. Ein anderes Problem stellen besonders große Lymphome dar, die nicht nur zu Verdrängungserscheinungen führen können, sondern auch die sonographische Orientierung erschweren und die Zuordnung des Lymphoms zu einer vaskulären Leitstruktur unmöglich machen können. Abb. 36 stellt ein riesiges retroperitoneales Lymphom dar, das die linke Niere vollständig ummauert hat und zu einer eigentümlichen "Echoumkehr" der Parenchym-Pyelon-Echogenität geführt hat.

Die Beschreibung der Lymphomstationen richtet sich in der Regel nach dem begleitenden Gefäßverlauf (paraaortale, paracavale, mesenteriale LK, LK am Tr. coeliacus, Leber-/Milzhilus-Lymphknoten; sie sollte topographisch präzise sein und exakte quantitative Daten für besonders markante "Marker"-Lymphknoten beinhalten (z. B. "1,5 x 2,0 x 1,5 cm großer LK [BxLxT], l cm ventral der Aorta und 2 cm unterhalb des Abganges der A. mes. sup. gelegen", nicht: "Daumenendglied-großer retroperitonealer LK"), um Verlaufskontrollen zu objektvieren und eine sachdienliche Befundmitteilung zu gewährleisten.

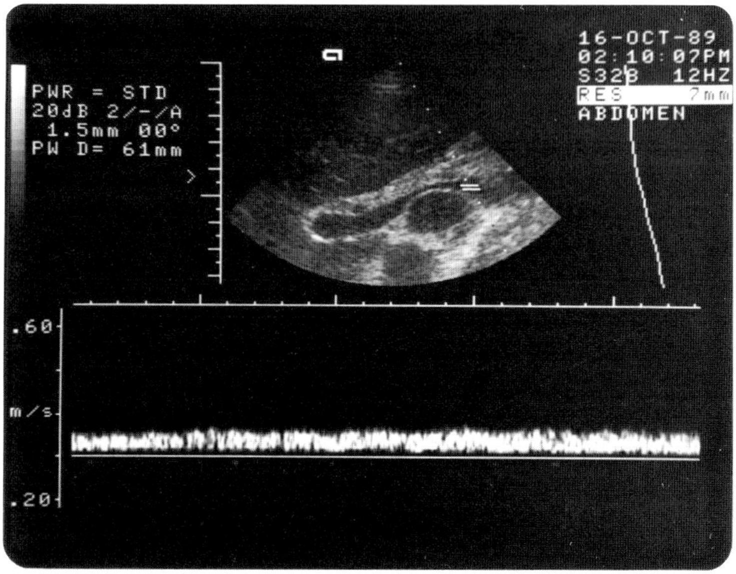

Abb. 35a: Echoarme, glatt begrenzte, ovaläre Lymphknotenvergrößerung dorsal der Pfortader in Höhe des Pfortadereintritts in die Leber. Nach den dargestellten Kriterien sollte es sich hierbei eher um ein Lymphom handeln; de facto entspricht der Befund der Lymphknotenmetastase eines Adenokarzinoms des Pankreaskopfes. Dopplersonographisch prästenotisch langsamer, laminarer hepatopetaler Fluß.

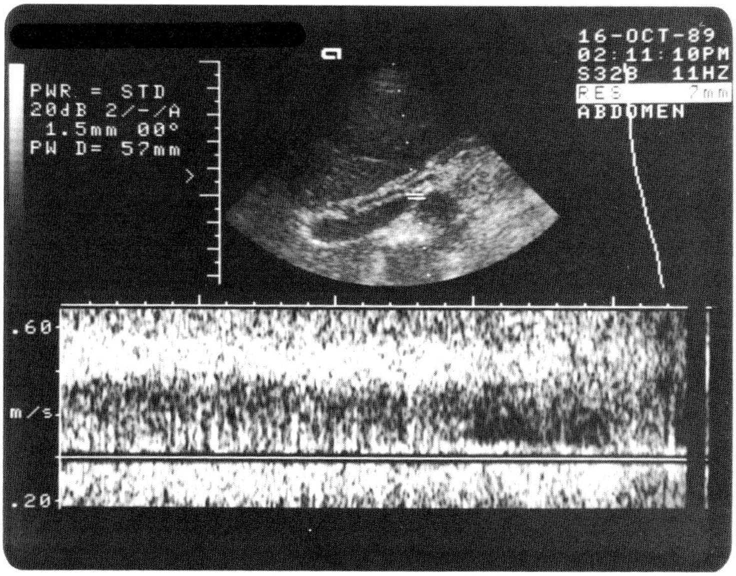

Abb 35b: Poststenotisch rasante Flußgeschwindigkeitszunahme und Turbulenzbildung als Ausdruck der hämodynamischen Wirksamkeit. (Keine Quantifizierung der Flußgeschwindigkeiten infolge des ungünstigen Dopplerwinkels).

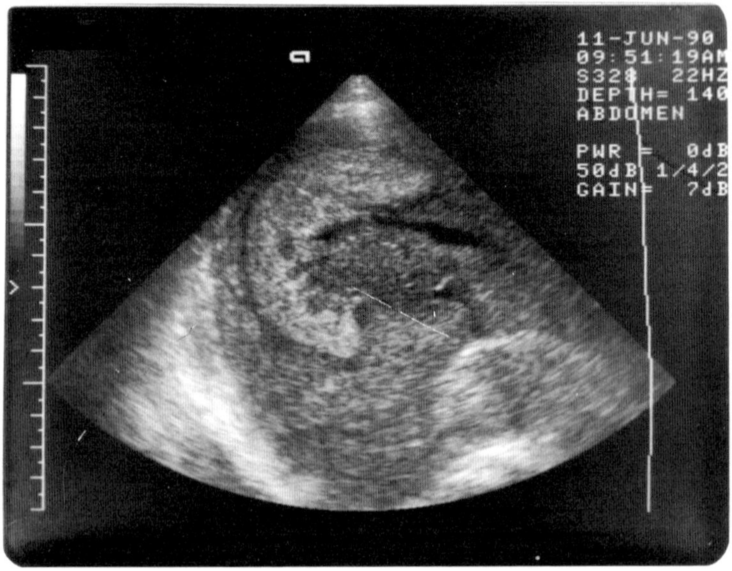

Abb. 36a: Flankenschnitt

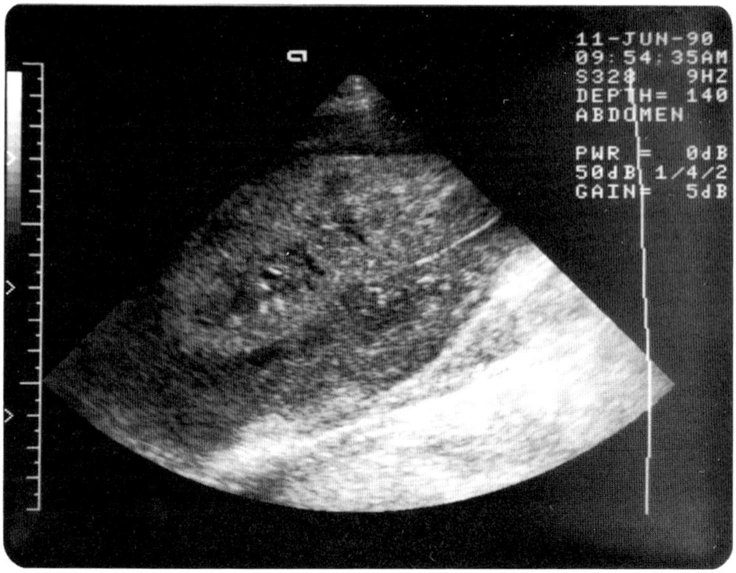

Abb. 36b: Querschnitt

Abb. 36a - b: Ausgedehntes retroperitoneales malignes Lymphom, das nahezu den gesamten Bauchraum ausgefüllt hat und zu einer "Echoumkehr" bei der Nierenparenchym- und Pyelon-Darstellung geführt hat. Aufgrund der Größe und Verdrängungserscheinungen ist eine gefäßorientierte Lokalisation des Lymphoms nicht mehr möglich.

Die Darstellung der erwähnten LK-Stationen orientiert sich am o. g. Untersuchungsgang für die großen Gefäße. Sie wird erleichtert, wenn Parenchymstrukturen (Leber, Milz) als Schallfenster genutzt werden können. Hinderlich sind in praxi dagegen häufig Störungen durch Darmgasüberlagerung. Von einigen Untersuchern wird daher die routinemäßige Vorbereitung des Patienten durch Verabreichung entschäumender Dimethiconpräparate empfohlen. Nach unseren Erfahrungen wiegt der belegte Effekt dabei den Aufwand durch die Vorbereitung nicht auf. Zur Verbesserung der Schallbedingungen sollte bei Luftüberlagerungen zunächst versucht werden, eine Schalltransmission durch dosierte Kompression der entsprechenden Darmabschnitte zu erreichen oder eine andere Schallrichtung auszuprobieren. Wenn dies nicht erfolgreich ist, empfehlen wir eine Wiedervorstellung nach diätetischer Instruktion (meiden blähender Speisen und Getränke am Vortag) und Verabreichung von Dimethicon in Flüssigform (80 mg am Vorabend und am Morgen der Untersuchung).

Die sonographische Identifizierung pathologischer Lymphknotenstrukturen im Retroperitonealraum bereitet dem unerfahrenen Untersucher häufig Schwierigkeiten infolge der Verwechslungsmöglichkeit mit einer Reihe physiologischer oder pathologischer Strukturen (sehr oft: M. psoas, flüssigkeitsgefüllte Dünndarmschlingen oder stuhlgefüllter Dickdarm, angeschnittene Gefäßstrukturen; seltener: Konfluens der V. lienalis und V. mes. sup., Pankreaspseudozyste, Pankreastumoren, Hufeisenniere, L. caudatus der Leber, retroperitoneales Hämatom).

Eine Verwechslung des M. psoas im Querschnitt mit vergrößerten retroperitonealen LK wird durch Beachtung der Symmetrie und Topographie, der in der Regel echoreicheren Struktur im Vergleich zu Lymphomen, sowie die Darstellung im Längsschnitt (M. psoas: keine rundliche umschriebene Kontur abgrenzbar, Längsfiederung mit Bewegung beim Anziehen und Strecken des Oberschenkels). Eine Differenzierung retroperitonealer Lymphome gegenüber Darmschlingen kann durch die Befundkonstanz bei unterschiedlicher Kompression und zu verschiedenen Zeitpunkten der Untersuchung sowie die sorgfältige Darstellung des Befundes in allen drei Ebenen erfolgen. Retroperitoneale Hämatome zeichnen sich durch eine der Umgebung angepaßte Form und eine inhomogenere Binnenstruktur aus, als dies bei Lymphomen in der Regel der Fall ist (Abb. 37).

Je mehr der Untersucher mit der normalen Anatomie und Topographie bzw. der Eventualität pathologischer Strukturen vertraut ist, desto geringer ist die Gefahr eines falsch pathologischen Befundes.

Auch für den erfahrenen Untersucher kann die Differenzierung pathologischer Lymphknotenvergrößerungen kaudal des Milzhilus von einer Nebenmilz unmöglich sein, ebenso die Differenzierung eines Lymphoms am oberen Nierenpol gegenüber einem Nebennierentumor (Abb. 38 a, b). Retroaortale Lymphome sind bei sorgfältiger Beachtung des Abstandes zur Wirbelsäule und der dorsalen Aortenkontur erkennbar.

Die abdominelle Sonographie hat in der Diagnostik, bei der Stadieneinteilung und in der Verlaufskontrolle maligner Lymphome die Bedeutung der Lymphographie weitestgehend verdrängt und die Notwendigkeit der Computertomographie eingeschränkt. Ein positiver Sonographiebefund bei malignem Lymphom macht die Computertomographie für das Staging entbehrlich. Bei negativem Sonographiebefund sollte hingegen eine Computertomographie angeschlossen werden. Ein positiver CT-Befund macht die Lymphographie entbehrlich, deren Indikation heute weitgehend auf den Nachweis CT-negativer Lymphknotenveränderungen kaudal des 2. Lendenwirbels bei therapeutisch relevanter Fragestellung beschränkt ist.

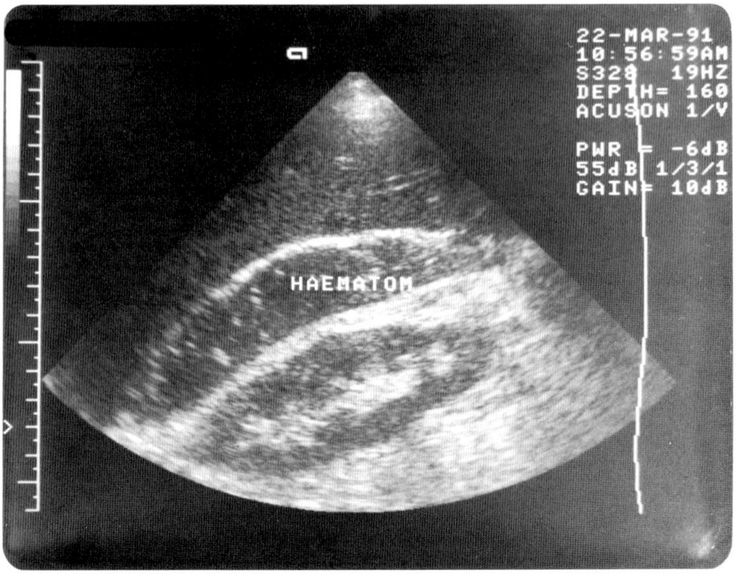

Abb. 37: Retroperitoneales Hämatom zwischen der Milz und der li. Niere. Charakteristische Anpassung an anatomische Nischen; stärkere "Körnung" der Binnenstruktur.

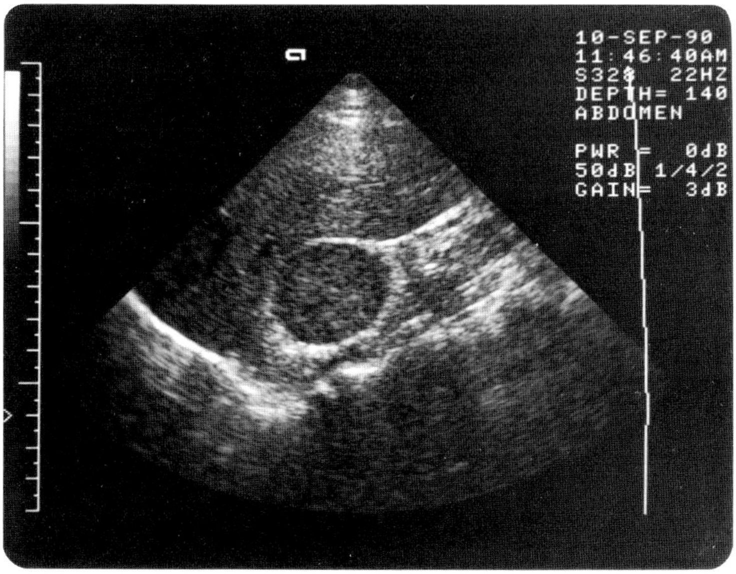

Abb. 38a: Retroperitoneales Lymphom oberhalb des re. oberen Nierenpols.

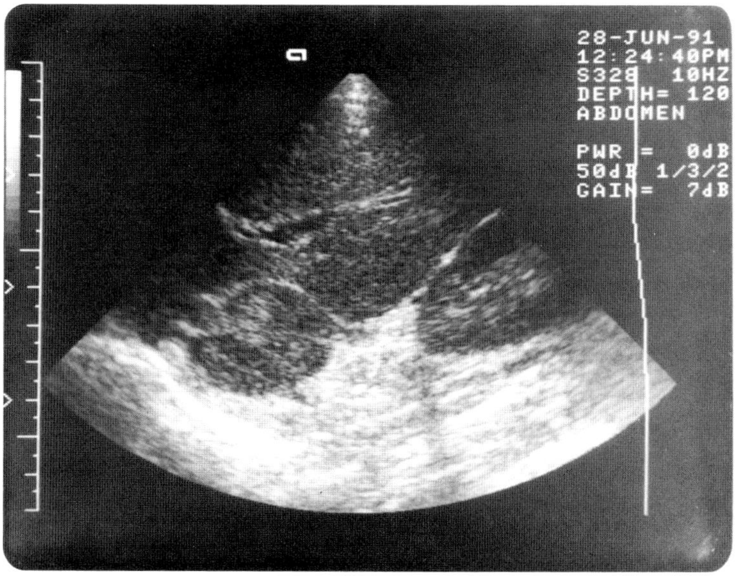

Abb 38b: Rechtsseitiger Nebennieren-Tumor bei M. Cushing.

Glossar: Große Gefäße

Verdacht / Diagnose	Sonographischer Befund	Wertung / klin. Bedeutung weiterführende Diagnostik
Arterien		
Aortenkalk	umschriebener stark echogener ("harter") Reflex (Plaque) der luminalen Gefäßwand; "weich": atheromatöser Plaque	Ausdruck der Arteriosklerose; häufiger Nebenbefund beim älteren Patienten; Stenosewirksamkeit durch Duplex-Sonographie quantifizierbar
Aorten-elongation ('kinking')	Seitenabweichung im Längsschnitt, dadurch u.U. Kontinuitätsunterbrechung; oft mit einer Aortenektasie (Ø > 2,5 cm) vergesellschaftet	Ausdruck degenerativer Gefäßerkrankung (Elastizitätsverlust); häufiger Nebenbefund beim älteren Patienten
Aorten-aneurysma	Gefäßdurchmesser umschrieben > 3 cm; Thrombusmanschette des Aneurysmasacks (homogen oder geschichtet, z.T. mit regressiven Veränderungen/Kalk)	US beweisend; Methode der Wahl für Frühdiagnostik und Verlaufskontrolle. Vor OP Angiographie z. detaillierten Beurteilung der Einbeziehung u.a. der Nierenarterien
- disseziiertes Aneurysma	Nachweis eines zweiten Lumens (echofrei, Perfusion) z.T. Flottieren der Intima	Duplex- bzw. farbcodierte Sonographie beweisend, oft auch bereits das B-Bild OP-Indikation.
Mesenterial-infarkt	Trias aus segmentärer Darmwandverdickung, Ileus und Verschluß der A. mes. sup., wobei der Gefäßverschluß im Farbdopplerbild eher zur Darstellung kommt	Notfallindikation zur Operation; rasche richtungsweisende Aussage der Sonographie daher bedeutsam.

Verdacht / Diagnose	Sonographischer Befund	Wertung / klin. Bedeutung weiterführende Diagnostik
Venen		
Rechtsherz-insuffizienz	Dilatation (Stauung) der V. cava inf. (Ø a.p. > 2,5 cm, keine Komprimierbarkeit, fehlende Atemvariabilität) Erweiterung der Lebervenen, die sich bis in die Peripherie verfolgen lassen	Hinweis auf eine Rechtsherzinsuffizienz; eine Einflußstauung durch Thrombose oder Pericarderguß können direkt sonographisch dargestellt werden
Cavathrombose	echoverdichtete Binnenstruktur der V. cava inf. mit aufgehobener oder behinderter Perfusion: Gefäß nicht komprimierbar	Pos. US-Befund beweiskräftig; bei sehr zartem Echomuster DD Geldrollenbildung bei Strömungsverlangsamung
Budd-Chiari-Syndrom	Fehlende Darstellung der Lebervenen infolge Obliteration (ohne oder mit Cavathrombose)	Pos. US-Befund beweiskräftig
Portalvenen-thrombose	echoverdichtete Binnenstruktur in der Pfortader; teils Übergang in Milzvene oder Mesenterialvene; Nachweis von Kollateralen; Splenomegalie	Pos. Befund diagnostisch ausreichend. Duplexsonographie bzgl. offener Milzvene zuverlässiger als Splenoportographie
Kavernöse Pfortader-transformation	Ersatz des Pfortaderstamms durch Gefäßkonvolut bei Pfortaderthrombose	Charakteristisches sonographisches Bild, Ursachenabklärung (u. a. Tumor, Koagulopathie, Z.n. akuter Pankreatitis, kindl. Nabelvenensepsis)

Verdacht / Diagnose	Sonographischer Befund	Wertung / klin. Bedeutung weiterführende Diagnostik
Milzvenen-thrombose	Obliteration des Gefäß-lumens,Splenomegalie, Umgehungskreislauf (splenorenale Shunts, Ösophagusvarizen)	Ursachenabklärung entsprechend kavernöser Pfortadertransformation.
Ösophagus-varizen	Ektatische Gefäße vom Milz-hilus zur Cardia ziehend; translienale Darstellung	Beweis durch Ösophago-gastroduodenoskopie (nicht: Röntgen)
Fundusvarizen	Darstellung ektatischer Gefäße in der Funduswand (translienale Darstellung)	

Glossar: Retroperitonealraum

Verdacht / Diagnose	Sonographischer Befund	Wertung/klin. Bedeutung weiterführende Diagnostik
Lymphadenitis **Maligne Lymphome** **Metastasen**	Ovaläre, echoarme Raumforderungen (> 1 cm)	Sichere sonographische Differenzierung zwischen entzündlichen und neoplastischen Veränderungen nicht möglich, lediglich hinweisende Merkmale. US-gezielte Punktion zur Dignitätsklärung. Ergänzende Informationen durch CT
Blutung / Hämatom	Echoarme bis echoreiche, homogene Raumforderung im Flankenschnitt zwischen M. psoas, Milz und Niere bzw. M. psoas, Leber und Niere, im Querschnitt entlang Aorta und VCI	Ursachenabklärung (Koagulopathien, Antikoagulantien, Trauma, Gefäßarrosion durch Tumor u. a.).
Abszeß	Eher echoarme Raumforderung mit homogenem oder inhomogenem Inhalt	Diagnostische (Kultur, Amylase, Amöben) bzw. therapeutische Punktion; bei großer Ausdehnung perkutane Drainage. US-Diagnose oft schwierig; CT überlegen
Retroperitoneale Fibrose	Echoreiche Einscheidung der Aorta mit Vergrößerung des Aorten-Wirbelsäulenabstandes auf > 5mm	Seltene Erkrankung; echoreicher als Thrombusmanschette (DD) beim Aortenaneurysma; Cave: Harnstauungsnieren bds. CT und i.v.-Urographie erforderlich

3. Procedere bei speziellen Fragestellungen

3. 1 Differentialdiagnose fokaler Leberläsionen

Th. Clement

Zielsetzung der Differentialdiagostik fokaler Leberläsionen ist vorrangig die Differenzierung entzündlicher oder parasitärer Erkrankungen sowie benigner Läsionen von primär oder sekundär malignen Lebertumoren zur Beurteilung einer Therapie-Notwendigkeit oder -Möglichkeit.

Sonographisch läßt sich unter Berücksichtigung der in Tabelle 1 angeführten sonomorphologischen Kriterien (wobei Überschneidungen berücksichtigt werden müssen) bei einigen fokalen Läsionen aufgrund des pathognomonischen Aspektes eine definitive Diagnose stellen (z. B. typische Zyste, typisches Hämangiom), häufig jedoch lediglich eine Vorentscheidung treffen, die zum gezielten Einsatz der in Tabelle 2 aufgeführten weiteren diagnostischen Verfahren führt, um eine Art-Diagnose zu erhalten. In der Mehrzahl gelingt dies durch eine Kombination von Ultraschall, Computertomographie mit Kontrastmittelapplikation und der sonographisch gesteuerten Punktion der Läsion. Eine Einteilung fokaler Läsionen auf der Grundlage ihrer Echogenität im Vergleich zum umgebenden Leberparenchym in echofreie, echoarme, echoreiche sowie gemischt echoarme/echoreiche Läsionen hat ebenfalls nur orientierende Bedeutung, da auch hier breite Überschneidungen bestehen. Das Ausmaß und die Invasivität des diagnostischen Vorgehens bei fokalen Leberläsionen wird sich im Einzelfall an den Konsequenzen des Befundes orientieren. Selbst wenn die Gesamtkomplikationsrate sonographisch gesteuerter Punktionen mit insgesamt 0,5% niedrig ist, sollte die Indikation erst dann gestellt werden, wenn sich mit anderen bildgebenden Verfahren keine sichere artdiagnostische Zuordnung vornehmen läßt und/oder sich für den Patienten klare therapeutische Konsequenzen aus dem histologischen Befund ergeben. Die Sicherung der Gutartigkeit einer Läsion stellt nur in Ausnahmefällen eine Indikation zur Punktion dar. Bei entzündlichen oder parasitären Erkrankungen ist die Punktion diagnostisch oder therapeutisch indiziert(hämatogene oder cholangitische Abszesse) oder mit einzelnen Ausnahmen kontraindiziert (Echinokokkenzysten; Zurückhaltung beim Amoebenabszeß).

Tab. 1: Sonographische Kriterien zur Dignitätsbeurteilung fokaler Leberläsionen

Benignität	**Malignität**
glatte Begrenzung	irreguläre unscharfe Begrenzung
fehlender echoarmer Randsaum (kein Halo)	echoarmer Randsaum (Halo)
homogenes Echomuster echofrei, echoreich	Echoarmut
Gefäßbeziehung, keine Beeinträchtigung der Gefäße	Gefäßverdrängung, - Infiltration, -okklusion
Größenkonstanz	Wachstumstendenz mit Organdeformierung, Infiltration benachbarter Organe, Änderung der Herdmorphologie (zentrale Nekrose, Konfluenz von Einzelherden)

Tab. 2: Diagnostische Verfahren zur Abklärung fokaler Leberläsionen

- Anamnese, Klinik, Labor (Tumormarker)
- Sonographie (Duplexsonographie)
- Computertomographie mit Kontrastmittelgabe (evtl. Angio-CT)
- Magnetresonanztomographie (MRT)
- Szintigraphie (HIDA, Blood-pool-Scan)
- Angiographie
- US-gesteuerte Punktion (Feinnadel)
- Laparoskopie / Laparotomie

Besteht sonographisch der Verdacht auf einen malignen Lebertumor, wird eine histologische Sicherung im Rahmen des Tumorstagings bei bekanntem Primärtumor oder im Falle eines Zufallsbefundes (eher seltene Konstellation, bei der Lebermetastasen zur Entdeckung eines extrahepatischen Primärtumors führen) zwingend erforderlich sein, während die Punktion in der Verlaufsbeobachtung eines Tumorleidens nur dann sinnvoll ist, wenn sich therapeutische Konsequenzen ableiten lassen.

Primäre Lebermalignome, die in der Regel mit anderen Lebererkrankungen assoziiert sind (Virushepatitiden, Leberzirrhose) sind weitaus seltener.

Da ein rein schematisches Vorgehen vermieden werden sollte, wird nachfolgend - ausgehend von der Sonomorphologie und der sonographischen Verdachtsdiagnose/Diagnose - zum sinnvollen Einsatz weiterführender Diagnostik bei verschiedenen Läsionen Stellung genommen .

Diagnostisches Procedere bei fokalen Leberläsionen

Verdacht/Diagnose	Besonderheiten / weiterführende Diagnostik
Echoreiche Läsionen	
Leberhämangiom	US bei typischen Hämangiomen (90% < 3cm) ausreichend, atypische Hämangiome (echoarm, gemischt echogen), > 3cm): - CT: nativ hypodens, nach KM: Irisblendenphänomen - Bloodpool-Scan: hot spot
fokale Steatose	US meistens ausreichend (charakteristische Lokalisation und Formation); im Zweifelsfall CT (Dichtemessung)
Lipom	US: DD Hämangiom u.U. schwierig; CT: Dichtemessung
Metastasen	insbesondere bei kolorektalen Tumoren, Mamma-Ca, andere bindegewebsreiche Tumoren, Halo-Zeichen, bei großen Metastasen oft zentrale Nekrosen. US richtungsweisend - Sicherung der Diagnose durch US-gesteuerte Punktion, CT mit Kontrastmittel, Laparoskopie
Leberzellkarzinom	kommt auch als echoarmer TU vor (!); meist in zirrhotischer Leber; US bei ausgeprägter Zirrhose und Regeneratknoten häufig unsicher - CT, evtl. US-gesteuerte Biopsie; Laparoskopie
Verkalkungen	ohne Umgebungsreaktion meist ohne Relevanz US ausreichend; mit Umgebungsreaktion: Echinokokkose, Metastase - kolorektale Tumoren, Mamma-, Schilddrüsen- und Ovarialkarzinome, atypische Hämangiome, Leberzelladenom. Artdiagnose (s. einzelne TU)

Verdacht/Diagnose	Besonderheiten / weiterführende Diagnostik
Echoarme Läsionen	
fokale Nichtsteatose	US meistens ausreichend (charakteristische Lokalisation und Formation); im Zweifelsfall CT (Dichtemessung)
Metastasen	bei rasch wachsenden Tumoren, Pankreas-, Bronchial-Ca, Sarkomen, malignen Lymphomen; US richtungsweisend - Sicherung durch CT und US-gesteuerte Punktion bei Erstdiagnose
FNH	US Morphologie unsicher, oft sehr schwierige Abgrenzbarkeit, verdrängendes Wachstum, zentrale Narbe selten darstellbar. Anamnese (Kontrazeptiva?) + US richtungsweisend - Sicherung durch Kolloidszintigramm, US-gesteuerte Punktion.
Leberzelladenom	US Morphologie unsicher, oft sehr schwer abgrenzbar oder darstellbar, verdrängendes Wachstum, oft Einblutung, evtl. Verkalkungen. US richtungsweisend - Sicherung durch Kolloidszintigramm, US-gesteuerte Punktion
Leberabszesse	meist nur in Frühstadien echoarm mit evtl. Schallverstärkung, mit progred. Gewebezerfall, Wechsel der Echogenität, irreguläre Begrenzung, Größenänderung, Klinik und US richtungsweisend - Sicherung durch US-gesteuerte Punktion und ggfs. Drainage, Amöbenabszeß: i.d.R. glatte Begrenzung, keine Kapsel, homogenes Echomuster; US richtungsweisend - Sicherung durch Serologie, Cave Punktion - Entlastung nur bei drohender Perforation und Durchmesser > 10cm.

Verdacht/Diagnose	Besonderheiten / weiterführende Diagnostik
Echofreie Läsionen	
Leberzyste	US bei typischen Zysten beweisend glatte Begrenzung, Schallverstärkung, Randschatten); selten polyzyklische Begrenzung oder Kammerung; bei atypischen Zysten oder Komplikation (z. B. Einblutung) evtl. CT Extremfall: polyzystische Degeneration US beweisend
Echinokokkuszyste (E. cysticus)	US meistens ausreichend (erkennbare Zystenmembran, Tochterzysten, Verkalkungen der Kapsel) Sicherung durch Serologie, evtl. CT, cave Punktion (Anaphylaxie)
Hämatom	US richtungsweisend (keine glatte, sondern irreguläre Begrenzung, Änderung der Echogenität mit zunehmender Organisation, bei subkapsulärer Lage evtl. schalenförmig) DD bei im Parenchym gelegenen Hämatomen: sekundäre Einblutung z. B. Filiae CT-Dichtemessung im Frühstadium
Metastasen	a) sekundär nekrotisch zystisch zerfallende Metastasen; Verwechslung mit Leberzyste kaum möglich, da metastasentypische Randzone nachweisbar; b) schleimbildende Tumoren c) maligne Non Hodgkin-Lymphome US richtungsweisend - Sicherung durch US-gesteuerte Punktion, CT, TU-Marker bei Erstdiagnose

Verdacht/Diagnose	Besonderheiten / weiterführende Diagnostik
Gemischt echoarme / echoreiche Leberläsionen:	
Metastasen	Änderung der US Morphologie durch regressive Veränderungen, bei Konfluieren mehrerer Metastasen zu einem Herd, unter Chemotherapie US richtungsweisend - Sicherung durch US-gesteuerte Punktion bei Erstdiagnose
atyp. Hämangiom **FNH** **Leberzelladenom**	Insbesondere große Tumoren können ein komplexes Echomuster aufweisen, z. B. infolge regressiver Veränderungen, Einblutungen, Thrombosierungen, Verkalkungen; Sonographische Differenzierung nicht möglich, Sicherung der Diagnose durch CT, Kolloidszintigramm, Bloodpoolszintigramm und US-gesteuerte Punktion.

3. 2 Differentialdiagnose diffuser Leberparenchymerkrankungen

Th. Clement

Die Abklärung diffuser Leberparenchymerkrankungen stellt eine häufige klinische Indikation zur Sonographie dar, wobei sich die Frage nach dem differentialdiagnostischen Beitrag der Methode stellt.

Voraussetzung für die sonographische Erfaßbarkeit diffuser Lebererkrankungen ist, daß die bestehenden Veränderungen (z.B. Verfettungsgrad der Leber, Fibrose, zirrhotischer Umbau) die Echoeigenschaften des Parenchyms beeinflussen, zu Änderungen der Organgröße oder Organkontur oder einer Beeinträchtigung der hepatischen Gefäßversorgung führen.

Fortgeschrittene Erkrankungsstadien sind sonographisch gut zu erfassen, während Frühstadien dem Ultraschall (ebenso wie den anderen bildgebenden Verfahren) entgehen können.

Die sonographischen Kriterien (siehe Tabelle 1), die einzeln oder in Kombination zur Entdeckung oder Verlaufskontrolle einer diffusen Leberparenchymerkrankung dienen, sind jedoch unspezifisch.

Tab. 1: Sonographische Kriterien diffuser Leberparenchymerkrankungen

- Echogenität	erhöht, (vermindert)
- Echomuster	vergröbert, inhomogen
- Schall-Leitung	vermindert
- Organgröße	variabel (Ätiologie!)
- Organkontur	Verplumpung, höckrige od. wellige Oberfläche
- Lebergefäße	Rarefizierung, Zeichen der portalen Hypertension. (Ausnahme Stauungsleber)

Eine relativ früh erfaßbare, in der Beurteilung jedoch subjektiven Einflüssen unterlegene Veränderung ist die Zunahme der Echogenität. Nicht jede starke echogene Leber gestattet jedoch die Diagnose einer Fettleber (!). Die relativ uniforme Reaktionsweise des Lebergewebes führt dazu, daß sich hinter dem gleichen sonographischen Erscheinungsbild verschiedene Erkrankungen verbergen können (siehe Tabelle 2).

Tab. 2: Diffuse Leberparenchymerkrankungen

Krankheitsbild	**sonographischer Aspekt**
- akute Hepatitis	- evtl. schwächer echogen, akzentuierte Portalgefäße
- chronische Hepatitis	- inhomogenes Echomuster, Organgröße variabel, Übergang zur Zirrhose
- Fettleber	- erhöhte Echogenität, Schallabschwächung, Abrundung des Leberrandes
- Speicherkrankheiten:	
Hämochromatose, M. Wilson, M. Gaucher, M. Niemann-Pick, Amyloidose Glykogenosen	- evtl. Bild wie Fettleber / Zirrhose
- Leberzirrhose	- inhomogenes vergröbertes Echomuster, Kontur- und Größenänderung, Zeichen der portalen Hypertension
- Stauungsleber akut/chron.	- dilatierte Lebervenen und V. cava, chron.: Zirrhosezeichen akut : Hepatomegalie
- toxischer Leberschaden	- unspezifisch

Der differentialdiagnostische Beitrag der Sonographie in der Abklärung diffuser Leberparenchymerkrankungen ist im Vergleich zu den fokalen Leberläsionen gering. Zur ätiologischen Zuordnung sind Anamnese, klinische sowie laborchemische Daten erforderlich.

Eine definitive Klärung als Therapiegrundlage ist in der Mehrzahl jedoch nur durch die Gewinnung von Lebergewebe (Menghini-Punktion, laparoskopische Punktion) möglich (s. Tab. 3).

Bestehen Kontraindikationen (z. B. Gerinnungsdefekte, Antikoagulantientherapie) gestatten bei begründetem Verdacht andere bildgebenden Verfahren (CT, NMR) komplementäre Aussagen. Computertomographisch ist durch Dichtemessungen rasch eine Differenzierung, z. B. von Hämochromatose und Fettleber möglich, wobei eine Quantifizierung des Verfettungsgrades erfolgen kann. Bei den anderen diffusen Leberparenchymerkrankungen ist jedoch die artdiagnostische Aussage der Computertomographie ebenso gering.

Tab. 3: Diagnostisches Procedere bei diffusen Leberparenchymerkrankungen.

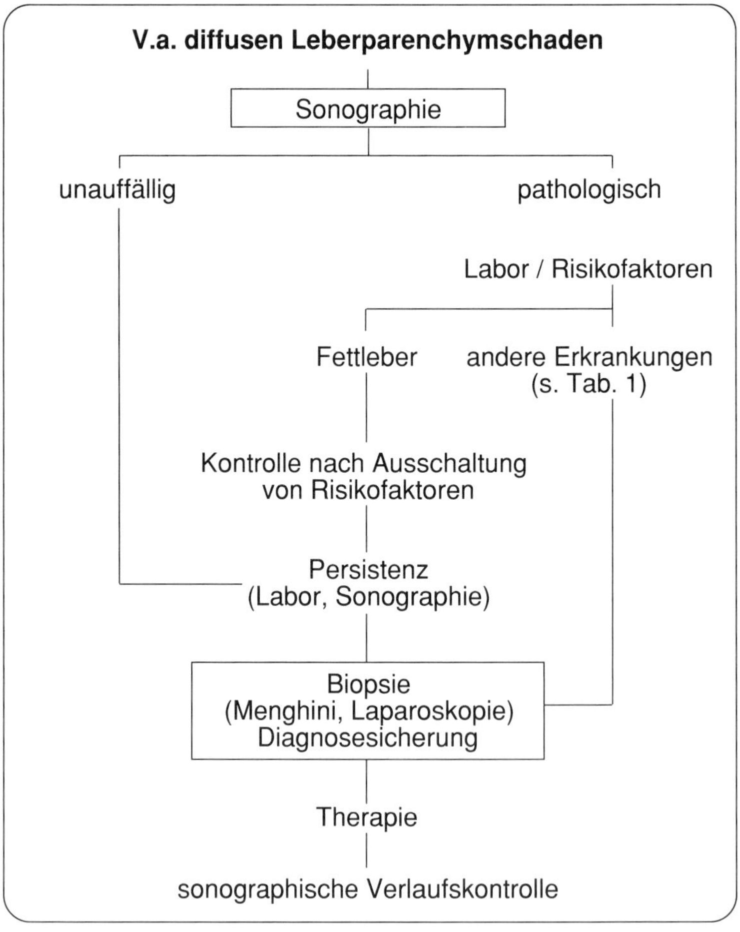

3.3 Sonographische Diagnostik bei portaler Hypertension

Th. Clement

Der Pfortaderhochdruck entsteht infolge einer post-, intra- oder prähepatisch lokalisierten Blockierung der portalvenösen Zirkulation, wobei die Leberzirrhose die häufigste Ursache darstellt (s. Tab. 1).

Folge der veränderten Hämodynamik sind ein Stau in der V. portae, der zuführenden V. lienalis und V. mesenterica sup. sowie zeitabhängig die Ausbildung portosystemischer Kollateralkreisläufe, über die das Blut an der Leber vorbei in die V. cava geleitet wird. Besteht der Pfortaderhochdruck nur kurzzeitig, z. B. infolge einer Thrombose der V. portae mit konsekutiver Rekanalisierung des Gefäßes unter Antikoagulantientherapie, so können Kollateralen fehlen.

Sonographisch lassen sich in einem Untersuchungsgang und nicht invasiv Hinweise auf die ursächliche Erkrankung erfassen (s. Tab. 1) und durch systematische Untersuchung des portalvenösen Gefäßsystems die Diagnose einer portalen Hypertension sichern (s. Tab. 2). Dies setzt die Darstellung der Lebervenen, der intrahepatischen Pfortaderäste, der V. portae und ihrer zuführenden Gefäße, der V. lienalis und der V. mesenterica sup. sowie die sorgfältige Suche nach Kollateralgefäßen voraus. Die entsprechenden Schnittführungen sind in Kapitel 2.6 näher erläutert. Hierbei sind richtungsweisende und sichere Kriterien zu differenzieren (s. Tab. 3).

Die Diagnose einer portalen Hypertension allein aufgrund der Pfortaderweite ist nicht zulässig, da eine Überlappung der Meßwerte Gesunder und von Patienten mit portaler Hypertension besteht, erweiterte Portalgefäße auch bei Patienten mit nicht kongestiver Splenomegalie infolge der erhöhten splenoportalen Perfusion vorkommen und duplexsonographisch gezeigt werden konnte, daß selbst bei normaler Weite der Pfortader eine Strömungsverlangsamung vorliegen kann.

Darüber hinaus ist zu berücksichtigen, daß die Weite des Gefäßes letztlich auch abhängig ist von der Kapazität bestehender Kollateralen (was in gleicher Weise auch für die Beurteilung der Milzgröße gilt).

Tab. 1: Ursachen der portalen Hypertension - Einteilung nach Lokalisation der Blockierung (modifiziert nach Börner et al.)

Lokalisation	Ultraschall-Befund
Posthepatisch:	
akute / chron. Stauungsleber	weite Lebervenen ohne Atemmodulation
Budd-Chiari-Syndrom	Lebervenen nicht darstellbar (prominenter Lob. caudatus)
Tumorkompression	Tumornachweis
Cavathrombose	Cavathrombus, - klappe
Intrahepatisch:	
(post-, prä-, sinusoidal)	
Veno-okklusive Erkrankung	Lebervenen kollabiert, (Valsalva Manöver! - prominenter Lob. caudatus)
Leberzirrhose	Zirrhosekriterien "Pfortaderamputation"
diffuse Parenchymerkrankungen (Tumor, myeloproliferat./ lymphoretikuläre, Erkrankungen Speicherkrankheiten)	Hepatomegalie, Infiltrationen, intrahepatische Gefäßverläufe?
seltene Ursachen: (Schistosomiasis, Banti-Syndrom, kongenitale Leberfibrose)	
Prähepatisch	
Pfortaderthrombose kavernöse Pfortadertransformation	Thrombus in V. portae, perlschnurartige Kollateralen, Splenomegalie
Pfortaderkompression/ -infiltration	Hinweise zur Ätiologie (neoplastisch, entzündlich)
Milzvenenthrombose	Raumforderung/Lymphome in der Leberpforte, Magen, Pankreas, Pankreatitis

Tab. 2: Sonographischer Untersuchungsgang bei Verdacht auf portale Hypertension

Weite und Atemmodulation V. portae, V. mesenterica sup., V. lienalis	
pathologisch	**normal**
1. *Ursache?* (s. Tab. 1) 2. *Folgen?* portosystemische Kollateralkreisläufe? Flußgeschwindigkeit / - Richtung in V. portae und Kollateralen? (gepulste- / farbcodierte Duplexsonographie) Splenomegalie? Aszites?	keine generelle portale Hypertension, segmentale Form ausschließen

Spezifischer und sensitiver als die alleinige Bestimmung des Pfortaderdurchmessers (Normalwert bis 12 ± 3mm) ist die Registrierung atemabhängiger Lumenveränderungen von Pfortader, V. lienalis und V. mesenterica sup. (inspiratorische Erweiterung s. Abb. 1a, b).

Ein auffälliger Kalibersprung von der V. portae zu den intrahepatischen Pfortaderästen ("Pfortaderamputation") deutet auf eine Leberzirrhose, ist jedoch auch bei raumfordernden Prozessen der Leberpforte zu beobachten.

Der Nachweis wiedereröffneter portosystemischer Kollateralkreisläufe oder von Shunts sichert die Diagnose einer portalen Hypertension, die je nach Ort der Blockierung (s. Abb. 1) das gesamte Pfortadersystem betreffen kann (post- oder intrahepatische Blockierung) oder sich nur segmental auf einzelne Abschnitte auswirkt (z. B. bei Thrombose der V. lienalis). Bei der segmentalen Form mit prähepatischem Strömungshindernis kann es je nach Lokalisation zur Ausbildung von Kollateralen kommen, die noch prähepatisch in die V. portae münden, wo dann ein hepatopetaler Fluß nachweisbar ist.

Tab. 3: Sonographische Kriterien der portalen Hypertension

Richtungsweisende Kriterien	**Normalbefund**
Erweiterung der V. portae	12 ± 3 mm
eingeschränkte bzw. aufgehobene Atemmodulation der Gefäßweite (V. portae, V. mes. sup., V. lienalis)	inspirat. Zunahme der Gefäßweite (≥ 2 - 3 mm)
Splenomegalie	4 x 7 x 11 cm
Aszites	nicht vorhanden
Sichere Kriterien	**Normalbefund**
portosystemische Kollateralen	
- V. coronaria ventriculi? • parakardiale Varizen	∅ < 5 mm
- rekanal. V. umbilicalis? • V. paraumbilicalis(Curveilhier v. Baumgarten-Syndrom)	i. d. R. nicht darstellbar
- splenogastrale / splenorenale Kollateralen?	nicht darstellbar
- V. mesenterica inf.? • Plexus haemorrhoidalis	nicht darstellbar
- portosystemische Shunts (Duplex)?	nicht vorhanden
Duplexsonographie	
- Abnahme der Flußgeschwindigkeit und Änderung der Flußrichtung in der V. portae (hepatofugaler Fluß)	mittlere Flußgeschwindigkeit >15 cm/sec hepatopetaler Fluß
- Nachweis retrograder Perfusion in Kollateralkreisläufen	

Die wichtigsten Kollateralkreisläufe (s. Abb. 1) über die V. coronica ventriculi (zu den paraoesophagealen Venen, V. azygos und V. cava sup.) und über die rekanalisierte V. umbilicalis im Ligamentum falciforme (Curveilhier-von-Baumgarten-Syndrom) zu den Vv. paraumbilicales mit einem Caput medusae internum sind sonographisch in systematischen Oberbauchlängs- und Querschnitten gut darstellbar (s. Abb. 2 und 3).

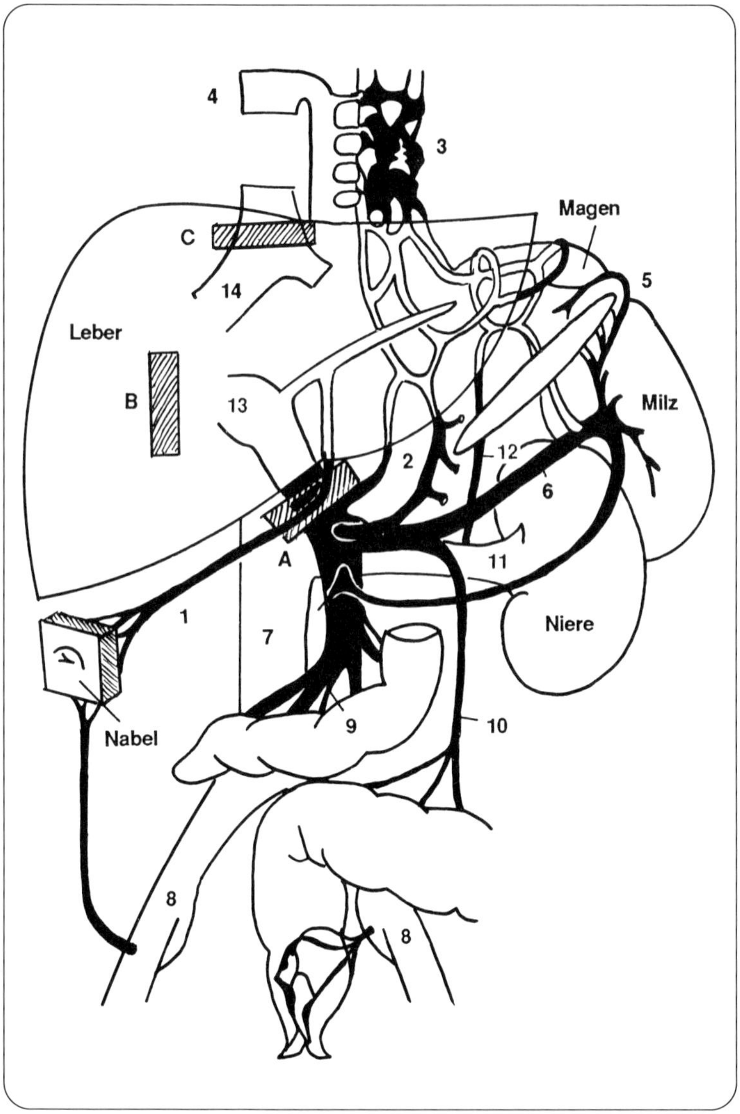

Abb. 1: Übersicht der wichtigsten portosystemischen Kollateralgefäße
A prähepatischer Block B intrahepatischer Block C posthepatischer Block

1	*V. umbilicalis*	*2*	*V. coronaria ventr.*
3	*paraoesophageale Venen*	*4*	*V. cava sup.*
5	*splenorenale Anastomosen*	*6*	*V. lienalis*
7	*V. cava inf.*	*8*	*V. iliacae*
9	*V. mesenterica sup.*	*10*	*V. mesenterica inf.*
11	*V. renalis sin.*	*12*	*splenogastrorenale Anastomosen*
13	*V. portae*	*14*	*Lebervenen*

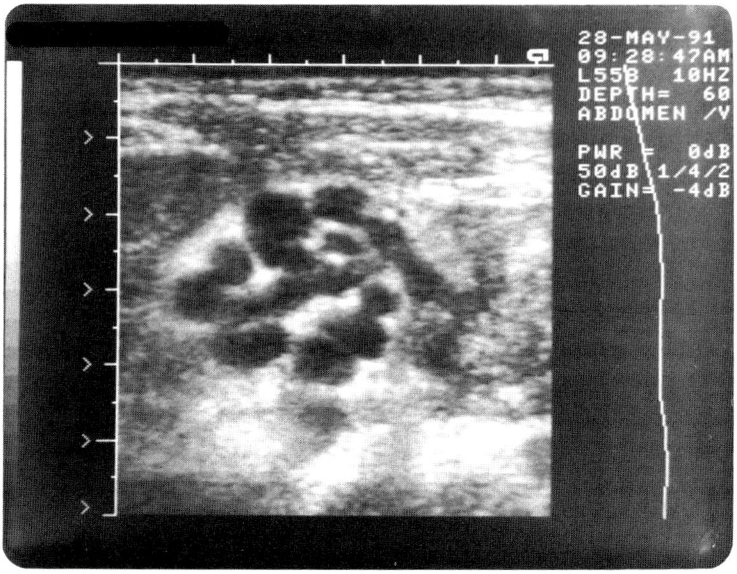

Abb. 2: Ausgeprägtes variköses Konvolut am Unterrand des linken Leberlappens (kleinkurvaturseitig).

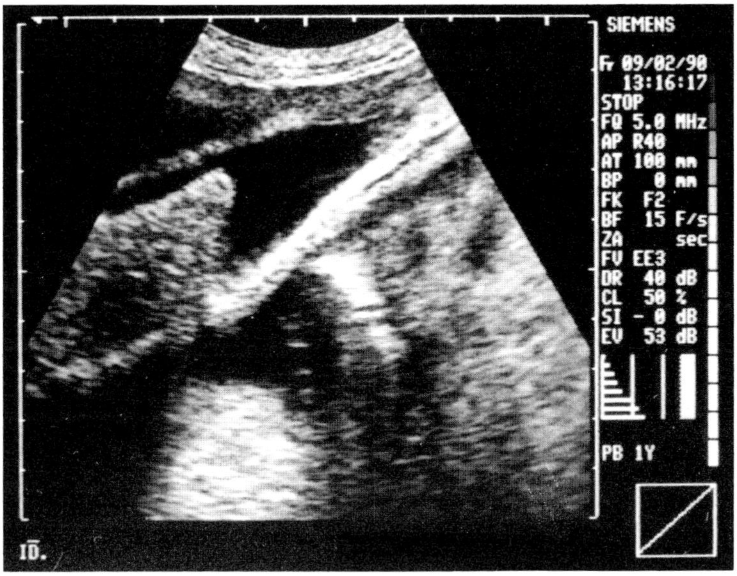

Abb. 3: Curveilhier-v.-Baumgarten-Syndrom. Rekanalisierte V. umbilicalis im Ligamentum falciforme, das vom Unterrand der zirrhotisch umgebauten Leber nach ventral zur Bauchdecke zieht.

Variköse Gefäße bei kongestiver Splenomegalie, splenogastrale und splenorenale Kollateralen bzw. Shunts sind translienal aufzusuchen (Abb. 4). Bei ausgeprägtem Pfortaderhochdruck gelingt bei günstigen Untersuchungsverhältnissen

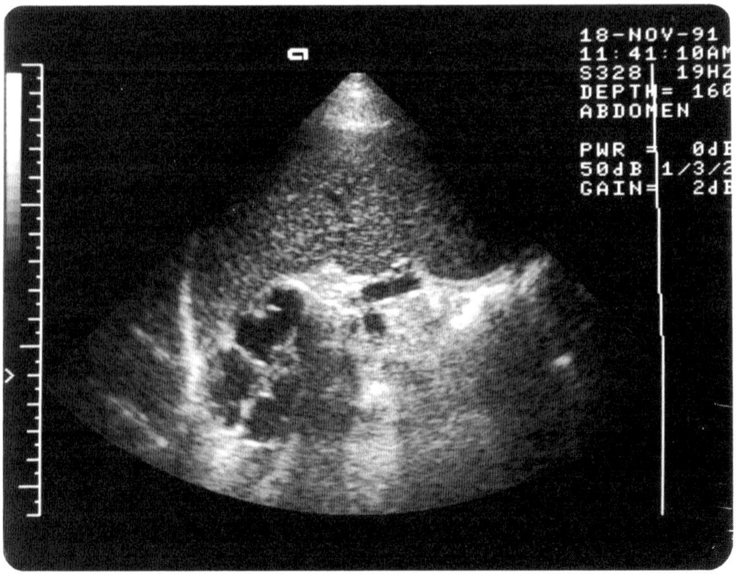

Abb. 4a: Kollateralen im Bereich des Magenfundus, splenogastrale Varizen.

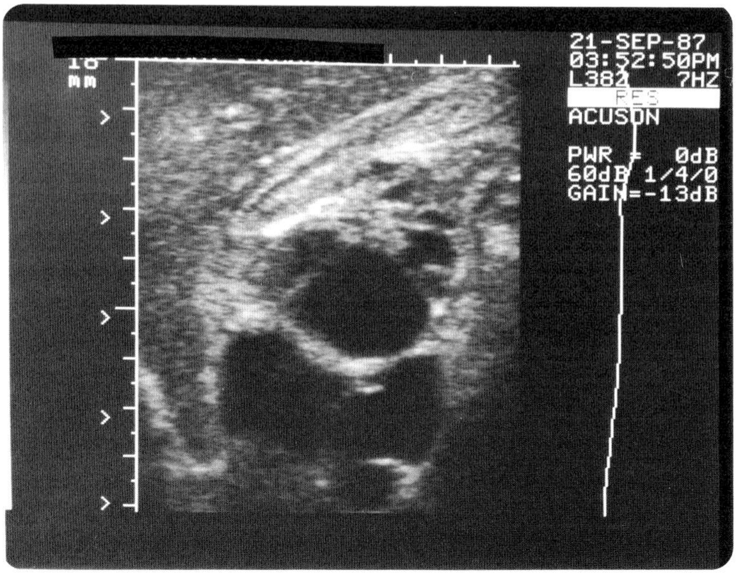

Abb. 4b: Kollateralen im Bereich des Magenfundus, Fundusvarizen.

und gefüllter Harnblase unter Umständen auch der Nachweis von Umgehungskreisläufen über die V. mesenterica inf. und Venen des kleinen Beckens zum Plexus haemorrhoidalis.

Ergänzende Aussagen zur Hämodynamik im Portalgefäßsystem erbringt der Einsatz der gepulsten oder farbcodierten Duplexsonographie (Grundlagen siehe Kap. 2.6). Die Bestimmung von Blutflußgeschwindigkeit und -richtung in der V. portae (mittlere Flußgeschwindigkeit bei Gesunden 15cm/sec. hepatopetaler Fluß) sowie der Flußrichtung in Kollateralkreisläufen verdeutlicht die bestehenden Zirkulationsverhältnisse. Nach Shuntoperationen läßt sich die funktionelle Effizienz des Shunts beurteilen.

Als Folgezustand einer Pfortaderthrombose findet sich (nicht selten als Zufallsbefund bei asymptomatischen Patienten) eine kavernöse Transformation der Pfortader mit perlschnurartigen varikösen Kollateralen im Lig. hepatoduodenale, wobei in der Regel gleichzeitig eine Splenomegalie besteht.

Aszites und Splenomegalie sind unspezifische Befunde, die jedoch in der Synopsis mit anderen Kriterien das Vollbild einer portalen Dekompensation ergänzen können.

3. 4 Aszites

H.-J. Cordes

Nachweis von Aszites

Sonographisch lassen sich bereits Flüssigkeitsmengen ab 10 ml in der freien Bauchhöhle nachweisen.

Diese hohe Sensitivität ermöglicht es, lokal entzündliche, exsudative Prozesse frühzeitig zu erkennen, bedeutet aber gleichzeitig, daß selbst physiologische Flüssigkeitsmengen, wie wir es beispielsweise bei der Ovulation erwarten dürfen, dem Nachweis nicht mehr entgehen. In der Routinediagnostik nachweisbare Flüssigkeitsansammlungen betragen jedoch meistens bereits 50ml.

Prädilektionsstellen für den Nachweis geringer Aszitesmengen sind der hepatorenale Rezessus (Morison'sche Tasche) in Rechtsseitenlage und die Excavatio rectouterina bzw. die Excavatio rectovesicalis bei Rückenlage des Patienten, die Bursa omentalis (pankreatogener Aszites) und der perilienale Raum.

Bei prall gefüllter Harnblase kann die Flüssigkeit aus der Excavatio rectouterina verdrängt werden und dann oberhalb des Uterus als dreizipfeliges echofreies Areal darstellbar werden.

Exsudative Prozesse oberhalb des Mesocolon Transversum scheinen zunächst zu einer Flüssigkeitsansammlung im hepatorenalen Rezessus zu führen, während sich die Flüssigkeit, die unterhalb des Mesocolon entsteht, initial in der Excavatio rectouterina ansammelt.

Differentialdiagnostik der freien Flüssigkeit

Die häufigsten Ursachen freier Flüssigkeit sind die Leberzirrhose mit portaler Hypertension, Malignome mit peritonealer Aussaat, Herzinsuffizienz, die akute Pankreatitis und die Peritonitis. Für die differentialdiagnostische Abklärung sollte daher im Untersuchungsgang auf folgende Aspekte besonders geachtet werden:

- Gibt es Hinweise für eine Leberzirrhose? (vgl. Kap. 2.1)
- Besteht eine portale Hypertension? (vgl. Kap. 3.3)
- Lassen sich in den Lebervenen (Budd Chiari Syndrom) und in der Pfortader dopplersonographisch Blutflüsse nachweisen?
- Ist die Vena cava inferior dilatiert und besteht noch eine atemabhängige Kaliberveränderung?(vgl. Kap. 2.5)
- Ist das Peritoneum verdickt?

Bei massiver Aszitesbildung ist das Pfortadersystem oft erst nach einer Parazentese ausreichend beurteilbar.

Wichtig ist die Abgrenzung großer abdomineller Zysten (Ovarialzysten) und Abszesse von freier Flüssigkeit. Große Zysten haben unabhängig von der Lagerung des Patienten immer die gleiche Lokalisation und wirken verdrängend auf die Darmschlingen. Aszites breitet sich hingegen zwischen den Darmschlingen aus.

Ein Abszeß läßt sich in aller Regel klinisch einfach von lokalem Aszites abgrenzen. Im Gegensatz zum unkomplizierten Aszites hat der Abszeß Binnenechos, ist unregelmäßig konfiguriert und hat eher eine Tendenz zur Verdrängung der Nachbarstrukturen, was dann ein elliptisches Bild ergibt. Demgegenüber legt sich der Aszites mantelförmig um die Organe.

Die Differenzierung zwischen malignem und hepatogenem Aszites erfolgt durch die Probepunktion mit anschließender zytologischer und laborchemischer Untersuchung. Allerdings können einige sonographische Kriterien einen malignen oder benignen Aszites wahrscheinlich machen.

Zwischen den Darmschlingen abgekapselter und nicht mobilisierbarer Aszites spricht für eine Adhäsion der serosalen Flächen untereinander und somit eher für eine maligne Genese.

Beim benignen Aszites schwimmen die Darmschlingen frei in der Flüssigkeit ("Seeanemonenphänomen") (Abb. 1), was allerdings sowohl vom Luftgehalt der Darmschlingen, als auch vom intraabdominellen Druck abhängig ist. Maligner Aszites führt hingegen zu einer Adhäsion der Darmschlingen untereinander, wodurch die Beweglichkeit in der Flüssigkeit behindert wird. Eine Verdickung des parietalen Peritoneums imponiert als echoreiche, mehr oder weniger umschriebene (und gelegentlich druckdolente) Struktur an der inneren Bauchwand, die tumorösen Charakter annehmen kann. Verklebungen mit den Darmschlingen sind hier nicht selten.

Echoreiche Binnenstrukturen sprechen eher für einen komplizierten (infizierten, malignen, sanguinolenten oder chylösen) Aszites, eine rupturierte Extrauteringravidität oder eine freie Blutung in den Peritonealraum.

Ein weiteres wichtiges Kriterium ist die Dicke der Gallenblasenwand. Eine verdickte Wand finden wir bei einem Ödem durch Hypalbuminämie, Herzinsuffizienz, aber auch bei portaler Hypertension. Demgegenüber ist die Gallenblasenwand bei malignem Aszites in aller Regel nicht verdickt.

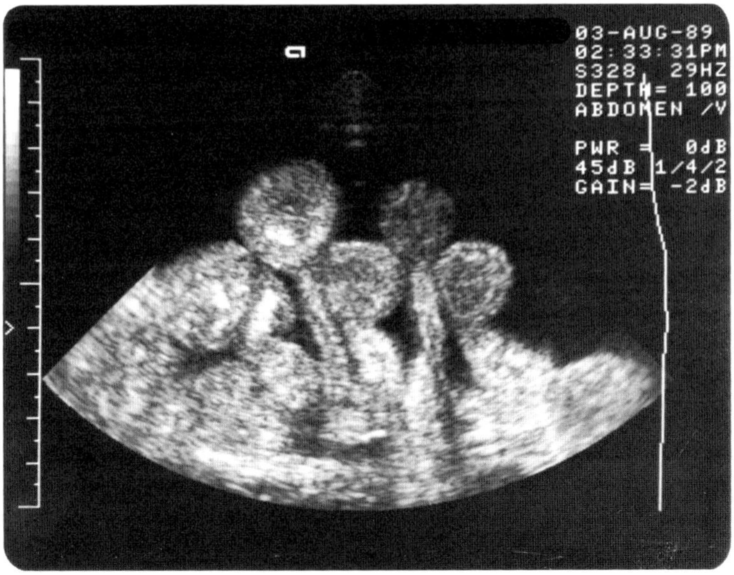

Abb. 1: Im Aszites unbehindert schwimmende Dünndarmschlingen mit gut sichtbarer mesenterialer Anheftung ("Seeanemonenphänomen").

Artefakte durch Aszites

Perihepatischer Aszites kann durch Brechungsartefakte an der Grenzfläche zwischen Leberoberfläche und Aszites zu scheinbaren Konturunterbrechungen des Zwerchfells führen. Durch die dorsale Schallverstärkung erscheint die Leber bei perihepatischen Aszites echoreich, wobei dies natürlich nicht als Hinweis auf eine Leberverfettung zu werten ist. Ein entsprechendes Phänomen finden wir auch an den Nieren.

3. 5 Differentialdiagnose der umschriebenen Pankreasvergrößerung

B. Lembcke

Die Differenzierung umschriebener Raumforderungen des Pankreas gehört zu den sicher problematischen Bereichen der Sonographie.

Diagnostische Sicherheit ist hier durch die Ultraschalluntersuchung allein ebensowenig zu erhalten wie durch andere bildgebende Verfahren; die einzelnen Untersuchungsmethoden müssen daher unter Berücksichtigung ihrer Stärken und Schwächen als Mosaikbausteine betrachtet werden. Schematisierte Empfehlungen sind dabei nicht sehr zweckmäßig, zumal die apparativen Voraussetzungen und klinische Erfahrungen lokal variieren.

Die Sonographie wird jedoch heute bei Verdacht auf einen Pankreasprozeß frühzeitig und regelmäßig zum Einsatz kommen, so daß hier Anhaltspunkte für ein rationelles, durch den Ultraschallbefund richtunggebend beeinflußtes Vorgehen dargestellt werden sollen.

Für ein *Pankreaskarzinom* spricht eine irreguläre, mit kleinen Ausläufern in die Umgebung einstrahlende, inhomogene echoarme Raumforderung. Eine derartige Struktur kann sich vom umgebenden Pankreasgewebe echomäßig deutlich, aber auch nur geringfügig bis gar nicht abheben. Infiltration von Nachbarstrukturen (Mesenterialgefäße, Milzvene, D. choledochus, Magenwand) und der Nachweis vergrößerter regionärer Lymphknoten sind starke Hinweise für ein Malignom, ein im vergrößerten Pankreaskopf konisch zulaufender D. choledochus spricht demgegenüber mehr für eine Rinnenpankreatitis als Ursache der umschriebenen Pankreasexpansion. Die Erweiterung des D. Wirsungianus ist gleichermaßen anzutreffen beim Karzinom wie bei einer fokalen Pankreatitis und Pankreasgangsteinen, ein Aufstau der Gallenwege oder andere Komplikationen wie z.B. eine Milzvenenthrombose sind in ähnlicher Weise nicht diagnostisch wegweisend, sollten aber primär an einen Tumor denken lassen.

Eine signifikante Erhöhung des tumorassoziierten Antigens CA 19-9 und eine bezüglich der Schmerzintensität eher geringgradige Klinik sprechen für ein Pankreaskarzinom und eher gegen eine segmentäre chronische Pankreatitis. Die ultraschallgezielte Feinnadelpunktion (Histologie) erlaubt eine positive Diagnose des Pankreaskarzinoms in etwa 80% der Fälle, so daß damit die therapeutische Strategie festgelegt werden kann. Die Feinnadel-Histologie dient auch der korrekten Erfassung von Metastasen anderer Malignome (u.a. Bronchialkarzinom, Hypernephrom), die u.U. eine differenzierte Therapie erfordern und prognostisch anders beurteilt werden müssen.

Der Befund eines Pankreaskarzinoms > 3 cm Durchmesser ist praktisch mit einer kurativen Therapie unvereinbar; therapeutische Konsequenzen orientieren sich daher am Therapiewunsch des Patienten, dem unmittelbaren Beschwerdebild, lokalen Faktoren und Möglichkeiten einer weitgehend radikalen Operation. Die Durchführung einer Computertomographie ist als komplementäre Untersuchung zur Sonographie immer dann angezeigt, wenn ein operatives Vorgehen angestrebt wird, da organüberschreitende Veränderungen und Nachbarschaftsbeziehungen besser dargestellt werden können.

Bei kleinen Pankreaskarzinomen ist eine umfassende präoperative Diagnostik anzustreben, um eine intendiert kurative Operation zu stützen; hierzu zählen neben der CT-Untersuchung obligat die ERCP sowie fakultativ unter gezielten Fragestellungen die (Farb-) Dopplersonographie der Milzvene und der Mesenterialgefäße sowie eine Endosonographie mit transgastraler bzw. transduodenaler Pankreasevaluation und die Angiographie. Bei V.a. endokrin aktive (oder hormonell inaktive) APUDome ist zudem (bei klinischen Symptomen) eine Peptidhormonbestimmung im Plasma und die zusätzliche immunhistochemische Untersuchung des Biopsates indiziert.

Diskrepante Befunde von Klinik, Labor (CA 19-9) und Sonographie bedürfen in jedem Fall der weiteren diagnostischen Klärung durch die Computertomographie und die ERCP. Für den Nachweis von Pankreaskarzinomen und die Differentialdiagnose gegenüber einer chronischen Pankreatitis ist die ERCP unter den bildgebenden Verfahren von besonderer Bedeutung; sie besitzt eine Sensitivität von etwa 85-90% bei 95% Spezifität. Diese hohe diagnostische Bedeutung ist jedoch möglicherweise auch vor dem Hintergrund zu sehen, daß Patienten, die zur Abklärung einer Pankreasraumforderung mittels ERCP eingewiesen werden, oft bereits ein erheblich vorselektioniertes Krankengut darstellen; die Zahlen lassen zudem außer acht, daß in einem kleinen Teil der Fälle die Untersuchung technisch nicht gelingt.

Die (geringe) Untersuchungs-bedingte Morbidität von ERCP und ultraschallgezielter Feinnadelpunktion sind beim Vorliegen einer hinreichend tumorverdächtigen Pankreasraumforderung kein Grund, auf diese beiden besonders spezifischen, d.h. beweiskräftigen Verfahren zu verzichten. Bei weiter ungeklärtem Befund und guter Darstellbarkeit des Pankreasprozesses halten wir daher auch eine zweite Feinnadelpunktion vor der Indikationsstellung zur diagnostischen Laparotomie für gerechtfertigt.

Da die Probelaparotomie mit Palpation für die Differenzierung Pankreaskarzinom / chronische Pankreatitis immerhin in 25% falsche Resultate ergibt, ist heute einem erweiterten chirugischen Vorgehen mit intraoperativer Sonographie und Biopsie der Vorzug zu geben. Kleine endokrine Pankreastumoren (meist in ansonsten normalem Pankreasgewebe) sind demgegenüber der chirurgischen Palpation besser zugängig.

Tab. 1: Differentialdiagnosen der umschriebenen Pankreas-Raumforderung

Pankreaskarzinom
Pankreasmetastase
Chron. Pankreatitis
    akuter Schub
Chron. Pankreatitis mit Karzinom
Akute segmentäre Pankreatitis
Lymphom
APUDom
Zystadenom, Zystadenokarzinom
Zyste
Duodenaldivertikel
Milzarterienaneurysma
Milzvenenthrombose

Pankreaszysten bzw. -Pseudozysten sind durch ihre glatte Randkontur und die echofreie Struktur mit posteriorer Schallverstärkung charakterisiert. In Zweifelsfällen ist eine diagnostische Punktion wegweisend. Schwieriger ist die Differenzierung des Zystadenoms und Zystadenokarzinoms. Gegenüber dem Pankreaskarzinom führt im sonographischen Bild die glatte Randbegrenzung bei gemischt echofreier / echogener Binnenstruktur. Die präoperative Diagnose wird i.d.R. in Kombination mit der sonographisch gezielten FNP, der ERCP (evtl. mit Wirsungianoskopie) und dem CT gestellt.

Duodenaldivertikel sind sonographisch durch ihre Lage abgrenzbar; unschwer, wenn sie Luft enthalten. In anderen Fällen wird die Diagnose im Rahmen der ERCP gesichert. An die Möglichkeit eines thrombosierten Milzarterienaneurysmas oder auch einer Milzvenenthrombose sollte überdies gedacht werden (Differenzierung durch den Gefäßverlauf und die Duplexsonographie).

3.6 Akutes Abdomen

B. Lembcke

Die abdominelle Ultraschalluntersuchung stellt als Ergänzung der klinischen Untersuchung in der Notfalldiagnostik beim akuten Abdomen eine wichtige, frühe und oft wegweisende diagnostische Methode dar, die überdies zur Verlaufsbeobachtung bei abwartendem Procedere während der frühen Kliniksphase reiterativ und informativ gewinnbringend eingesetzt werden kann (Beispiele: zweizeitige Milzruptur, Ileusentwicklung bei akuter Pankreatitis, stummes Intervall bei akuter mesenterialer Ischämie).

Perforation von Hohlorganen

Der Nachweis freier Luft ist sonographisch nicht mit gleicher Sicherheit möglich wie bei der Röntgenübersicht des Thorax im Stehen (oder in Linksseitenlage); aufgrund der unmittelbaren Verfügbarkeit auch beim schwerstkranken Patienten (Schock) ist die Ultraschalluntersuchung jedoch von praktischer Bedeutung.

Freie Luft (> 20 ml) findet sich als umschriebener, bei der gezielten Palpation verformbarer, aber bei Atembewegungen weitgehend konstanter Echoreflex (Totalreflexion) am höchsten Punkt der Bauchhöhle. Bei größeren Volumina kann Luft in Rückenlage schallkopfnah ventral der Leber dargestellt werden, Standardposition stellt allerdings die halbschräge Lagerung nach links (rechts) mit Nachweis des Luftechos und Schallauslöschung zwischen Leber (Milz) und Zwerchfell dar.

Freie Flüssigkeit kann beim akuten Abdomen sowohl Ausdruck einer freien Blutung (z.B. unter Antikoagulation oder bei Koagulopathien, infolge Organruptur oder rupturierter Extrauteringravidität) als auch hochentzündlicher Prozesse oder Folge des Austritts von Magen-Darminhalt sein; bei unklarer Ätiologie läßt sich eine rasche und zuverlässige Differenzierung durch die sonographisch gezielte, diagnostische Punktion erreichen.

Blut, chylöser, galliger Aszites oder fäkulent riechender Darminhalt sind dabei mit bloßem Auge und am Geruch erkennbar. Ein saurer pH-Wert im Aspirat spricht für eine Ulkusperforation, ein neutraler pH findet sich bei der Darmperforation. Pankreasflüssigkeit, z.B. bei rupturierter Pseudozyste, wird durch die hohe Amylaseaktivität in alkalischem Sekret beweisend diagnostiziert, ein Exsudat von serösem Aszites durch eine hohe Eiweißkonzentration (> 3,5 g/ 100ml) unterschieden. Ein infizierter Aszites weist Leukocytenzahlen > 1000/ µl, ein pH < 7,34 und einen um mehr als 0,1 unter dem arteriellen Blut-pH liegenden pH-Wert auf. Bei eitriger Peritonitis ist das Aspirat trübe.

Art und Lokalisation (z.B. Bursa omentalis, perizoekal) der Flüssigkeit sind wichtige sonographische Hinweise auf die Genese des akuten Abdomens. Die Ultraschalluntersuchung wird vervollständigt durch eine möglichst präzise Lokalisation und Artdiagnostik wahrscheinlicher Ursachen des akuten Abdomens. Wenngleich prinzipiell alle abdominellen (und retroperitonealen) Organe Ausgangspunkt eines akuten Abdomens sein können, kann die Notfallsonographie beim akuten Abdomen keine langwierige Untersuchung darstellen. Vielmehr sind anamnestische und klinische Angaben und Befunde wegweisend für eine gezielte Suche, die je nach dem sonographischem Ersteindruck und klinischen Erfordernissen weiter vertieft werden kann. Beispiele hierfür wären der Nachweis eines oberflächlichen Leberhämangioms als Ausgangspunkt einer spontanen abdominellen Blutung unter thrombolytischer Therapie, eines Milzkapselhämatoms bei der Milzruptur nach Bauchtrauma oder das Bild der leeren Gallenblase mit entzündlicher Wandverdickung nach freier Perforation.

Akut-inflammatorische Prozesse

Die akute Appendizitis als Ursache eines akuten Abdomens kann sonographisch ebenso belegt werden wie eine akute (Peri-) Divertikulitis und die kompliziert verlaufende Entzündung (Stenosen, Fisteln, Abszesse) beim M. Crohn. Die Differenzierung freier Flüssigkeit als entzündliches Exsudat von einer Perforation beim "hot Crohn" bedarf u.U. der diagnostischen Punktion.

Die Durchwanderungsperitonitis bei der mesenterialen Ischämie weist neben geringen Mengen freier (trüber) Flüssigkeit das Bild eines paralytischen Ileus (s.u.) mit distendierten, flüssigkeitsgefüllten, hypomotilen Darmschlingen und eine Wandverdickung der ischämischen Darmabschnitte auf; in seltenen Fällen gelingt der sonographische Nachweis des proximalen Gefäßverschlusses (B-Bild und Duplexsonographie).

Vaskuläre Katastrophen

Das abdominelle Aortenaneurysma und die Dissektion lassen sich sonographisch direkt im B-Bild, ggfs. unter Anwendung der Dopplersonographie, beweisend darstellen. Dabei wird die Darstellbarkeit allerdings insbesondere bei besonders bedrohlichem Verlauf rasch durch einen paralytischen Ileus eingeschränkt. Die abdominelle Sonographie ist aus der Akutdiagnostik beim Aortenaneurysma heute jedoch nicht mehr wegzudenken.

Demgegenüber ist der Nachweis eines proximalen Mesenterialarterienverschlusses durch die Sonographie nur fakultativ möglich und letztendlich nicht ausreichend sensitiv oder spezifisch, um die Diagnose des Mesenterialinfarktes in seiner klinischen Tragweite (Ausdehnung, Reperfusion) zu erfassen.

Ileus

Sowohl der mechanische wie auch der paralytische Ileus führen zur ausgeprägten Dilatation der Darmschlingen mit Zunahme des Flüssigkeitsgehaltes. Der auskultatorische Befund der Hypo- bzw. Amotilität beim paralytischen Ileus ist sonographisch bildlich nachvollziehbar; beim mechanischen Ileus wird die z.T. vigoröse, später träge Pendelperistaltik vor einer Obstruktion anhand der fischzugartigen Pro- und Retropulsion des feingranulär echoreichen Darminhaltes ("Sludge"; Luft-Wassergemisch) deutlich. Die Differenzierung zwischen Dünndarm- und Dickdarmileus ist i.d.R. anhand der Luftverteilung an den Haustren bzw. den Kerckring-Falten (Klaviertastenphänomen) und der Topographie möglich.

Mit dem Nachweis eines Ileusbildes sind die sonographischen Möglichkeiten aber nicht erschöpft; sowohl für den paralytischen (z.B. retroperitoneale Blutung, akute Pankreatitis, eingeklemmter Harnleiterstein) als auch den mechanischen Ileus (Bridenbildung, Invagination, entzündliche, tumoröse oder narbige Stenose) können entscheidend wichtige Informationen über die Ätiologie des Ileus erfaßt werden.

Akute Pankreatitis, akute Cholezystitis

Die frühe Sonographie erlaubt bei der akuten Pankreatitis in erster Linie neben der Erfassung des entzündlich (ödematös oder nekrotisch) vergrößerten Organs und der komplizierenden Darmatonie den Nachweis der biliären Ätiologie und stellt damit eine wegweisende Untersuchung für das weitere therapeutische

Vorgehen dar. Bei sonographischen Zeichen der extrahepatischen Cholostase oder Gallenblasensteinen ist eine retrograde Gallengangsdarstellung regelhaft indiziert; normal weite Gallenwege schließen jedoch eine biliäre Genese der Pankreatitis nicht völlig aus.

Bei bekannter Pankreaspseudozyste kann ein akutes Abdomen durch Zystenruptur, aber auch bei einer Einblutung in eine Zyste verursacht werden. Die Differenzierung erfolgt sonographisch durch den Nachweis neu aufgetretener freier Flüssigkeit mit hohem Amylasegehalt im Aspirat einerseits bzw. eine Zunahme der Echogenität des Zysteninhaltes mit Sedimentationstendenz, Schmerzhaftigkeit bei gezielter Palpation und den Blutnachweis bei der diagnostischen Probepunktion andererseits.

Die frühe Diagnose der akuten Cholezystitis ist durch die Ultraschalldarstellung erheblich vereinfacht worden. Wegweisend sind die lokale Druckschmerzhaftigkeit bei gezielter Palpation, ödematös verdickter (> 4mm) Gallenblasenwand mit sandwichartiger Schichtung und (fakultativ) der Nachweis von Gallenblasenkonkrementen. Eine vermehrte Echogenität des Gallenblasenlumens läßt dabei ein Empyem erkennen, die Destruktion der Wandschichten eine Nekrotisierung. Die Darstellung eines Gallenblasenhydrops ist einfach, aber nicht exakt über die maximale planimetrische Größe der Gallenblasenfläche definiert.

Selten ist der Befund von Luft in der Gallenblase, sofern keine Papillotomie vorausgegangen ist: Hinweis auf eine Perforation ins Duodenum oder Colon (Gallenblase klein) bzw. auf ein Empyem infolge Infektion mit gasbildenden Keimen (Gallenblase groß).

Tab. 1: Akutes Abdomen

Anamnestisch: Bauchtrauma	
- Freie Flüssigkeit (Punktion)	Organruptur, Ruptur einer Zyste, Milz (Kapselhämatom), Leber
- Freie Luft und echohaltige Flüssigkeit	Perforation oder Ruptur im Magen-Darmtrakt
- Aortenaneurysma / Dissektion	
- Pankreatitis	
Anamnestisch: kein Bauchtrauma	
Kein Ileusbild	
- Freie Flüssigkeit (Punktion)	Entzündliches Exsudat, Blutung, maligner Aszites, Meigs-Syndrom, Extrauteringravidität u.a.
- Freie Luft und echohaltige Flüssigkeit	Perforation oder Ruptur im Magendarmtrakt
- Abszeß, hochfloride Darmentzündung	(Peri-) Divertikulitis, M. Crohn
- akute Appendizitis	
- akute Cholezystitis	
Mit Ileusbild (variabel)	
Mechanisch:	Paralytisch:
- Pendelperistaltik - Stenose, Invagination, Bride, Tumor - dilatierte Darmschlingen - Klaviertastenphänomen	- akute Pankreatitis - retroperitoneale Blutung - intestinale Ischämie - Harnleiterstein - aufgehobene Peristaltik - dilatierte Darmschlingen - Klaviertastenphänomen

4. Die sonographisch gezielte Punktion

H.-J. Cordes

Die sonographische Darstellung auch kleiner Läsionen gelingt durch die neuen hochauflösenden Ultraschallgeräte mit zunehmender Genauigkeit. Leider bleibt die ätiologische Zuordnung entsprechender Prozesse hinter der besser werdenden Sensitivität zurück. Eine Korrelation sonomorphologischer Charakteristika solider Prozesse mit den entsprechenden histologischen Befunden ist bis auf wenige Ausnahmen kaum möglich, es lassen sich allenfalls mehr oder minder sichere Aussagen hinsichtlich der Dignität eines Herdes treffen. Die gleiche Tumorentität kann jedoch völlig unterschiedliche Echogenitäten im Ultraschallbild hervorrufen.

Die entstehende Diskrepanz zwischen zunehmender Sensitivität in der Darstellung solider Prozesse und unzureichender Spezifität in der Zuordnung zum histologischen Befund macht die sonographisch gezielte Punktion zum unentbehrlichen diagnostischen Instrument. Hierbei kann entweder ein zytologischer Befund (Feinnadelaspirationsbiopsie) oder ein histologisches Ergebnis (Schneidbiopsie) angestrebt werden.

Punktionen erfolgen jedoch nicht ausschließlich zu diagnostischen Zwecken (siehe 4.1), sondern auch zur therapeutischen Intervention (siehe Abschnitt 4.2).

4. 1 Diagnostische Punktion

Indikation

Bei jeder Punktion muß der zu erwartende Nutzen mit den möglichen Komplikationen sorgfältig abgewogen werden. Bei Beachtung der Kontraindikationen (siehe dort) stellt praktisch jeder unklare sonographisch dargestellte Herd im Abdomen eine potentielle Indikation zur bioptischen Klärung dar.

Kontraindikationen

Nicht korrigierbare Störungen den Blutgerinnung stellen eine Kontraindikation der Punktion dar. Die Thromboplastinzeit sollte mindestens 50% betragen, außerdem gelten als Voraussetzungen: Thrombozytenzahl über 80.000/µl, Fibrinogen über 1,5 g/L und Fibrinogenspaltprodukte unter 20 µg/ml.

Die Korrektur einer Gerinnungsstörung bei Leberzirrhose sollte nicht mit alleiniger Gabe von Faktorenkonzentraten erfolgen (cave: Verbrauchskoagulopathie!), sondern nur mit der gleichzeitigen Substitution von Gerinnungsinhibitoren. Hier empfiehlt sich daher die Gabe von Fresh-Frozen-Plasma.

Relative Kontraindikationen der Organpunktion sind Hämangiome, Echinococcuszysten, erheblicher Aszites und der Verschlußikterus (bei Leberpunktionen).

Ob der terminal kranke und nicht kooperationsfähige Patient eine Kontraindikation darstellt, muß sicher vom Einzelfall abhängig gemacht werden.

Durchführung

Ursprünglich wurden "freihändige Punktionen" durchgeführt, bei denen die Einstichstelle auf der Haut markiert und die Länge und Richtung des Punktionsweges im Ultraschallbild ausgemessen wurden, um den Punktionsvorgang dann blind vorzunehmen oder durch den schräg aufgesetzten Schallkopf den Weg der Nadel zu verfolgen (Abb. 1).

Dieses Verfahren ist von den eigentlichen sonographisch gezielten Punktionen abgelöst worden. Hierbei erfolgt die Nadelführung entweder durch eine zentrale Bohrung im Schallkopf oder alternativ mit einem Punktionsaufsatz für den Ultraschallkopf im Winkel von 15° oder 30° (Abb. 2). Der entscheidende Vorteil dieses Verfahrens besteht darin, daß hier der Weg der Nadel bis in den Tumor unter Sicht verfolgt werden kann (Abb. 3a und b).

Nach Wahl des Zugangsweges (s. S. 365) wird der Einstichpunkt auf der Haut markiert und dort die Lokalanästhesie vorgenommen, wobei auch die tieferen Schichten bis zum Peritoneum infiltriert werden. Eine gute Lokalanästhesie ist wichtig, damit der Patient beim eigentlichen Punktionsvorgang nicht durch eine starke Schmerz-empfindung zu einer Abwehrbewegung veranlaßt wird.

Ultraschallköpfe sind nicht lösungsmittelbeständig, so daß der Schallkopf nicht direkt auf das desinfizierte Hautareal aufgesetzt werden darf und natürlich auch nicht mit Desinfektionsspray eingesprüht werden kann. Dieses Problem kann durch die Verwendung von sterilisierten Kontaktgels umgangen werden, was allerdings zu einer Verschleppung von Gel in den Körper führt. Wir verwenden einen sterilen Gummiüberzug, wie er auch für den vaginalen Ultraschall benutzt wird, wobei das Kontaktgel zwischen Überzug und Schallkopf gefüllt wird und Kodanspray ® den sterilen Kontakt zwischen Überzug und Haut gewährleistet.

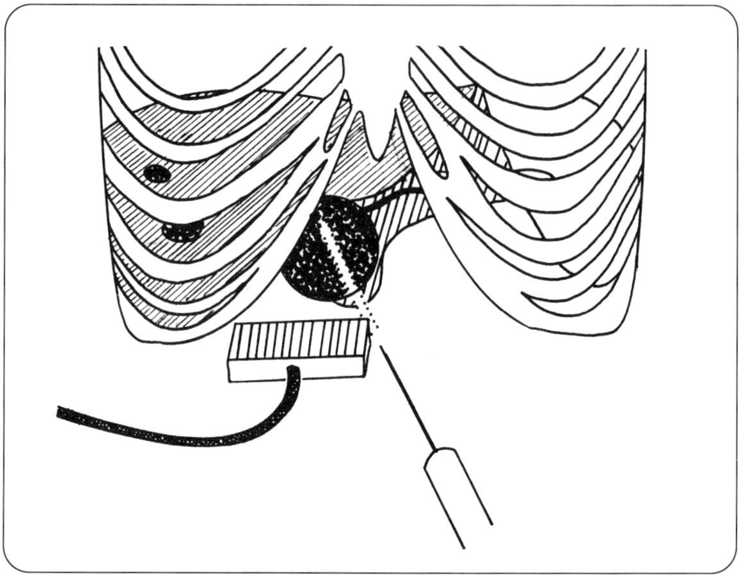

Abb. 1: Schematische Darstellung der freihändigen Punktion eines Pankreasprozesses. Auch hier kann durch den aufgesetzten Schallkopf der Weg der Nadel in die Läsion partiell verfolgt werden, die Punktionsnadel wird jedoch nicht durch eine Führungsschiene geleitet.

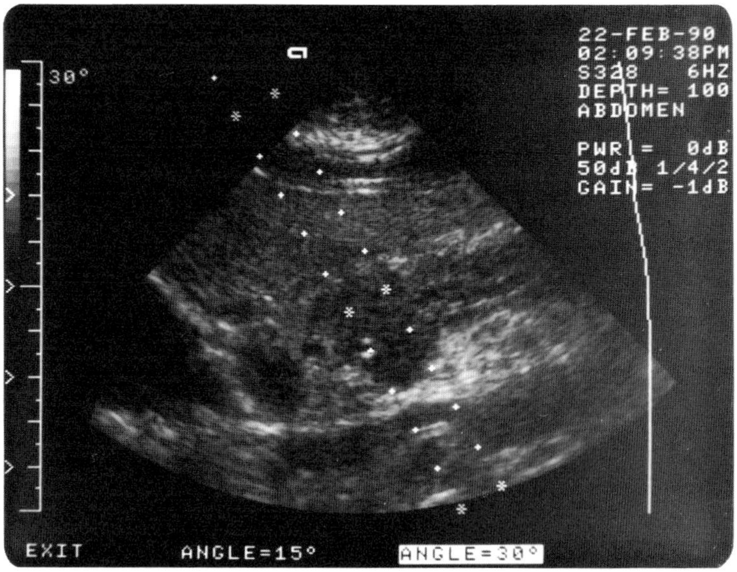

Abb. 2: Zentrierung einer echoarmen Pankreasraumforderung in den eingeblendeten Punktionsweg. Der Winkel von 30° oder alternativ 15° ist durch den Punktionsaufsatz vorgegeben (vgl. auch Abb. 5).

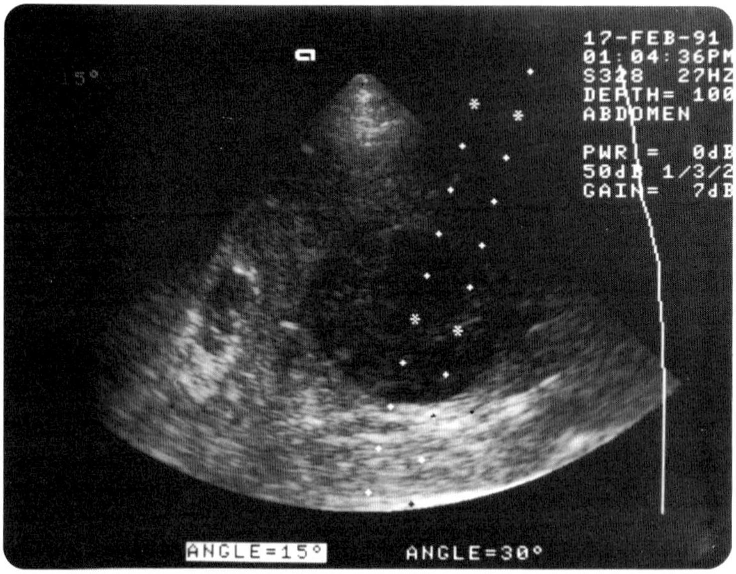

Abb. 3a: Wie in Abb. 2 erfolgt die Zentrierung in den Punktionsweg, der hier allerdings nur 15° beträgt.

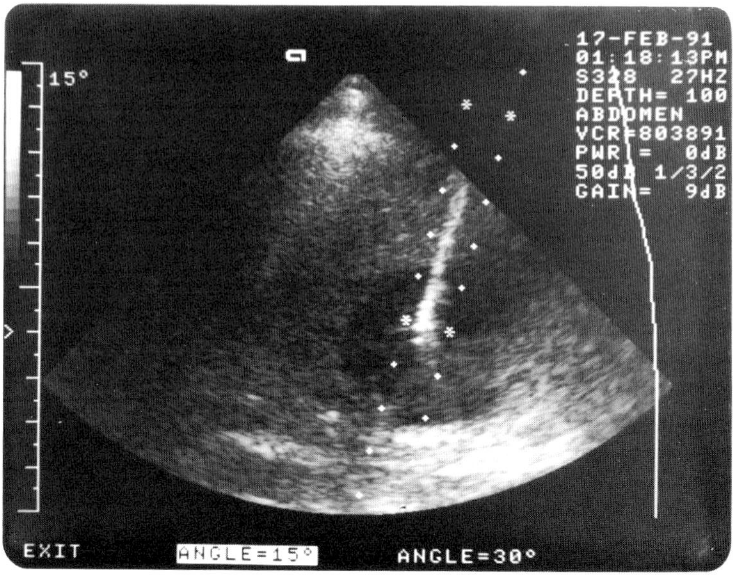

Abb. 3b: Die Punktionsnadel kann im gesamten Verlauf bis in die Läsion verfolgt werden.

Punktionsnadeln

Für die zytologische Untersuchung (Zysten, liquide Prozesse) werden bis zu 20 cm lange Biopsiekanülen (Chiba-Nadel) mit einem Durchmesser bis zu 0,9 mm benutzt. Hierbei wird eine Punktionskanüle mit Mandrin durch den Punktionsaufsatz oder die zentrale Bohrung in die Läsion vorgeschoben. Nach Entfernung des Mandrins verbleibt die eigentliche Kanüle im Herd. Durch eine aufgesetzte Spritze erfolgt unter Aspiration und mehrmaligem Vor- und Zurückgehen mit der Nadelspitze innerhalb der Läsion die Materialgewinnung (Abb. 5). Die Zellen werden auf einem entfetteten Objektträger ausgestrichen und luftgetrocknet.

Da diese Nadeln nur wenig traumatisierend wirken, ist die wiederholte Punktion eines Prozesses in aller Regel unproblematisch.

Um Material für eine histologische Beurteilung zu erhalten, empfiehlt sich die Verwendung von Schneidbiopsienadeln (Abb. 4a und b).

Diese Nadeln haben einen größeren Außendurchmesser (erhältlich bis 2,1mm, wir verwenden Nadeln bis 1,6mm); sie sind auch als einhändig zu bedienende automatische Biopsiestanze erhältlich. Mit diesem Verfahren können Gewebezylinder bis zu 2cm Länge gewonnen werden. Ähnlich funktionieren die automatischen Biopsiepistolen.

Bei diesen Methoden ist die Traumatisierung sicher höher, die diagnostische Ausbeute aber ungleich besser.

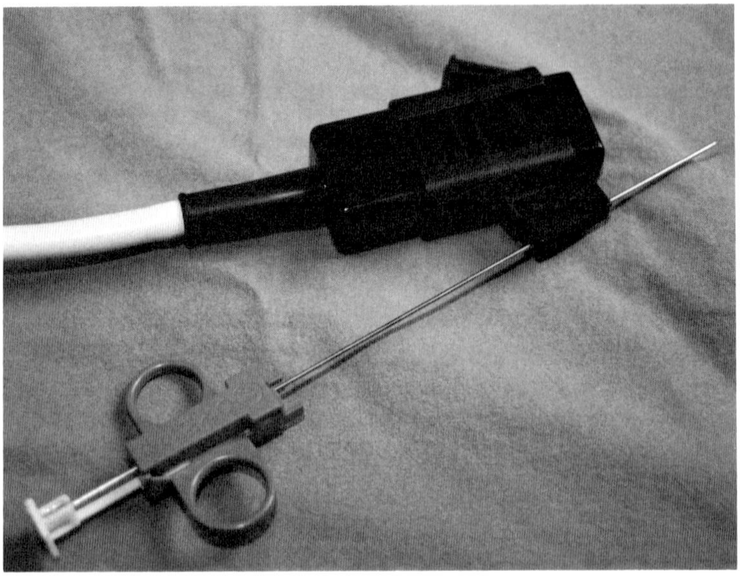

Abb. 4a: Schneidbiopsienadel (Fa. Temno) seitlich am Schallkopf in eine Punktions-Nadelführung eingelegt.

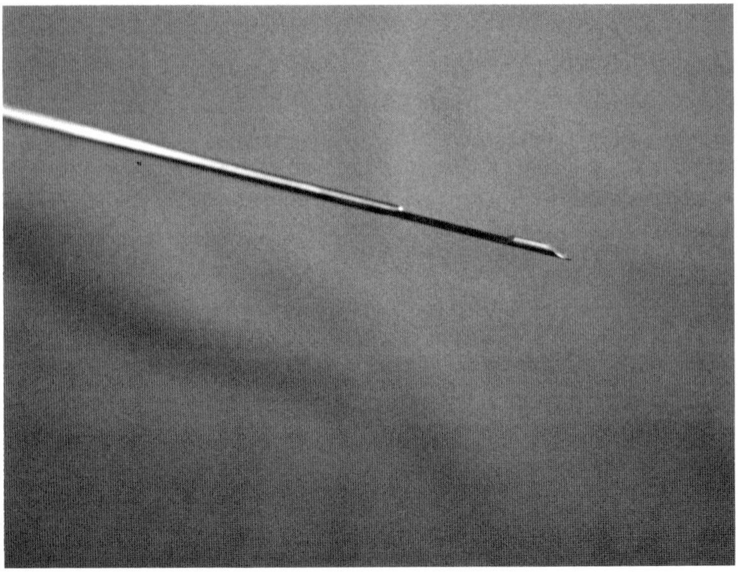

Abb. 4b: Ausgefahrene Spitze derselben Schneidbiopsienadel. Die Länge der erkennbaren Exkavation entspricht der Länge des zu gewinnenden Gewebezylinders.

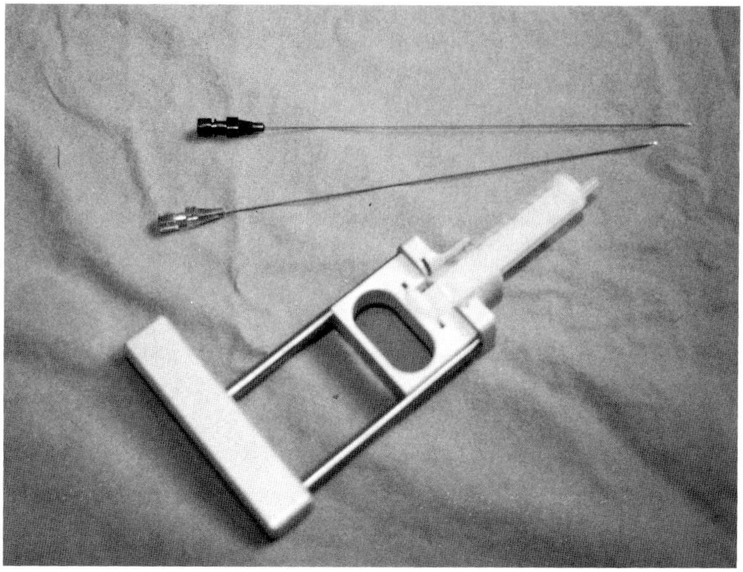

Abb. 5: Punktionshandgriff mit eingelegter 10 ml Spritze. Daneben 2 Chiba-Punktionsnadeln. Die Verwendung einer solchen Vorrichtung erleichtert einhändiges Punktieren.

Zugangsweg

Die Wahl des Zugangsweges und Auswahl der zu punktierenden Läsion, sofern hier eine Wahl besteht, ist ein schwieriger und anspruchsvoller Schritt bei der Punktionsdurchführung. Auch wenn es einige allgemeine Richtlinien gibt, muß jeder Punktionsvorgang immer wieder individuell geplant werden.

Um die Komplikationsrate zu minimieren, sollten folgende Richtlinien beachtet werden:

- Bei Leberläsionen ist nicht unbedingt der kürzeste auch der beste Zugangsweg. Ein längerer Kanal durch gesundes Parenchym kann die Punktionsstelle besser verschließen und u. U. für die Tamponierung einer möglichen Blutung wichtig werden.

- Oberflächliche Leberherde sollten möglichst nicht punktiert werden, was natürlich nicht immer zu realisieren ist.

- Bei größeren Herden mit echoarmen zentralen Anteilen sollte die Biopsie aus dem Randbereich angestrebt werden, da sonst die Gefahr besteht, nur nekrotisches Gewebe zu erhalten.

- Pankreasprozesse lassen sich ohne Probleme transgastral oder transhepatisch punktieren (Abb. 4). Das Colon darf allerdings nicht perforiert werden (bakterielle Verschleppung).

- Vor der Punktion echoarmer oder echofreier Prozesse sollte dopplersonographisch dokumentiert worden sein, daß kein Flußsignal abzuleiten ist (cave: Aneurysma der A. hepatica in der Differentialdiagnose von Pankreaspseudozysten!).

Komplikationen

In großen Sammelstatistiken konnte der relativ risikoarme Charakter ultraschallgezielter Punktionen belegt werden.

Sofern die Komplikation als behandlungsbedürftige Folge einer Punktion definiert wird und die reine Schmerzmittelgabe aufgrund postpunktioneller Beschwerden außer acht gelassen wird, werden Komplikationsraten zwischen 0,05% und 0,187% beschrieben. Für die Letalität wurden Werte von 0,0075% und 0,006% errechnet.

Auch wenn diese Zahlen in erfahrenen Zentren erhoben worden sind und somit bei zunehmender Verbreitung dieser Eingriffe zunächst etwas höhere Prozentzahlen zu erwarten sind, dokumentiert sich in diesen Statistiken doch die Sicherheit dieser invasiven Methode. Die typische behandlungsbedürftige Komplikation ist die Blutung, die etwa 35 - 50% der Komplikationen ausmacht.

Weitere schwerwiegende Folgen sind Infektionen, die Tumorzellverschleppung im Biopsiekanal, der Pneumothorax, die Pankreatitis und das Galleleck.

Die letalen Komplikationen treten gehäuft nach Leberpunktionen auf. In Sammelstatistiken wurde bei insgesamt 8 Todesfällen verzeichnet, wobei in vier Fällen die Blutung aus einer Lebermetastase oder aus einem hepatozellulären Karzinom als Todesursache angegeben.

4. 2 Die therapeutische Punktion

Abszeßdrainage

Indikationen zur sonographisch gezielten Abszeßdrainage bestehen dort, wo durch eine Entlastung und anschließende Spülbehandlung eine definitive Sanierung erreicht werden kann. Ein typisches Beispiel ist der pyogene Leberabszeß.

Dort, wo der Abszeß Anschluß an ein Hohlsystem hat, ist eine chirurgische Versorgung in aller Regel vorzuziehen. Dies gilt beispielsweise für Abszesse im Rahmen einer Appendizitis oder Sigmadivertikulitis.

Bei inoperablen Patienten kann die Drainagebehandlung allerdings eine temporäre Lösung sein, um den Patienten in einen operablen Zustand zu bringen.

Eine Sonderstellung hat der Morbus Crohn. Hier ist primär eine konservative Therapie sinnvoll, die auch eine Abszeßdrainage beinhalten mag, um die anschließende Darmresektion so sparsam wie möglich durchführen zu können. Die ursprünglich befürchtete Fistelbildung durch Abszeßdrainage hat sich nicht bestätigt.

Die Vorgehensweise bei der Abszeßdrainage entspricht zunächst dem einer diagnostischen Punktion, nur sollte hier nach Möglichkeit der transgastrale oder transhepatische Weg vermieden werden.

Durch eine initiale diagnostische Punktion wird der Abszeß gesichert und Material für die bakteriologische Untersuchung aspiriert. Außerdem werden auf diesem Weg Informationen über die Viskosität der Flüssigkeit gewonnen. Hiervon hängt die Wahl des Drainagekatheters ab.

Die Punktion kann in Troikartechnik oder Seldingertechnik erfolgen. Im ersten Fall geschieht die Direktpunktion mit dem Katheter, der je nach Hersteller zwischen 6F und 14F stark sein kann. Bei der schonenderen Seldingertechnik wird zunächst ein Führungsdraht im Abszeß plaziert und der Drainagekatheter über diesen Führungsdraht, eventuell nach vorheriger Bougierung des Punktionskanales, vorgeschoben.

Zystenpunktion

Pankreaspseudozysten stellen eine der Hauptindikationen zur therapeutischen Zystenpunktion dar. Hierbei wird zunächst die wiederholte Entlastungspunktion durchgeführt. Sofern dieses Vorgehen nicht zum Ziel führt, weil es immer wieder zum Nachlaufen des Zysteninhaltes kommt, kann alternativ die perkutane Katheterdrainage eingesetzt werden. Durch diesen kombinierten Einsatz von Entlastungspunktion und Drainage werden Erfolgsraten bis zu 62% erreicht. Somit ist dieses Vorgehen sicher eine sinnvolle Alternative zur primären operativen Zystojejunostomie.

Die eigentliche Punktionstechnik unterscheidet sich nicht vom oben beschriebenen Vorgehen.

Therapeutische Tumorpunktion

Neben der diagnostischen Tumorpunktion kann die Feinnadelpunktion auch zur Instillation von Substanzen genutzt werden, um eine Regression inoperabler Prozesse zu erreichen.

Hierzu zählt die Injektion von Äthanol in das hepatozelluläre Karzinom. Allerdings hat diese palliative Methode ihre Limitation bei größeren Tumoren.

4. 3 Spezielle Probleme

Hämangiome der Leber

Hämangiome der Leber sollten nicht punktiert werden. Dennoch wird es bei atypischen Hämangiomen immer wieder zu akzidentellen Punktionen kommen. Es hat sich hierbei allerdings gezeigt, daß das befürchtete Blutungsrisiko doch nicht wesentlich höher zu sein scheint, als wir es bei der Punktion solider Tumoren erwarten müssen. Voraussetzung bleibt natürlich ein ausreichender Parenchymsaum um die punktierte Läsion. Ein deutlich erhöhtes Risiko liegt nur bei echoarmen Hämangiomen vor.

Echinokokkuszysten

Die Punktion von Echinokokkuszysten wird durch zwei besondere Komplikationen belastet. Einerseits kann es zu anaphylaktischen Reaktionen kommen, andererseits besteht die Gefahr, durch die Verschleppung von Echinokokken die Bildung von Tochterzysten im Punktionskanal und der Peritonealhöhle zu verursachen.

Da sich diese Komplikationen auch bei guter Punktionstechnik nicht vermeiden lassen, gilt die Punktion von Echinokokkuszysten bisher als kontraindiziert.

Dennoch scheint bei inoperablen Patienten die Punktion und Instillation von absolutem Alkohol eine therapeutische Alternative zu sein. In einer kürzlich publizierten kleinen Serie wurde eine entsprechende Behandlung mit wiederholten Punktionen bei fünf Patienten ohne Nebenwirkungen toleriert.

Amöbenabszeß

Im Gegensatz zu bakteriellen Leberabszessen hat der Amöbenabszeß unter konservativ medikamentöser Behandlung eine gute Prognose. Somit ist hier nur in Ausnahmefällen eine therapeutische Punktion erforderlich, die dann als wiederholte Entlastungspunktion durchgeführt wird. Die Drainagebehandlung beinhaltet ein unnötig hohes Risiko einer peritonealen Streuung, die bei der relativ gutartigen Grunderkrankung nur in extrem wenigen Fällen gerechtfertigt ist. Eine Indikation zur Punktion ist die drohende intrathorakale Perforation des Abszesses.

Die Indikation zur diagnostischen Punktion bei uncharakteristischer Serologie bleibt hiervon unberührt, insbesondere da es keine validen sonographischen Kriterien zur Differenzierung des Amöben- und des pyogenen Abszesses gibt und Mischinfektionen vorkommen.

5. Dynamische und funktionelle Sonographie

H.-J. Cordes

5. 1 Dynamische Befunde

Die Real-time-Sonographie bietet die Gelegenheit, neben strukturellen Veränderungen auch dynamische Phänomene darzustellen. Unter Beachtung dieser "neuen Dimension" lassen sich an vielen Organsystemen zusätzliche Befunde erheben, die ganz grundlegende Informationen zu liefern in der Lage sind und unsere diagnostischen Möglichkeiten erweitern.

Im Gegensatz zu strukturellen Befunden lassen sich diese dynamischen Bewegungsvorgänge bisher nur bedingt in Maß und Zahl fassen. Dies macht sie stark von subjektiven Eindrücken abhängig und erschwert die Dokumentation. Hier ist auch der Grund zu suchen, weshalb in der Literatur diesen Aspekten nur wenig Beachtung geschenkt worden ist und nicht etwa, weil sie für die Befunderhebung ohne Bedeutung wären.

Eines der wesentlichen Gebiete, denen sich die Erforschung der klinischen Sonographie in den nächsten Jahren widmen wird, ist sicher die Erfassung, Quantifizierung und Zuordnung dieser Phänomene.

An einigen Beispielen sei kurz erläutert, wo diese Befunde bereits klinische Relevanz haben. Der Magen-Darm-Trakt ist sicher das Paradebeispiel, wo Bewegungsabläufe ihren unverzichtbaren Platz in der Diagnostik haben. Stenosen lassen sich oft erst durch dosierte Kompression der prästenotischen Darmschlingen in ihrer Ausdehnung darstellen, wenn der Darminhalt durch die Enge "perlt".

Adhäsionen und entzündliche Verklebungen der Darmschlingen werden gelegentlich bei forcierter Atmung durch die fehlende oder verminderte Verschieblichkeit zum Peritoneum parietale deutlich.

Eine unbehandelte einheimische Sprue ergibt im Jejunum ein typisches Bild, das vielleicht mit dem Begriff "Waschmaschinen-Phänomen" am besten charakterisiert wird (vgl. Kap. 2.4).

Andere Befunde sind in ihrer Bedeutung bisher gar nicht oder nur partiell erfaßt. Hierzu zählt zum Beispiel der Kontraktionsablauf des Dünndarmes (siehe Kap. 2.4, Abb. 7b).

Wie bereits geschildert, ist die Beurteilung sehr stark von subjektiven Eindrücken abhängig. Die notwendige Sicherheit kann der Untersucher aber nur erlangen, wenn er im Untersuchungsgang bewußt auf diese Phänomene achtet.

5. 2 Funktionelle Untersuchungen

Gallenblasenkontraktion

Die suffiziente Gallenblasenkontraktion auf Stimulationsreize ist Voraussetzung für eine erfolgreiche konservative Therapie des Gallensteinleidens. Anderenfalls ist mit unbefriedigenden Behandlungsergebnissen zu rechnen bzw. es wird in der verbliebenen funktionslosen Gallenblase immer wieder zu Rezidivkonkrementen nach erfolgreicher Steinauflösung kommen.

Hier hat die Gallenblasenkontraktionsprüfung ihre klinische Relevanz. Dabei ist es unerheblich, ob dies im Rahmen einer Röntgenkontrastdarstellung oder einer Oberbauchsonographie erfolgt.

Wegen der fehlenden Strahlenbelastung wird sich die sonographische Dokumentation auf Dauer sicher durchsetzen. Ob der Kontraktionsreiz durch ein Testmahl oder Caeruletid erfolgt, ist dabei unerheblich.

Praktisches Vorgehen

Die Fläche der Gallenblase wird planimetrisch im maximalen Longitudinalschnitt der Gallenblasenlängsachse vor und nach Reiz bestimmt. Wir verlangen eine 40%ige Reduktion der Fläche 45 Minuten nach einer Testmahlzeit, die einem Lundh-Mahl in der Zusammensetzung entspricht.

Magenentleerung

Sonographische Verfahren zur Bestimmung der Magenentleerung sind bereits vielfach beschrieben worden. Das Spektrum reicht von sehr aufwendigen Methoden, die mehrere Schnittebenen erfordern, bis zur alleinigen Bestimmung der Antrumfläche in Höhe der Aorta. Messungen in der Sagittalebene oder die Planimetrie der Magenfläche in der Transversalebene wurden ebenfalls empfohlen.

In der klinischen Routine wird sich diese Methode nur durchsetzen können, wenn die Messung zu wenigen Zeitpunkten in einer Schnittebene valide erfolgen kann. Offensichtlich scheint die alleinige Flächenbestimmung des Antrums eine ausreichend gute Korrelation mit der szintigraphisch bestimmten Magenentleerung zu haben. Unsere Erfahrungen haben ergeben, daß eine sagittale Schnittführung in der Übergangszone zwischen Antrum und Corpus die geringsten Probleme mit intragastraler Luftüberlagerung ergibt (Abb. 1). Im Corpus bestehen häufiger Reflexionsartefakte durch Luft, insbesondere dann, wenn eine transversale Schnittführung gewählt wird.

Praktisches Vorgehen

Zur Bestimmung der Magenentleerung wird zunächst am nüchternen, stehenden Patienten die Antrumfläche planimetrisch gemessen. Anschließend trinkt der Patient eine Testflüssigkeit mit dem Strohhalm. Nun kann entweder der Zeitraum bestimmt werden, bis die Antrumfläche wieder den Ausgangswert erreicht hat oder eine fünfzigprozentige Abnahme der Fläche erfolgt. Diese Werte sind natürlich von der verwendeten Flüssigkeit abhängig und jeder Untersucher muß hier seine eigenen Normwerte bestimmen. Für Wasser wurden für die vollständige Entleerung 30 Minuten und für Milch 166 Minuten angegeben.

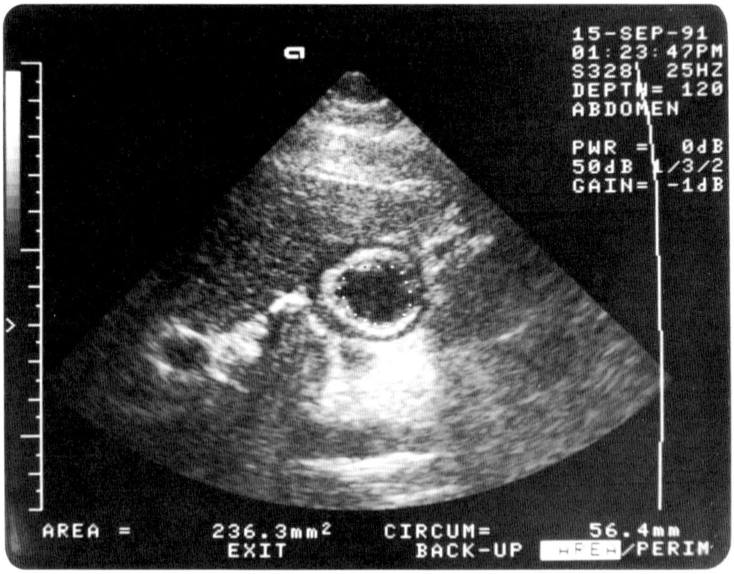

Abb. 1: Darstellung der Antrumfläche im Sagittalschnitt über der Aorta abdominalis.

Pankreasgangweite unter Stimulation

Der Ductus Wirsungianus läßt sich sonographisch in 75 - 85% aller Untersuchungen zumindest partiell darstellen. Wenn eine Wasserfüllung des Magens und eine Untersuchung im Stehen durchgeführt wird, lassen sich diese Zahlen noch erhöhen.

Unter einer Stimulation mit Sekretin kommt es bei Gesunden zu einer Dilatation des Ganges. Diese Erweiterung ist altersabhängig und nimmt mit zunehmendem Alter ab.

Bei der chronischen Pankreatitis soll es durch die periduktale Fibrose zu einer Abnahme der Gangdilatation nach Sekretin-Stimulation kommen. Ob dieses Phänomen zur Frühdiagnose der chronischen Pankreatitis geeignet ist, bleibt abzuwarten.

6. Endoskopischer Ultraschall - Grundlagen, Technik und Indikationen

Th. Clement

Der *endoskopische Ultraschall (EUS)* ermöglicht durch die Kombination von Endoskopie und Sonographie im Vergleich zu den anderen diagnostischen Verfahren sowohl die Erfassung des endoskopischen Aspekts einer Erkrankung als auch ihrer intra- bzw. transmuralen Ausdehnung.

Die Vorstellung, hochfrequente, hochauflösende Transducer möglichst direkt am Zielorgan zu plazieren, wenn möglich sogar unter endoskopischer Kontrolle, induzierte in der zweiten Hälfte der 70er Jahre den Beginn einer Entwicklung, die zu den heutzutage im klinischen Einsatz befindlichen flexiblen Ultraschallendoskopen für den Gastrointestinaltrakt führte. Starre Ultraschallsonden zur transrektalen Untersuchung der Prostata wurden bereits 1967 eingesetzt.

Grundsätzlich lassen sich die zur Verfügung stehenden Geräte unterscheiden in a) starre oder flexible *Ultraschallsonden* (*non-optical* - d. h. ohne Endoskopiemöglichkeit) und b) flexible *Ultraschallendoskope* (*optical* - d. h. durch Kombination von Endoskopie und Ultraschall ist ein gezieltes Aufsuchen einer Läsion oder Region und die gezielte Ankopplung des Transducers möglich.

Der Transducer ist an der Spitze flexibler Seitblickinstrumente montiert. Dieser starre Geräteteil hat eine Länge von ca. 4,5 cm. Die Schallebene des mechanischen Sektorscanners am von uns verwendeten Ultraschallendoskop (Olympus EU-M3) steht im Winkel von 90° zur Gerätelängsachse. Während der Untersuchung besteht die Möglichkeit, verschiedene Frequenzen anzuwählen und das Monitorbild zu variieren (180°- oder 360°-Sektor, Bilddurchmesser 6, 9, 12 oder 18 cm). Abhängig von der Ultraschallfrequenz (7,5 oder 12 MHz) schwankt die Eindringtiefe zwischen 3 und max. 10 cm (technische Daten s. Tab. 1).

Voraussetzung für die Beurteilung einer Zielläsion ist ihre Erreichbarkeit. Ist z. B. die Passage mit dem Ultraschallendoskop infolge einer Tumorstenose nicht möglich, so ist nur eine sehr eingeschränkte Beurteilung vom proximalen

Tumorrand aus möglich. Besteht ein Restlumen, kann dieses mit einer kleinkalibrigen Ultraschallsonde passiert werden, die über den Arbeitskanal eines Endoskops mit prograder Optik eingeführt wird. Die Eindringtiefe von 1,0 bis 1,5 cm limitiert die diagnostische Aussage jedoch erheblich. Wie auch beim transabdominellen Ultraschall ist eine optimale Ankopplung des Transducers erforderlich, die bei der EUS auf verschiedene Weise erreicht werden kann.

Tab. 1: Technische Daten des Endosonokops Olympus EU-M3.d

Endoskop	**Seitblickinstrument**
starre Gerätespitze	42 mm
Schallkopf	
mechanisch	Sektor 180 / radial 360
Länge	20 mm
Diameter	13 mm
Frequenz	7.5 MHz / 12 MHz
Eindringtiefe	10 cm / 3 cm
axiale Auflösung	0,2 mm / 0,12 mm

Bei der *direkten Ankopplung* (a) können infolge unzureichender Entfaltung des Hohlorgans Luftartefakte entstehen. Wegen der fehlenden Fokussierungsmöglichkeit kann die Beurteilung des Nahfelds durch Nahfeldartefakte beeinträchtigt sein. Beides läßt sich mit der sog. *Ballonmethode* (b) vermeiden. Durch Füllung eines den Schallkopf umgebenden Ballons mit Wasser (s. Abb. 1a und 1b) wird je nach Füllungszustand in englumigen Hohlorganen (z. B. Ösophagus) eine gute Entfaltung und ein optimaler Wandkontakt geschaffen. Darüber hinaus läßt sich durch Variation der Ballonfüllung der Transducerabstand von der Wand verändern. Eine zu starke Füllung des Ballons muß jedoch vermieden werden, da es infolge der Kompression zu einer Verfälschung des "Schichtenbildes" der Wand kommen kann. In großlumigen Hohlorganen (z. B. Magen) läßt sich mittels *Wasserfüllung* (c) eine ideale Vorlaufstrecke herstellen und zusätzlich eine ausreichende Organentfaltung gewährleisten, wozu in der Regel 150 - 300 ml Wasser genügen.

Das Olympus Ultraschallendoskop (EU-M3) besitzt einen zusätzlichen Arbeitskanal, über den im gleichen Untersuchungsgang Gewebeproben entnommen werden können (Zangenbiopsie oder Aspirationszytologie). Die Voraussetzungen für eine *ultraschallgezielte Punktion* kleiner Läsionen sind gegenwärtig jedoch noch nicht gegeben, da eine Steuerungsmöglichkeit der seitlich an der Gerätespitze austretenden Nadel in den Schallstrahl nicht besteht.

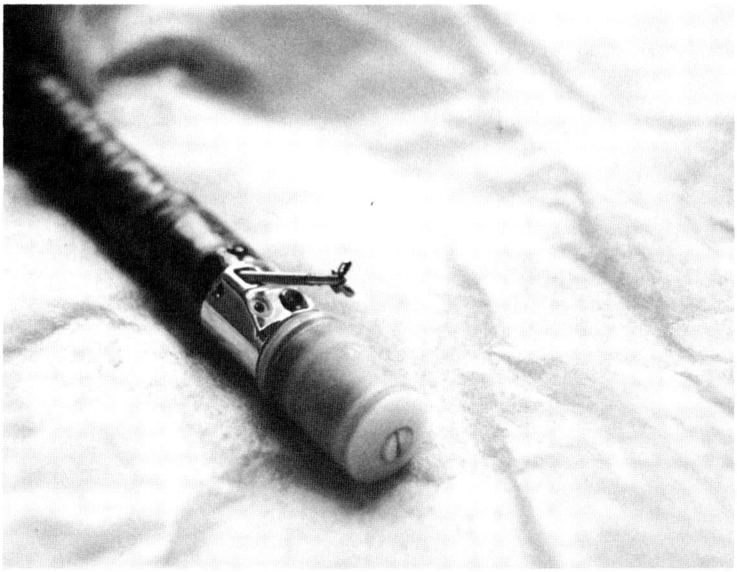

Abb. 1a: Gerätespitze des Endosonoskops Olympus EU-M3. An der Spitze der 20 mm lange Schallkopf - dahinter die Seitblickoptik und der Arbeitskanal. Die Gesamtlänge des starren Endteils beträgt 42 mm.

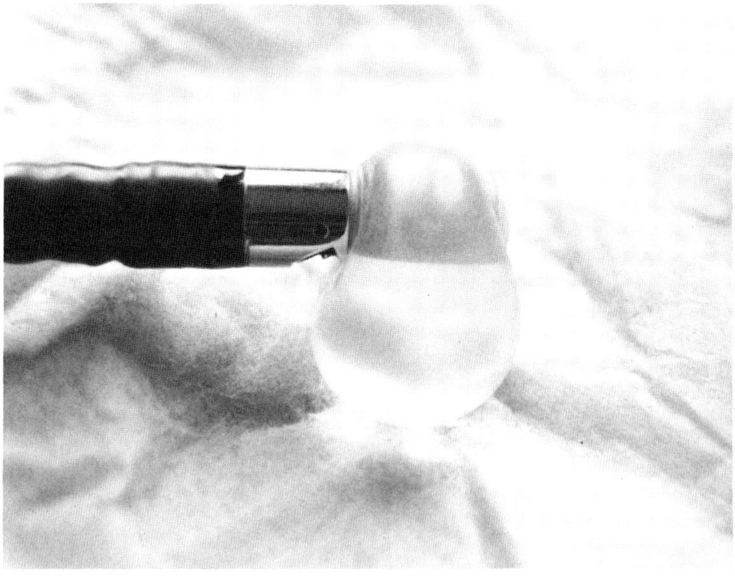

Abb. 1b: Aufgezogener Ballon mit Wasserfüllung.

6. 1 Oberer Gastrointestinaltrakt

Die Untersuchung wird am nüchternen Patienten durchgeführt. *Relative Kontraindikationen* sollten durch eine vorausgegangene endoskopische oder radiologische Darstellung des oberen Gastrointestinaltraktes ausgeschlossen werden. Das Untersuchungsrisiko für den Patienten durch das Einführen des Seitblickinstrumentes kann so durch Ausschluß eines Ösophagusdivertikels, fragilen Tumorgewebes oder einer vorbestehenden Via falsa reduziert werden. Bei Patienten mit kardiopulmonalen Erkrankungen gelten die gleichen Risikoabwägungen wie bei der konventionellen Endoskopie, ein EKG-Monitoring während der Untersuchung kann erforderlich sein.

Wegen des großkalibrigen Gerätes und des mit 4,2 cm relativ langen starren Endstückes ist eine *routinemäßige Prämedikation* zu empfehlen. Auf eine Rachenanästhesie sollte wegen des Aspirationsrisikos bei flüssigkeitsgefülltem Magen verzichtet werden.

Das Einführen des Ultraschallendoskopes erfolgt in Linksseitenlage des Patienten. Das Gerät wird abhängig von der Fragestellung bis in das Duodenum descendens vorgeführt, wobei eine Pyloruspassage wegen der Gerätebeschaffenheit nicht in allen Fällen gelingt.

Nach Begradigung des Gerätes werden die Zielorgane während des langsamen Zurückziehens und ggfs. Umlagerung des Patienten etappenweise beurteilt (s. Abb. 2). Die Orientierung erfolgt während der Untersuchung anhand des Monitorbildes, wobei die aus der transabdominellen Sonographie bekannten Leitstrukturen aufgesucht werden (z. B. V. lienalis bei der Pankreasdarstellung). Unter Berücksichtigung der individuellen Topographie muß die jeweils günstigste Schallkopfposition während der dynamischen Untersuchung herausgefunden werden.

Methodenbedingte *Komplikationen* sind äußerst selten. Das Aspirationsrisiko bei flüssigkeitsgefülltem Magen läßt sich durch Linksseitenlage des Patienten, Verzicht auf die Rachenanästhesie und Absaugen des Mageninhaltes am Untersuchungsende reduzieren. Bestehen Tumorstenosen oder Strikturen, darf die Passage nicht mit Druck erzwungen werden, um Organperforationen und schwere Blutungen zu vermeiden.

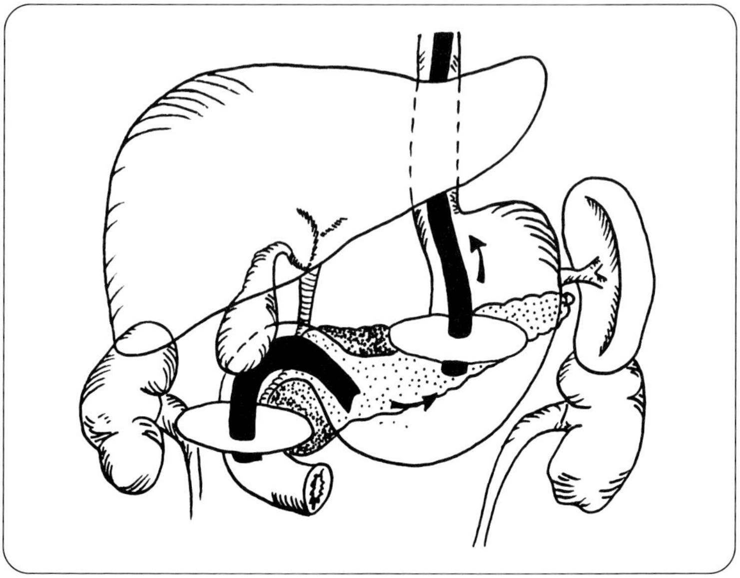

Abb. 2: Topographie der endosonographisch einsehbaren Oberbauchorgane. Die Schallebene ist vereinfacht als Scheibe dargestellt.

Die *Indikationen* zur EUS sind determiniert durch die gerätetechnisch vorgegebene Eindringtiefe von maximal 10 cm bei einer Ultraschallfrequenz von 7,5 MHz. In erster Linie sind es die Dignitätsbeurteilung und das präoperative Staging gastrointestinaler Tumore.

Zahlreiche in vitro und in vivo Untersuchungen lassen einen 5-Schichtenaufbau der Wand als gesichert erscheinen (s. Abb. 3 und Tab. 2). Pathologische Prozesse führen zu partieller oder kompletter Destruktion dieses 5-Schichtenbildes (s. Abb. 4 und 5).

Beim präoperativen Tumorstaging lassen sich mittels des EUS analog dem histopathologischen TNM-Stadium die Tumorlokalisation, die Tumorausbreitung sowie regionale Lymphknoten erfassen. Fernmetastasen sind in der Regel nicht darstellbar. Darüber hinaus gestattet die Methode eine Aussage zur Resektabilität (z. B. Gefäßinfiltration).

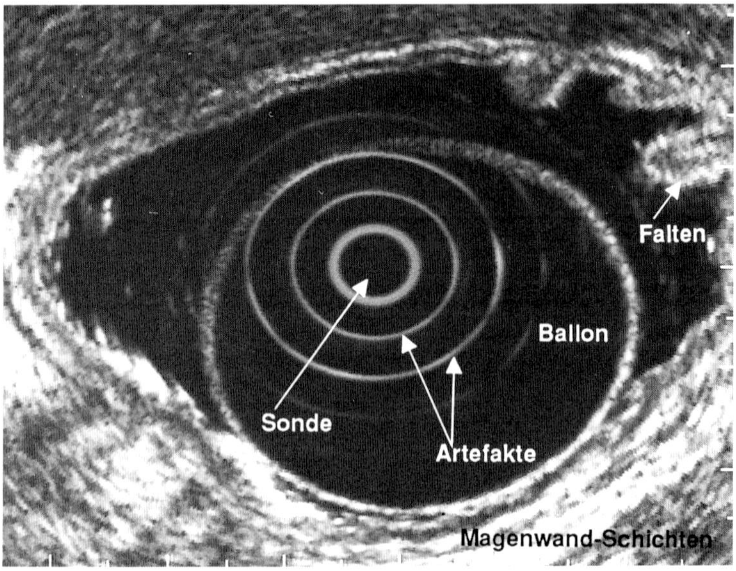

Abb. 3: Normaler endosonographischer Aspekt der Magenwand. Schallkopf im Zentrum des Magenlumens mit wassergefülltem Ballon in Höhe des Magencorpus. Fünf Schichten der Magenwand sind deutlich erkennbar.

Tab. 2: Fünf-Schichtenaufbau der Wand des GI-Traktes bei der Endosonographie. Sonographischer Aspekt und wahrscheinliches histologisches Korrelat

sonographischer Aspekt	wahrsch. histol. Korrelat
echoreiche innere Schicht	Eintrittsecho
echoarme innere Schicht	Mukosa
echoreiche mittlere Schicht	Submukosa
echoarme äußere Schicht	Muscularis propria
echoreiche äußere Schicht	Austrittsecho (Serosa, Adventitia, Fett)

Wichtige Indikationen und Stellenwert des EUS

Im präoperativen *Staging des Ösophaguskarzinoms* ist der EUS die treffsicherste Methode. Die Tumorausbreitung in der Ösophaguswand läßt sich analog zum histopathologischen TNM-Stadium endosonographisch erfassen (Abb. 4). Paraösophageale Lymphknoten sind ab einer Größe von 2 - 4 mm darstellbar, wobei die Wahrscheinlichkeit einer malignen Infiltration mit zunehmender Größe und höherem T-Stadium des Primärtumores steigt. Die Treffsicherheit der Methode in der richtigen präoperativen Erfassung des T-Stadiums liegt bei 85 - 90% und des N-Stadiums bei 75 - 85%. Eine deutliche Überlegenheit gegenüber der Computertomographie zeigt sich insbesondere in den frühen Tumorstadien.

Bei einem Teil der Patienten führt der EUS jedoch zu einer fälschlich zu hohen Einschätzung des T-Stadiums, bedingt durch die Schwierigkeit, peritumoröse Entzündung und Fibrose von einer Tumorinfiltration zu differenzieren. Ist wegen eines stenosierenden Tumors die Beurteilung nur mit "aufgesetztem" Gerät möglich, so schränkt dies die Treffsicherheit ein.

Tab. 3: EUS-Indikationen - oberer Gastrointestinaltrakt

Ösophagus:	Karzinom Endobrachyösophagus submuköse Tumoren Dysphagie
Magen:	Karzinom Lymphom submuköse Tumoren Magenwandimpression prominente Falte unklarer Dignität Fundusvarizen
Pankreas:	Karzinome (< 1,5 - 2,0 cm) endokrin aktive Tumoren Papillenkarzinome

Auch im *Staging des Magenkarzinoms* erwies sich der EUS als treffsichere Methode. Das durch Destruktion der Wandschichten erkennbare T-Stadium ist mit einer Treffsicherheit von 75-85% richtig erfaßbar, das N-Stadium in 65- 85%. Die Differenzierung eines Frühkarzinoms von fortgeschrittenen Tumoren gelingt in über 90% der Fälle. Je nach Wachstumstyp des Tumors, insbesondere bei szirrhösem Wachstum, läßt der EUS bei endoskopisch intakter Mukosa oft eine überraschende submuköse Tumorinfiltration erkennen (Abb. 5).

Die Erfassung wandüberschreitenden Wachstums (T3) oder einer Infiltration in Nachbarorgane (T4) trägt zur Planung und Risikoabschätzung des operativen Vorgehens bei. Obwohl *Magenlymphome* häufig eine charakteristische echoarme Infiltration der Magenwand aufweisen, ist ihre sichere Differenzierung von szirrhös wachsenden Magenkarzinomen nicht möglich. Der EUS hat seinen Stellenwert hier im präoperativen Staging, der Verlaufskontrolle unter Chemotherapie und der Rezidiverkennung.

Submuköse Tumoren des oberen Gastrointestinaltraktes lassen sich endosonographisch durch ihr sicheres intramurales Wachstum, glatte Begrenzung und ihr meist homogenes Echomuster erfassen (Abb. 6) und von Impressionen durch extramurale Prozesse differenzieren. Finden sich benachbarte Lymphknoten und eine irreguläre Tumorbegrenzung, so spricht dies für einen malignen Tumor. Das Malignitätsrisiko steigt jedoch auch mit zunehmender Tumorgröße.

Bei *portaler Hypertension* sind intra- und paramurale Gefäße sowie thrombotische Komplikationen der V. lienalis oder V. portae gut darstellbar. In der Erfassung von Fundusvarizen als Ursache prominenter Falten ist der EUS der Endoskopie überlegen, wodurch sich unter Umständen risikoreiche Biopsien vermeiden lassen (Abb. 7).

Kleine *Pankreastumoren* (ab 3 - 5 mm Durchmesser), insbesondere in der Pankreasschwanzregion, sind endosonographisch zuverlässig darstellbar. Da der EUS jedoch nicht als Screeningmethode einsetzbar ist, werden Pankreaskarzinome in der Regel erst diagnostiziert, wenn die Patienten symptomatisch sind und der Tumor oft inoperabel ist.

Endokrin aktive Tumoren stellen eine Ausnahme dar, da bereits sehr kleine Tumoren symptomatisch werden können, die mit anderen bildgebenden Verfahren nicht erfaßt werden (Abb. 8). Bei der Primärdiagnostik von Pankreaskarzinomen erbringt der EUS ähnlich gute Ergebnisse wie die ERCP und ist im lokalen *Tumor-Staging* und Beurteilung der Resektabilität der transabdominellen Sonographie, der Computertomographie sowie der Angiographie überlegen (TNM-Stadium; Gefäßeinbruch).

Eine Differenzierung zwischen malignem und entzündlichem Pankreastumor läßt sich jedoch aufgrund der Morphologie (Tumorrand und Begrenzung, Lymphknoten, Gefäßkomplikationen) nicht immer zuverlässig treffen. Eine Indikation an den abführenden *Gallenwegen* ist der mit anderen bildgebenden Verfahren nicht sicher auszuschließende Tumorverdacht.

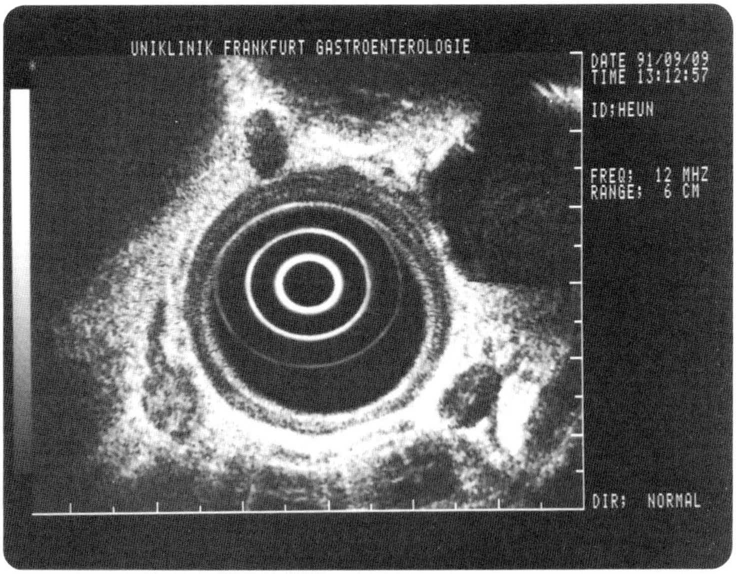

Abb. 4: Ösophaguskarzinom EUS-Stadium T3 N1. Die ventrale Ösophaguswand weist eine echoarme, die Schichtung aufhebende Verdickung mit irregulärer äußerer Begrenzung auf. Paraösophageal echoarme Lymphknoten.

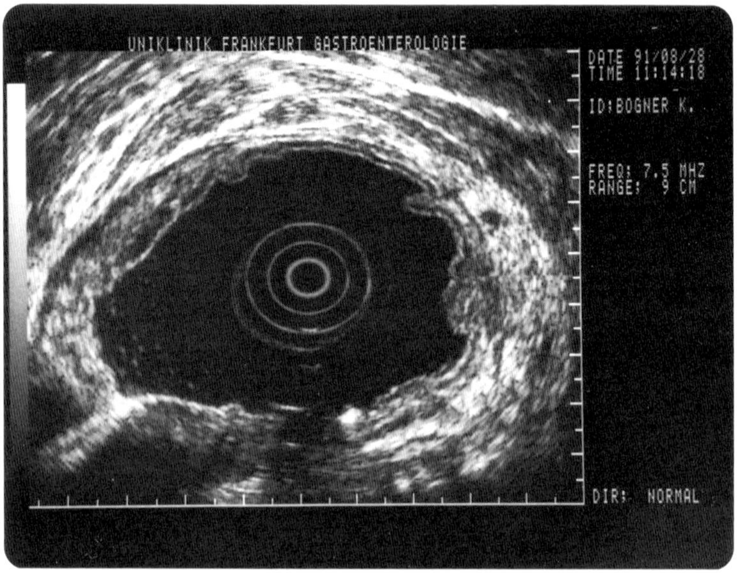

Abb. 5: Fast zirkulär wachsendes Magenkarzinom mit Destruktion der Wandschichtung. Am oberen Bildrand schmale Brücke intakter Magenwand.

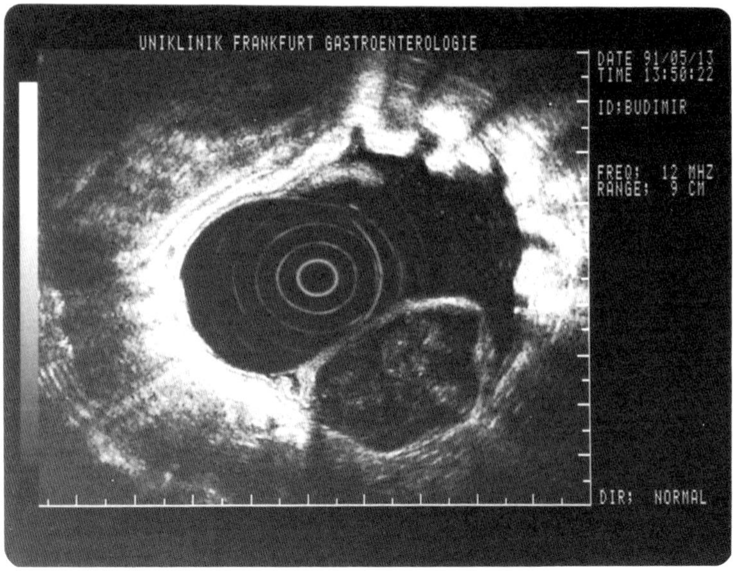

Abb. 6: Submuköser Magentumor. Am linken Tumorrand ist gut erkennbar, daß die lumenseitige Tumoroberfläche von intakter Mukosa und Submukosa überzogen ist. Histologie: Leiomyom.

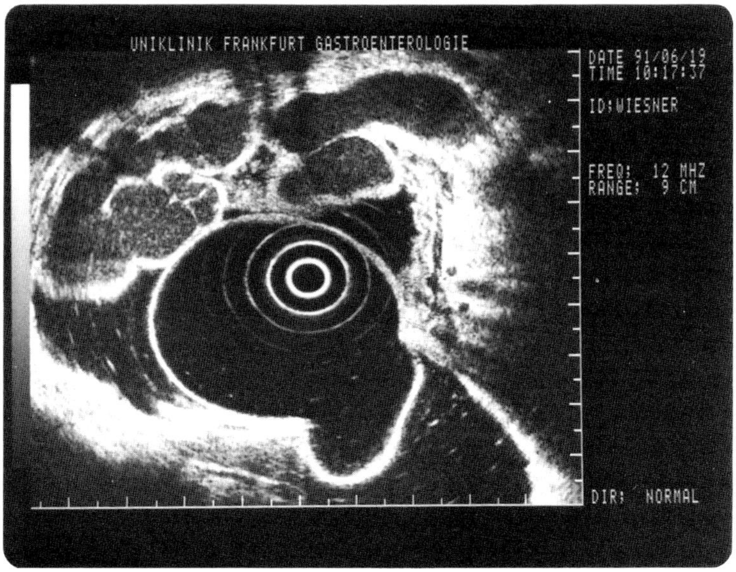

Abb. 7: Ausgeprägte Fundusvarizen bei Thrombose der V. lienalis.

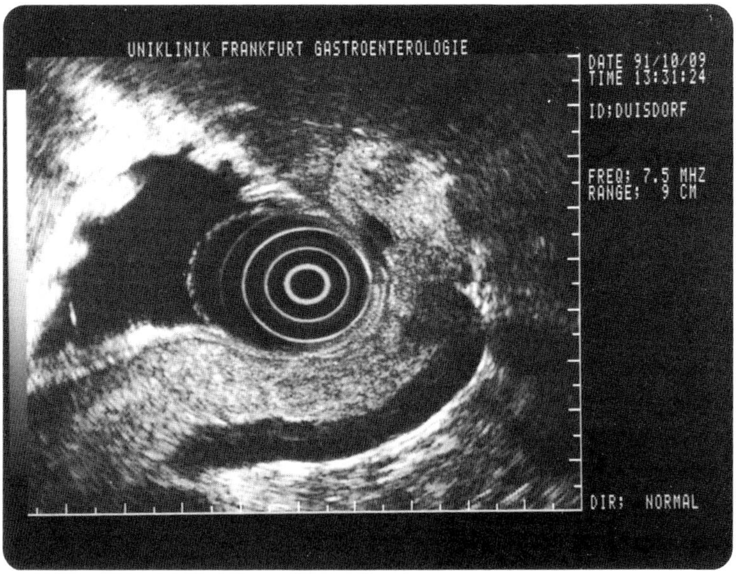

Abb. 8: Darstellung des Pankreas vom Magencorpus / -fundus. Im Pankreasschwanz kleiner echoarmer Tumor (1.4 cm), unmittelbar der V. lienalis anliegend.

6. 2 Unterer Gastrointestinaltrakt

Erkrankungen des Anorektums und der Prostata sind die ältesten Einsatzgebiete der Endosonographie. Es werden verschiedene Typen nicht optischer Echosonden mit mechanischen Linear- und Sektorschallköpfen angeboten, die entweder durch das Rektoskop oder direkt in das Rektum eingeführt werden. Die akustische Ankopplung erfolgt entweder über einen wassergefüllten Ballon oder durch Flüssigkeitsinstillation in das Rektum. Die Untersuchung wird nach Vorbereitung des Patienten mit einem Klistier in Linksseiten- oder Steinschnittlage durchgeführt. Die sonographische Beurteilung der Rektumwand und des Pararektums erfolgt während des langsamen Zurückziehens der Sonde. Die Verwendung nichtoptischer Sonden ist jedoch auf Läsionen in < 15 - 20 cm Distanz ab ano limitiert. Für weiter proximal gelegene Kolonprozesse ist ein Ultraschallkoloskop (Olympus CT Type UM3) einsetzbar, dessen Konstruktionsprinzip den am oberen Gastrointestinaltrakt verwandten Geräten gleicht.

Wichtige Indikationen und Stellenwert des EUS

Die Entwicklung endoskopisch-mikrochirurgischer Verfahren zur lokalen Therapie und die zunehmende Tendenz zu kontinenzerhaltenden Operationen erfordern beim präoperativen *Staging des Rektumkarzinoms* eine präzise Aussage zu Tumorausbreitung und Lymphknotenbefall. Die Endosonographie erwies sich auch hier als treffsichere und der Computertomographie überlegene Methode. Die Genauigkeit in der Erkennung der Tumorpenetrationstiefe (T-Stadium) liegt bei 90%, Lymphknoten (N-Stadium) werden in 75 - 80% richtig erfaßt (Abb. 9). Der Einfluß des EUS auf die Wahl des Operationsverfahrens (lokale Therapie, Radikalität, präoperative Bestrahlung) ist hier evidenter als gegenwärtig am oberen Gastrointestinaltrakt.

Eine maligne *Infiltration der Rektumwand bei primär extraintestinalen Tumoren* (gynäkologische Tumoren, Endometriose, Prostatakarzinom) sowie *anorektale Fisteln und Abszesse* (Abb. 10) sind weitere Indikationen des EUS.

Inwieweit der EUS bei *chronisch-entzündlichen Darmerkrankungen* (Morbus Crohn und Colitis ulcerosa) in Anbetracht der ausgezeichneten Ergebnisse der transabdominellen Sonographie (s. Kapitel 2.4) wesentliche Zusatzinformationen erbringen kann, ist gegenwärtig nicht abschließend beurteilbar. Ähnlich ist gegenwärtig die Situation bei *Tumoren des Kolons* zu beurteilen.

Tab. 4: EUS-Indikationen - unterer Gastrointestinaltrakt

Rektum	Karzinome Polypen (Dignität) Infiltration extraintestinaler Tumoren anorektale Abszesse, Fisteln
Kolon	Karzinom Polypen submuköse Tumoren M. Crohn, Colitis ulcerosa?

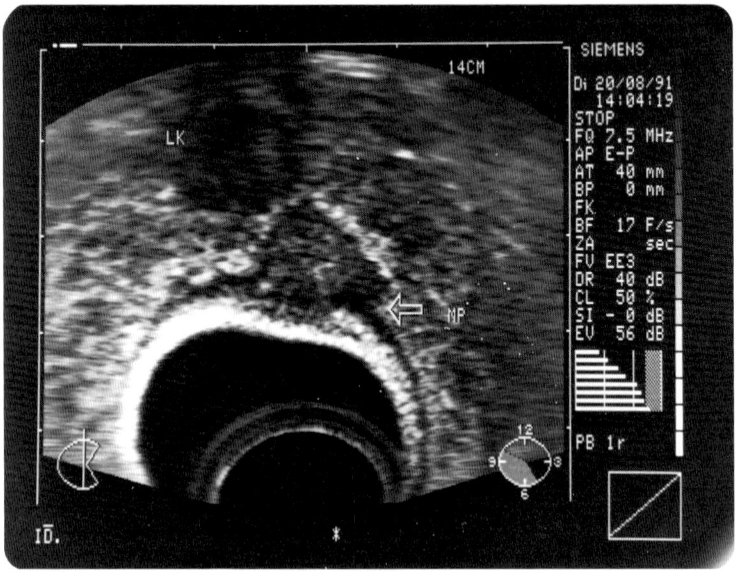

Abb. 9: Lokalrezidiv eines Rektumkarzinoms. Der Tumor infiltriert die Rektumwand von außen breitflächig (Pfeil), reicht in der Wand bis in die Tunica mucosa. Direkt neben dem Rezidiv findet sich ein suspekter Lymphknoten (LK).

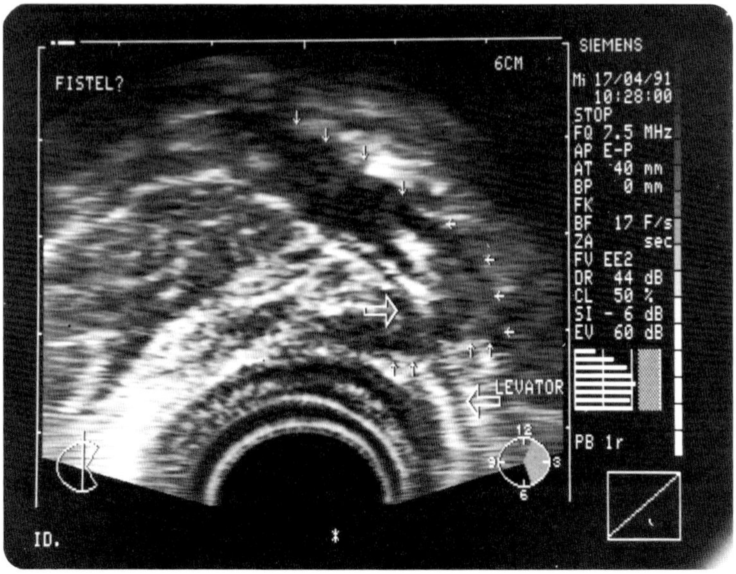

Abb. 10: Breiter supralevatorischer Fistelgang bei einem Patienten mit M. Crohn (großer und kleine Pfeile). Die Fistelöffnung in der Rektumwand ist auf diesem Schnitt nicht dargestellt.

7. Normalwerte im Überblick

Leber	Vertikaldurchmesser in der MCL rechts: bis 13 cm (bei Messung vom höchsten Punkt des Diaphragmas bis zum caudalen Rand des rechten Leberlappens) Organkontur: Unterrand re. Leberlappen: bis 75° Unterrand li. Leberlappen: bis 45°
Gallenblase	Längsdurchmesser kleiner als 10 cm Tiefe und Breite: kleiner als 5 cm Volumen kleiner als 60 ml Wanddicke bis 3 mm
Gallenwege	DHC beim Gesunden: 2-6 mm Steinträger, ält. Patienten Z. n. Cholecystektomie 6-9 mm intrahepatische Gallenwege max. 3-5 cm von der Hepaticusgabel aus darstellbar.
Milz	Längsdurchmesser 11 cm Breite 4 - 5 cm Tiefe 7 cm Volumen 150 - 200 ml

Pankreas			
	Caput	Corpus	Cauda
Durchmesser (rechtwinklig zur Organachse)	≤ 3 cm	≤ 2,5 cm	≤ 2,5 cm
D. Wirsinguanus			
basal		≤ 2 mm	
nach Sekretin		≤ 3 mm	
Gastrointestinaltrakt			
Wandstärken			
Magen		≤ 7 mm	
Dünndarm		≤ 4 mm	
Dickdarm		≤ 4 mm	
Gesamtdurchmesser			
Pylorus (Ø) beim Säugling		≤ 10 mm	
Appendix		≤ 6 mm	
Große Gefäße			
Aorta abd.	kranial des Trunctus coeliacus ≤ 2,5 cm		caudal der Art. mesent. sup. ≤ 2 cm
A. mes. sup.		≤ 5 mm; Abgangswinkel 10 - 30°	
V. cava inf.		≤ 2 cm (a.p.)	
V. portae		< 15 mm	
V. linealis		≤ 10 mm	

Literatur

2. 1 Leber

(1) NIEDERAU, C., SONNENBERG, A., FRITSCH, W.P., STROHMEYER, G.: Bestimmung der Lebergröße in der klinischen Routine. Dtsch. med. Wschr. 108 (1983) 1599

(2) NEEDLEMAN, L., KURTZ, A.B. RIFKIN, M.D. et al: Sonography of diffuse benign liver disease: accuracy of pattern recognition and grading. AJR 146 (1986) 1011

(3) HÖGEMANN, B., POTT, G., STAHL, K., NEUHAUS, B.: Ultraschalldiagnostik bei Patienten mit Fettleber und chronisch aktiver Hepatitis. In: Lutz, H., Reichel, L. (Hrsg.): Ultraschalldiagnostik 83 Thieme, Stuttgart (1984) 181-184

(4) GIORGIO, A., AMOROSO, P., FICO, P. et al: Ultrasoundevaluation of uncomplicated and complicated acute viral hepatitis. JCU 14 (1986) 675-679

(5) SCHWERK, W.B.: Sonographie in der Diagnostik der Leberzirrhose und ihrer Komplikationen. Internist 28 (1987) 477-488

(6) RETTENMAIER, G.: Chronische Leberkrankheiten. In: Rettenmaier, G., Seitz, K.H. (Hrsg.): Sonographische Differentialdiagnostik Band 1. edition medizin, Weinheim, Basel, Cambridge, New York (1990) 19-78

(7) KATHREIN, H., VOGEL, W., DIETZE, B., JUDMMAIER, G.: Differentialdiagnostische Bedeutung sonographisch nachweisbarer Lymphknotenvergrößerung im Leberhilus bei nicht-malignen Lebererkrankungen. Ultraschall 10 (1989) 127-131

(8) BRAWER, M.K., AUSTIN, G.E., LEWIN, K.J.: Focal fatty change of the liver, a hithertoo poorly recognized entity. Gastroenterology 78 (1980) 247-250

(9) BÖRNER, N., CLEMENT, T., HERZOG, P. et al.: Farbcodierte Dopplersonographie primärer und sekundärer Lebertumoren.
Ultraschall 11 (1990) 274-280

(10) RETTENMAIER, G.: Diagnostik umschriebener Leberveränderungen durch Ultraschallsonographie.
Z. Gastroenterol. (Verh. Bd.) 23 (1988) 11-17

(11) YOSHIDA, T., MATSUE, H., OKAZAKI, N., YOSHINO, M.: Ultrasonographic Differentation of Hepatocellular Carcinoma from Metastatic Liver Cancer.
J. Clin. Ultrasound 15 (1987) 431-437

(12) REUSS, J., SEITZ, K.: Sonographische Diagnostik des hepatozellulären Karzinoms.
Ultraschall 10 (1989) 111-114

(13) SCHWERK, A.B., MAROSKE, D., ROTH, S.: Ultraschallgeführte Feinnadelpunktionen in der Diagnostik und Therapie von Leber- und Milzabszessen.
Dtsch. med. Wschr. 111 (1986) 847-853

(14) SCHNEIDER, H., SCHNEIDER-BROWN, J., SEITZ, K.: Die sonographisch gezielte Punktion und ihr Einfluß auf die weitere Diagnostik und Therapie.
Ultraschall 10 (1989) 143-146

(15) BÖRNER, N., SCHWERK, W.B., BRAUN, B.: Leber. In: Braun, B., Günther, W., Schwerk, W.B.: Ultraschalldiagnostik - Lehrbuch und Atlas.
Ecomed Verlag, Landsberg/Lech (1987) III-1.2

(16) RETTENMAIER, G.: Fokale Leberveränderungen. In: Rettenmaier, G., Seitz, K.H. (Hrsg.): Sonographische Differentialdiagnostik Band 1
Edition medizin, VCH, Weinheim, Basel, Cambridge, New York (1990) 79-162

2.3 Pankreas

(1) BÖNHOF, J.A.: Pankreassonographie - Untersuchungstechnik.
Schweiz. Rundschau Med. (Praxis) 75 (1986) 1519-24

(2) NIEDERAU, C.; SONNENBERG, A.; MÜLLER, J. et al.: Sonographic measurements of normal liver, spleen, pancreas, and portal vein.
Radiologiy 149 (1983) 537-540

(3) HADIDI, A.: Pancreatic duct diameter: sonographic measurement in normal subjects.
J. Clin. Ultrasound 11 (1983) 17-22

(4) SCHÖLMERICH, J.; JOHANNESSON, T.; BROBMANN, G. et al.: Die Sonographie bei der akuten Pankreatitis - Diagnose, Ätiologieklärung und Prognoseabschätzung.
Ultraschall 10 (1989) 290-294

(5) GMELIN, E.; WEISS, H.-D.; FUCHS, H.-D.; REISER, M.: Vergleich der diagnostischen Treffsicherheit von Ultraschall, Computertomographie und ERCP bei der chronischen Pankreatitis und beim Pankreaskarzinom.
Fortschr. Röntgenstr. 134 (1981) 136-141

(6) IISHI, H.; YAMAMURA, H.; TATSUTA, M. et al.: Value of ultrasonographic examination combined with measurement of serum tumor markers in the diagnosis of pancreatic cancer of less than 3 cm in diameter.
Cancer 57 (1986) 1947-1951

(7) DANCYGIER, H.: Sonographie des Pankreas.
Leber-Magen-Darm 3 (1988) 125-139

2.4 Magen-Darm-Trakt

(1) POZNIAK, M. A.; SCANLAN, K. A.; YANDOW, D.; MULLIGAN, G.: Current status of small bowel ultrasound.
Radiologe 30 (1990) 254-265

(2) KIMMEY, M. B.; MARTIN, R. W.; HAGGITT, R. C.; WANG, K. Y.; FRANKLIN, D. W.; SIVERSTEIN, F. E.: Histologic Correlates of Gastrointestinal Ultrasound Images.
Gastroenterology 96 (1989) 433-441

(3) PUYLAERT, J. B.; RUTGERS, P. H.; LABISANG, R. J. et al.: A prospective study of ultrasonography in the diagnosis of appendicitis.
N. Engl. J. Med. 317 (1987) 666-669

(4) SCHWERCK, W. B.; WICHTRUP, B.; ROTHMUND, M.; RÜSCHOFF, J.: Ultrasonography in the Diagnosis of Acute Appendicitis: A Prospective Study.
Gastroenterology 97 (1989) 630-639

(5) WANG, Guang-da; LIU, Shou-jun: Enema Reduction of Intussusception by Hydrostatic Pressure Unter Ultrasound Guidance: A Report of 377 Cases.
J. Pediatr. Surg. 23 (1988) 814-818

(6) SWICHUK, L. E.; HAYDEN, C. K.; BOULDEN, T.: Intussusception: indications for ultrasonography and an explanation of the doughnut and pseudokidney signs.
Pediatr. Radiol. 15 (1985) 388-391

(7) WORLICEK, H.; LUTZ, H.; THOMA, B.: Sonographie chronisch entzündlicher Darmerkrankungen - eine prospektive Studie.
Ultraschall 7 (1986) 275

(8) BEYER, D.; RIEKER, O.; KAISER, C.; HORSCH, S.: Realtime-Sonographie bei akuter Appendicitis. Untersuchungstechnik-Sonomorphologie-Ergebnisse einer prospektiven Studie.
Ultraschall Klin. Prax. 4 (1989) 124.

(9) MECKLER, U.; CASPARY, W. F.; CLEMENT, T.; HERZOG, P.; LEMBCKE, B.; LIMBERG, B.; EL MOUAAOUY, A.; NIPPEL, G.; REUSS, P.; SCHWERCK, W. B.; WORLICEK, H.: Sonographie beim Morbus Crohn - Stellungnahme einer Expertengruppe.
Z. Gastroenterologie 29 (1991) 355-359

2.5 Milz

(1) PETZOLDT, R.; LUTZ, H.; EHLER, R.; NEIDHARDT, B.: Beurteilung der Milzgröße mit der Ultraschallschnittbildmethode.
Med. Klin. 71 (1976) 2113

(2) GEIßL, G.: Splenomegalie.
Münch. med. Wschr. 32 (1981) 367

(3) TRILLER, J.; FUCHS, W.A.: Abdominale Sonographie.
Thieme, Stuttgart - New York (1980) 61

(4) KAUFMANN, E.; STAEMMLER, M. (Hrsg.): Lehrbuch der speziellen pathologischen Anatomie, Bd. 1.
De Gruyter, Berlin (1955) 771

(5) DOERR, W.; Organpathologie, Bd. 2.
Thieme, Stuttgart (1974) 2

(6) LUTZ, H.; MEUDT, R.: Ultraschallfibel.
Springer, Berlin - Heidelberg - New York (1981) 76

(7) NIEDERAU, C.; SONNENBERG, A.; MÜLLER, J.E., ERCKENBRECHT, J.F.; SCHOLTEN, T.; FRITSCH, W.P.: Sonographic measurement of the normal liver, spleen, pancreas, and portal vein.
Radiology 149 (1983) 537

(8) DOLL, M.; SCHÖLMERICH, J.; SPAMER, C.; VOLK, B.A.; GEROK, W.: Klinische Bedeutung der sonographisch festgestellten Splenomegalie.
Dtsch. med. Wschr. 111 (1986) 887-891

(9) FRANK, K.; LINHART, P.; KORTSIK, C.; WOHLENBERG, H.: Sonographische Milzgrößenbestimmung. Normalmaße beim milzgesunden Erwachsenen.
Ultraschall 7 (1986) 134

(10) WEINGARTEN, M.J.; FAKHRY, J.; McCARTHY, J. et al.: Sonography after splenic embolization. The wedge-shaped acute infarct.
Am. J. Roentgenol 141 (1984) 957

(11) GOERG, C.; SCHWERK, W.B.; GOERG, K.; HAVEMANN, K.: Sonographic pattern of the affected spleen in malignant lymphoma.
J. clin. Ultrasound 18 (1990) 569

(12) BÖRNER, N.; BLANK, W.; BÖNHOF, J.; FRANK, K.; FRÖHLICH, E.; GERKEN, G.; HERZOG, P.; WEISS, H.: Echoreiche Milzprozesse - Häufigkeit und Differentialdiagnose.
Ultraschall in Med. 11 (1990) 112

(13) GUPTA, R.; WOODHAM, C.H.: Unusual ultrasound appearance of the spleen - a case of hereditary spherocytosis.
Br. J. Radiol. 59 (1986) 284

3.3 Sonographische Diagnostik bei portaler Hypertension

(1) BÖRNER, N.; SCHWERK, W.B.; BRAUN, B.: Leber. In: B. Braun; R. Günther; W.B. Schwerk (Hrsg.): Ultraschalldiagnostik, Lehrbuch und Atlas.
Ecomed Verlag (1987) III-1.2

(2) SEITZ, R.; KUBALE, R.: Duplexsonographie der abdominellen und retroperitonealen Gefäße.
Edition medizin, Weinheim (1988)

(3) HILL, M.C.; DACH, J.L.; SHAWKER, T.H.: Ultrasound in portal hypertension.
Clin. Gastroenterol. 14 (1985) 83-104

(4) BOLONDI, L.; CALETTI, G.; BROCCHI, E. et al.: Ultrasonographic findings in portal hypertension: correlation with presence and size of oesophageal varices. In: R.A. Lerski; P. Morley (Hrsg.): Ultrasound '82.
Pergamon, Oxford (1983) 499-505

(5) KANE, R.A.; KATZ, S.G.: The spectrum of sonographic findings in portal hypertension: A subject review and new observations.
Radiology 142 (1982) 453-458

(6) SEITZ, K.: Portale Hypertension. In: G. Rettenmaier; K. Seitz: Sonographische Differentialdiagnostik Band 1.
Edition medizin, Weinheim (1990) 163-196

3.4 Aszites

(1) FORSBY, J.; HENRIKSSON, L.: Detectability of intraperitoneal fluid by ultrasonography.
Acta Radiol. Diagn. 25 (1984) 375

(2) NYBERG, D.; LAING, F.; JEFFREY, B.: Sonographic detection of subtle pelvic fluid collections.
Am. J. Radiol. 143 (1984) 261

(3) PROTO, A.V.; LANE, E.J.; MARANGOLA, J.P.: A new concept of ascitic fluid distribution.
Am. J. Radiol. 126 (1976) 974

(4) DOUST, B.D.; QUIROZ, F.; STEWARD, J.M.: Ultrasonic distinction of abscesses from other intra-abdominal fluid collections.
Radiology 125 (1977) 213

(5) HUANG, Y.S. et al.: Utility of sonographic gallbladder wall patterns in differentiating malignant from cirrhotic ascites.
J. Clin. Ultrasound 17 (1989) 187

(6) MIDDLETON, W.; MELSON, L.: Diaphragmatic discontinuity associated with perihepatic ascites: a sonographic refractive artifact.
Am. J. Radiol. 151 (1988) 709

(7) FONTAINE, S.; LAFORTUNE, M.; BRETON, G.; VALLEE, C.: Ascites as a cause of hyperechogenic kidneys.
J. Clin. Ultrasound 13 (1985) 633

4. Die sonographisch gezielte Punktion

(1) GEBEL, M.; HORSTKOTTE, H.; KÖSTER, C.; BRUNKHORST, R.; BRANDT, M.; ATAY, Z.: Ultraschallgezielte Feinnadelpunktion abdomineller Organe: Indikationen, Ergebnisse, Risiken.
Ultraschall 7 (1986) 198

(2) WEISS, H.; DÜNTSCH, U.; WEISS, A.: Risiken der Feinnadelpunktion - Ergebnisse einer Umfrage in der BRD.
Ultraschall 9 (1988) 121

(3) NOLSOE, C.; NIELSEN, L.; TORP-PEDERSEN, S.; HOLM, H.: Major complications and death due to interventional ultrasonography: a review of 8000 cases.
J. Clin. Ultrasound 18 (1990) 179

(4) SCHWERK, W.B.; GÖRG, K.; GÖRG, C.; RICHTER, G.; ROTHMUND, M.: Perkutane Punktionen und Drainagen von Pankreaspseudozysten.
Z. Gastroenterol. 27 (1989) 432

(5) SHEU, J.C.; HUANG, G.T.; CHEN, D.S. et al.: Small hepatocellular carcinoma: intratumor ethanol treatment using new needle and guidance systems.
Radiology 163 (1987) 43

(6) LIVRAGHI, T.; FESTI, D.; MONTI, F.; SALMI, A.; VETTORI, C.: US-guided percutaneous alcohol injection of small hepatic and abdominal tumors.
Radiology 161 (1986) 309

(7) LANGLOIS, S.: Fine-needle biopsy of hepatic hydatids and hemangiomas: an overstated hazard.
Australs. Radiol. 33 (1989) 144

(8) FILICE, C.; PIROLA, F.; BURNETTI, E.; DUGHETTI, S.; STROSSELLI, M.; FOGLIENI, C.S.: A new therapeutic approach for hydatid liver cysts.
Gastroenterology 98 (1990) 1366

(9) RALLS, P. W.; BARNES, P.; RADIN, R.; COLLETTI, P.; HALLS, J.: Sonographic features of amebic and pyogenic liver abscesses.
Am. J. Radiol. 149 (1987) 499

(10) RALLS, P.W.; BARNES, P.; JOHNSON, M.; DE COOK, K.; RADIN, R.; HALLS, J.: Medical treatment of hepatic amebic abscess: rare need for percutaneous drainage.
Radiology 165 (1987) 805

5. Dynamische und funktionelle Sonographie

(1) BOLONDI, L.; BORTOLOTTI, M.; SANTI, V.: Measurement of gastric emptying by real-time ultrasonography.
Gastroenterology 89 (1985) 752

(2) MARZIO, L.; GIACOBBE, A.; CONOSCITORE, P.; FACCIORUSSO, D.; FRUSCANTE, V.; MODONI, S.: Evaluation of the use of ultrasonography in the study of liquid gastric emptying.
Am. J. Gastroent. 84 (1989) 496

(3) DESAGA, J.F.; HIXT, U.: Sonographische Bestimmung der Magenentleerung.
Ultraschall 8 (1987) 138

(4) GLASER, J.; HÖGEMANN, B.; KRUMMENERL, T.; SCHNEIDER, M.; HULTSCH, E.; VAN HUSEN, N.; GERLACH, U.: Sonographic imaging of the pancreatic duct.
Dig. Dis. Sci. 32 (1987) 1975

(5) BOLONDI, L.; LI BASSI, S.; GAIANI, S.; SANTI, V.; GULLO, L.; BARBARA, L.: Impaired response of main pancreatic duct to secretin stimulation in early chronic pancreatitis.
Dig. Dis. Sci. 34 (1989) 834

6. Endoskopischer Ultraschall - Grundlagen, Technik und Indikationen

(1) WILD, J.J.: An historical review of the genesis and early development of intrusive pulse-echo ultrasound. In: Feifel, G.; Hildebrandt, U.; Mortensen, N.J. Mc. C. (Hrsg.): Endosonography in Gastroenterology, Gynecology and Urology.
Springer, Berlin (1990) 1-19

(2) KIMMEY, M.B.; MARTIN, R.W.; HAGGITT R.C.: Histologic correlates of gastrointestinal ultrasound images.
Gastroenterology 96 (1989) 433-441

(3) TIO, T.L.; TYTGAT, G.N.J.: Endoscopic ultrasonography in analysing peri-intestinal lymphnode abnormality. Preliminary results of studies in vitro and in vivo.
Scand. J. Gastroenterol. suppl. 123, 21 (1986) 158-163

(4) TIO, T.L.; COHEN, P.; COENE, P.P. et al.: Endosonography and computed tomography of oesophageal carcinoma.
Gastroenterol. 96 (1989) 1478-1486

(5) ZIEGLER, K.; SANFT, C.; SEMSCH, B. et al.: Endosonography is superior to computed tomography in staging tumors of the esophagus and the cardia.
Gastroenterol. 94 (1988) A267

(6) TIO, T.L.; SCHOUWINK, M.H.; CIKOT, R.J.L.M.; TYTGAT, G.N.J.: Preoperative TNM classification of the gastric carcinoma by endosonography in comparison with the pathological TNM system: A prospective study of 72 cases.
Hepatogastroenterol. 36 (1989) 51-56

(7) AIBE, T.; FUJIMURA, H.; NOGUCHI, T. et al.: Endosonographic detection and staging of early cancer. In: Classen, M.; Dancygier, H. (Hrsg.): 5th International Symposium on Endoscopic Ultrasonography.
Z. Gastroenterol. Suppl., München, Demeter (1989) 71-78

(8) CALETTI, G.C.; ZANI, L.; BOLONDI, L. et al.: Impact of endosonography on diagnosis of Non-Hodgkin lymphoma of the stomach.
Gastroenterol. 103 (1989) 315-320

(9) YASUDA, K.; CHO, E.; NAKAJIMA, M.; KAWAI, K.: Diagnosis of submucosal lesions of the upper gastrointestinal tract by endoscopic ultrasonography.
Gastrointest. Endosc. 36 (suppl.) (1990) 17-20

(10) RÖSCH, T.; LORENZ, R.; BRAIG, C. et al.: Endosonographische Diagnostik bei Pankreastumoren.
Dtsch. Med. Wschr. 115 (1990) 1339-1347

(11) HILDEBRANDT, U.; LANGENSCHEIDT, P.; FEIFEL, G.: Endosonographie des Rektums.
Bildgebung 58 (1991) 109-114

Stichwortverzeichnis

T

U

V